JN234619

臨床で毎日使える

図解
整形外科学検査法

新関真人 D.C.

医道の日本社

序

　筆者は、病変を、機能的な観点から捕える事を重視している。筆者の雑誌への連載や、今後出版されるであろう書籍の内容をご覧頂けば自明である。だからといって、構造的／器質的な病変を軽視しているのかと誤解を招くようなら、これは大変な間違いである。理由は単純明快で、機能的病変と構造的／器質的病変は相互に原因にも結果にも成りえるからだ。構造的／器質的病変をスクリーニングするための検査の代表が、整形外科学検査であろう。一般に、整形外科学検査は、神経学検査とならんで、生理学検査に分類されている。時には、整形外科学的（身体）検査として、関節可動域検査や神経外科学検査、画像検査などの総称として扱われていることもある。本書では、理学的検査の中の整形外科学検査として捉え、主に、神経筋骨格系の構造的／器質的病変をスクリーニングする方法を紹介している。近年では、MRIやCTスキャン等の画像検査が一般的になり、一見、昔ながらの整形外科学検査の重要度は低くなっていると言えよう。ところが、日本では、医師以外は画像検査を行なえないことからも、整形外科学検査は、カイロプラクターを始めとするマニュアルメディスンの臨床家、柔道整復師等には、現在でも大切な検査法の一つであると考えられる。理学療法士にとっても精通しておきたい検査法のひとつである。また、スポーツ医療の現場でのスクリーニングでは、かかせない道具となるだろう。臨床家として、構造的／器質的な病変を素早く正確に診断し、治療に臨むことは、必要不可欠なことである。

　本書の特徴と言えば、写真や図などのビジュアルを多用したことである。イラストレーションソフトや3Dグラフィックソフトを最大限に活用した。加えて、米国LifeArt社のメディカル・クリップアートを多用した。その結果として、とても分かりやすいビジュアルが提供できたと自負している。本書のタイトル、「図解」に恥じないだろう。メルボルンという遠距離にいながら、本書を完成させられたのも、インターネットが大活躍したおかげである。コンピューター時代の生んだ一冊、そう呼んでも過言ではないと思う。巻末に筆者のメールアドレスを掲載する。将来的には、本書の内容の訂正やアップグレードを、E-mailによって提供したいと考えている。

　本書の制作では、大勢の方のご協力をいただいた。まずは、筆者の企画にゴーサインをくれた、医道の日本社の森田正明氏、初校から出版まで筆者のわがままを上手にかわしながらテキパキと編集を行なってくれた同社の小林篤子氏に感謝の意を表したい。また、原案に対し適切なアドバイスをくれた五十嵐由樹D.C.、フォトグラファーの小倉正裕氏、モデルの宇野佳代子さんにも厚くお礼申し上げたい。最後ではあるが、このプロジェクトを全面的にサポートしてくれた妻・恵子と、その家族にも、心からの感謝を贈りたい。

　本書が、臨床家の皆さんのお役に立てる一冊になることを心から祈っている。

2000年10月
メルボルンのオフィスにて

新関真人
Masato Niizeki D.C.

本書の構成および注意点

1．全体の構成

検査を紹介するにあたって、体を、Ⅰ．骨盤・下肢、Ⅱ．脊柱、Ⅲ．肩・上肢と大きく3部に分け、さらに各項目を細かく分類した。腰部は本来なら「脊柱」の章に分類されるところだが、臨床上、下肢とは切り離せない関係にあるため、「骨盤・下肢」の章に収録した。

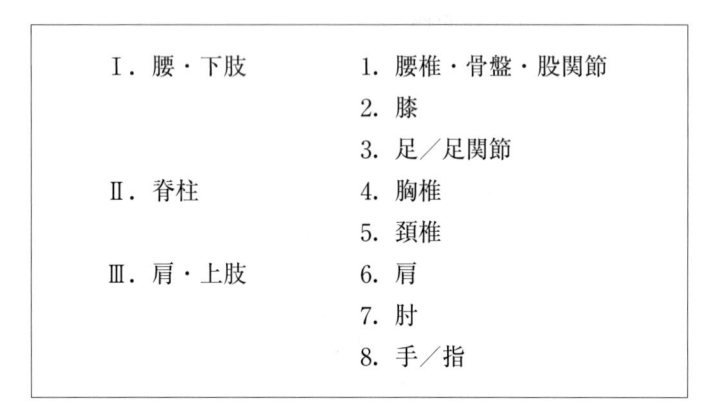

Ⅰ．腰・下肢	1．腰椎・骨盤・股関節
	2．膝
	3．足／足関節
Ⅱ．脊柱	4．胸椎
	5．頚椎
Ⅲ．肩・上肢	6．肩
	7．肘
	8．手／指

2．章の構成

8つの章の扉には、主な鑑別／判定の目的とそのために使用できるテストの一覧を掲載した。下記の表は腰椎・骨盤・股関節の章から引用したものである。実際には、各テストによっていくつかの病症の鑑別／判定が行え、テスト間のオーバーラップも少なくない。例えば、パトリックテスト-Fabereは仙腸関節の障害を検査するものとして紹介されているが、臨床では股関節のスクリーンテストとしての働きもある。これに関しては、本文で詳しく解説している。

主な鑑別／判定の目的	テスト名	ページ
椎間板ヘルニア、坐骨神経症、脊髄の病変	●ナフジガーテスト	4
	●下肢挙上テスト（SLR）	6
	●変形SLR：シカード徴候／ブラガート徴候／ボンネー徴候	12
	●クラムテスト	14
	●ウエルレーダグレイズテスト	
股関節の障害	●パトリックテスト-Fabere	46
中殿筋の機能低下／麻痺	●トレンデレンバーグテスト	48

(p3より)

3．テスト項目の構成

各テストは、一定のフォーマットによって解説するよう心がけた。写真だけでなく、可能な限りテストのメカニズムを図解することを試みた。加えて、解剖図や、表を使用して、テストの意味を理解する手助けとした。

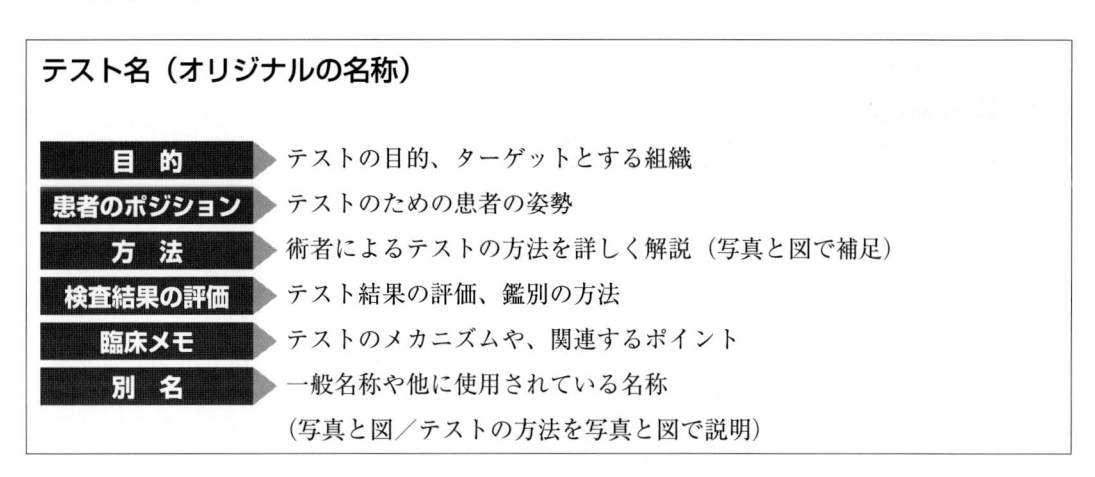

テスト名（オリジナルの名称）	
目　的	テストの目的、ターゲットとする組織
患者のポジション	テストのための患者の姿勢
方　法	術者によるテストの方法を詳しく解説（写真と図で補足）
検査結果の評価	テスト結果の評価、鑑別の方法
臨床メモ	テストのメカニズムや、関連するポイント
別　名	一般名称や他に使用されている名称

（写真と図／テストの方法を写真と図で説明）

4．注意点：各テストにおける日本語表記に関して

テストの日本語表記に関しては、文献や資料により多少の差が見つけられた。本書では出来るだけ一般的な表記を心がけたが、なかには無理にカタカナ表記に置き換えたものも少なくない。表記ミスによるトラブルを避けるために、タイトルではテストの名前の後に括弧でオリジナルの名称を掲載した。本文中に繰り返し使用するときには、読みやすさを考えて、短縮名を用いている場合もある。

5．写真中の表記について

実線は術者が動かす方向、点線は患者が動かしたり抵抗する方向を示す。三角（△）は、固定する位置と方向を示す。

本書のイラストの一部はLippincott Williams & Wilkins社のCD-ROMより引用しています。クレジットは下記のように省略しています。
From LifeArt : SuperAnatomy1, Copyright2000, Lippincott Williams & Wilkins ➡ LifeArt : SuperAnatomy1
From MediClip : Manual Medicine1, Copyright2000, Lippincott Williams & Wilkins ➡ MediClip : Manual Medicine1

6．訂正とアップデート

不定期ですが、本書の訂正や内容のアップデートを、ホームページwww.drmasato.comに掲載していきます。Eメールによるお知らせも行っています。詳しくは、ホームページをご覧ください。

目 次

序　Ⅲ
本書の構成および注意点　Ⅳ

整形外科的検査法

Ⅰ．腰・下肢

1. 腰椎・骨盤・股関節　3

- ナフジガーテスト（Naffziger's test）　4
- 下肢挙上テスト（SLR = Straight leg raise）　6
- 変形SLR（Modified SLR）　12
- クラムテスト（Cram's test）　14
- ウエルレッグレイズテスト（Well leg raise test）　16
- 座位でのSLR（Seated SLR）　18
- バチェットルーテスト（Bechterew's test）　20
- スランプ8（Slump 8）　22
- 大腿神経伸長テスト（FNS = Femoral nerve stretch test）　24
- 腹臥位膝関節屈曲テスト（Prone knee flexion provocation test）　28
- ミルグラムテスト（Milgram's test）　30
- ダブルレッグレイズテスト（Double leg-raise test）　32
- ケンプテスト（Kemp's test）　34
- 腰椎過伸展テスト（Lumbar spine hyper-extension test）　36
- 片足立ち腰椎伸展テスト（One-leg standing lumbar extension test）　38
- ヨーマン股関節伸展テスト（Yeoman's hip extension test）　40
- ヒブテスト（Hibb's test）　42
- 腸骨圧迫テスト（Iliac compression test）　44
- パトリックテスト-Fabere（Patrick's test-Fabere）　46
- トレンデレンバーグテスト（Trendelenburg's test）　48

2. 膝　51

- アプレイテスト1：圧迫（Apley's test 1：compression）　52
- マックマレーテスト（McMurray's test）　54
- バウンスホームテスト（Bounce-home maneuver）　56
- チルドレス・ダックワドル・テスト（Childress duck wadddle test）　58
- 側副靭帯ストレステスト-膝1：外反（Collateral ligament stress test-knee 1：valgus）　60

- 側副靭帯ストレステスト‐膝2：内反（Collateral ligament stress test‐knee 2：varum） 64
- アプレイテスト2：離開（Apley's test 2：distraction） 66
- 引き出しテスト‐膝1：前方（Drawer test‐knee 1：PA） 68
- 引き出しテスト‐膝2：後方（Drawer test‐knee 2：AP） 70
- ラックマンテスト（Lachman's test） 72
- ピボットシフトテスト（Lateral pivot shift test） 74
- ノブル・コンプレッションテスト（Noble compression test） 78
- 膝蓋骨アプレヘンションテスト（Patella apprehension test） 80
- ワイプテスト（Wipe's test） 82
- 膝蓋骨バロットメントテスト（Patellar ballottement test） 84
- クラーク徴候（Clarke's sign） 86
- ドレイヤー徴候（Dreyer's sign） 88
- ウィルソンテスト（Wilson's test） 90

3. 足／足関節 93

- 引き出しテスト‐足関節：前／後方（Drawer test‐ankle：AP/PA） & 内反ストレステスト‐足関節（Inversion stress stability test‐ankle） 94
- モートンテスト（Moton's squeeze test） & 中足骨痛のテスト（Metatarsal tap） 98
- ティネル徴候‐足根管（Tinel's sign - Tarsal tunnel） 100
- ドッシェネー徴候（Duchenne's sign） 102
- ホーマン徴候（Homan's sign） 104
- バージャー徴候（Buerger's sign） 106
- 跛行／クラウディケーションテスト（Claudication test） 108

II. 脊柱

4. 胸椎 113

- アダムポジション（Adam's position） 114
- サポーテッドアダムポジション（Supported Adam's position） 116
- 肋骨・胸骨圧迫テスト（Rib/Sternal compression test） 118
- 胸郭拡張テスト（Chest expansion test） 120

5. 頚椎 123

- 頚椎圧迫テスト（Cervical compression test） 124
- 頚椎の最大圧縮テスト（Maximum cervical compression test） 128
- 頚椎引き離しテスト（Cervical distraction test） 130
- 肩の圧迫テスト（Shoulder depression test） 132
- バカディ徴候（Bakody's sign） 134
- 上肢神経伸張テスト1‐正中神経（Upper limb tension test 1‐median

- 上肢神経伸張テスト2-橈骨神経（Upper limb tension test 2-radial nerve） 140
- 上肢神経伸張テスト3-尺骨神経（Upper limb tension test 3-ulnar nerve） 142
- 腕神経叢伸張テスト（Brachial plexus tension test） 144
- レルミッテ徴候（L'hermitte's sign） 146
- ソトホールテスト＆ブルジンスキー徴候（Soto-Hall test & Brudzinski's sign） 148
- 椎骨動脈スクリーンテスト（VAS = Vertebral artery screen） 150
- ホウタンテスト（Hautant's test） 154

III. 肩・上肢

6. 肩 159

- 不安定性テスト-肩：前方圧迫（Apprehension test-shoulder : anterior instability） 160
- 不安定性テスト-肩：後方圧迫（Apprehension test-shoulder : posterior instability） 164
- ロード＆シフトテスト（Load & Shift test） 166
- ロックウッドテスト（Rockwood's test） 168
- デューガス徴候（Dugas' sign） 170
- アボットサンダーテスト（Abbot-Saunder's test） 172
- スピードテスト（Speed's test） 176
- ヤーガソンテスト（Yergason's test） 178
- アプレイの引っ掻きテスト（Apley's scratch test） 180
- 肩関節外転テスト（Shoulder abduction test） 182
- 腕の落下テスト（Drop-arm test） 186
- 棘上筋衝突テスト（Supraspinatus impingement test） 188
- 棘上筋テスト（Supraspinatus press test） 190
- ダウバーン徴候（Dawbarn's sign） 192
- EAST（Elevated arm stress test） 194
- アドソンテスト（Adson's test） 196
- 肋骨-鎖骨圧迫テスト（Costoclavicular maneuver） 198
- ライトテスト（Wright's test） 200

7. 肘 203

- 側副靭帯ストレステスト-肘（Collateral ligament stress test-elbow） 204
- 上腕骨外側上顆炎のテスト（Test for lateral epicondylitis） 206
- 上腕骨内側上顆炎のテスト（Test for medial condylitis） 210

- 肘関節屈曲テスト（Elbow flexion test） 214
- 円回内筋症候群のテスト：（Test for pronator teres syndrome） 216

8. 手／指 219
- アレンテスト（Allen's test） 220
- ファレンテスト（Phalen's test） 224
- ティネル微候－手根管（Tinel's sign－wrist） 228
- バネルリトラーテスト（Bunnel-littler test） 232
- 支靭帯テスト－遠位指節間関節（Retinacular test－DIP） 234

参考文献　236
インデックス１：症状別　237
インデックス２：テスト名別　244
インデックス３：オリジナル名別　249

カバーデザイン／レゾナ
カバーイラスト／新関真人
撮影／小倉正裕
モデル／宇野佳代子
協力／五十嵐由樹D.C.、菊地弘晃、及川浩二

Ⅰ. 腰・下肢

1. 緒 論

1．腰椎・骨盤・股関節

主な鑑別／判定の目的	テスト名	ページ
椎間板ヘルニア、坐骨神経症、脊髄の病変	●ナフジガーテスト	4
	●下肢挙上テスト（SLR）	6
	●変形SLR：シカード徴候／ブラガート徴候／ボンネー徴候	12
	●クラムテスト	14
	●ウエルレッグレイズテスト	16
	●座位でのSLR	18
	●バチェットルーテスト	20
	●スランプ-8	22
	●大腿神経伸長テスト	24
	●腹臥位膝関節屈曲テスト	28
	●ミルグラムテスト	30
腰椎の関節機能障害	●ダブルレッグレイズテスト	32
	●ケンプテスト	34
	●腰椎過伸展テスト	36
	●片足立ち腰椎伸展テスト	38
仙腸関節の障害	●ヨーマン股関節伸展テスト	40
	●ヒブテスト	42
	●腸骨圧迫テスト	44
股関節の障害	●パトリックテスト-Fabere	46
中殿筋の機能低下／麻痺	●トレンデレンバーグテスト	48

Ⅰ. 腰・下肢

ナフジガーテスト（Naffzinger's test）

目　的　頚静脈を圧迫し脳脊髄液の内圧を高めることで、脊髄の空間占有障害があるかどうかを検査する。

患者のポジション　座位または背臥位。

方　法　術者は患者の後方に立ち、左右の指で頚静脈を30〜40秒間圧迫する。圧迫を緩めずに、患者に咳をするように指示する（写真 1-1）。この時の患者の様子、痛みの再現を観察、記録する。

検査結果の評価　ダーマトーム／皮膚分節に神経根性の痛みが現れれば、脊髄の空間占有障害を疑う。髄膜腫を始めとする脊髄の腫瘍に対して、高感度のテストと考えられている。脊椎局部の痛みは、神経根の刺激というよりも、筋の捻挫・損傷やその他の原因を疑う。

臨床メモ　脳脊髄液はくも膜下腔から、クモ膜顆粒を経て上矢状静脈洞に送られ静脈と混ざり、内頚静脈を通って心臓へと送り返される（図1-1）。頚部前方を左右の指で圧迫することで、頚静脈の流れが止められ、静脈が上矢状静脈洞に溜まる。その結果、脳脊髄液は静脈に流れ出すことが出来ず、くも膜下腔の内圧が高まる。髄膜腫等の空間占有障害がある場合、高まった内圧が物理的（圧迫）あるいは化学的（炎症）、またはその両方が神経根の刺激を加え、神経症状が再現されると考えられる。脳内圧が高まるため、高齢者には禁忌のテストである。動脈硬化症の患者には細心の注意が必要。健康な患者でも、軽い頭痛やめまいを感じることは少なくない。

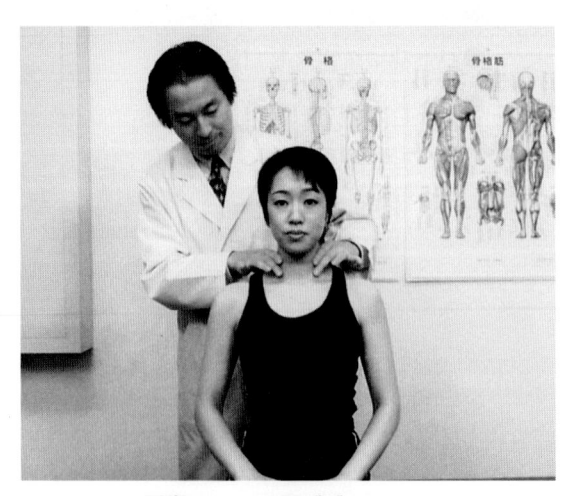

写真 1-1：ナフジガーテスト

1. 腰椎・骨盤・股関節

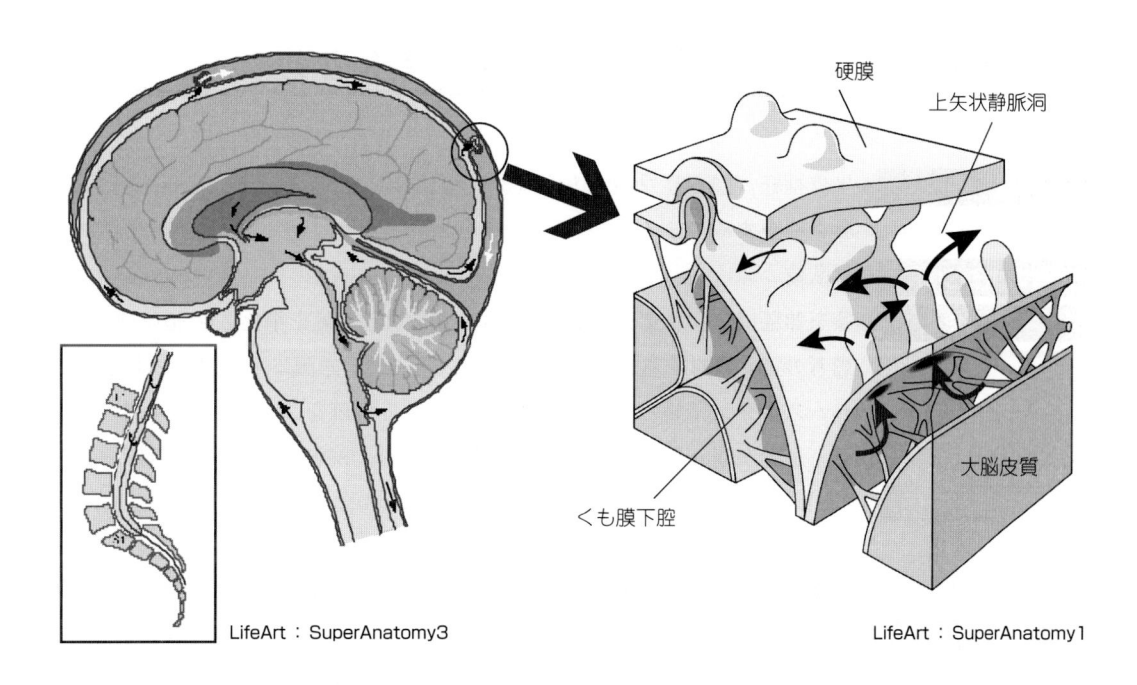

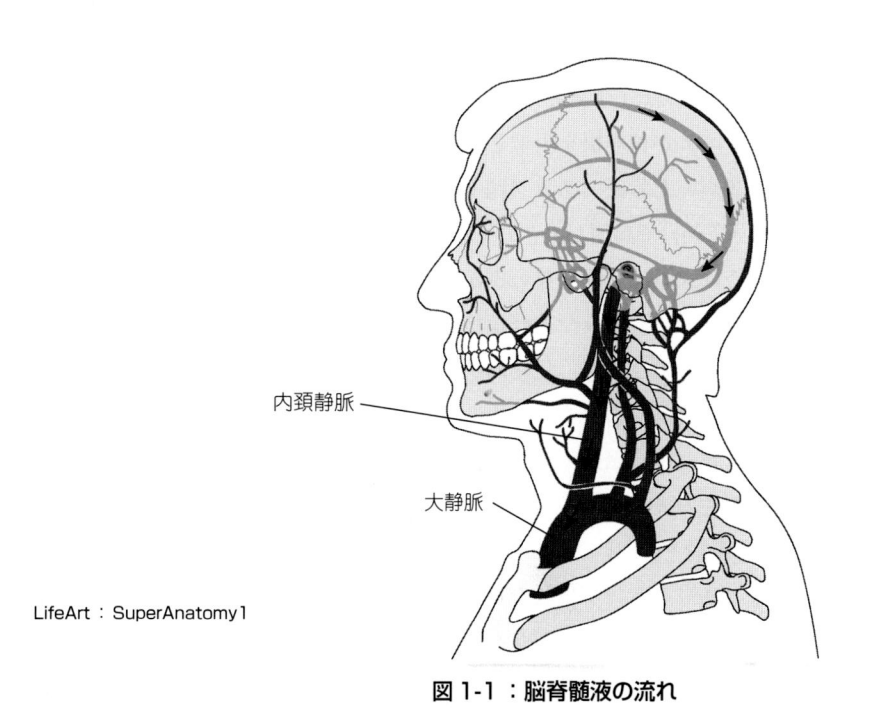

硬膜
上矢状静脈洞
くも膜下腔
大脳皮質

LifeArt：SuperAnatomy3
LifeArt：SuperAnatomy1

内頚静脈
大静脈

LifeArt：SuperAnatomy1

図1-1：脳脊髄液の流れ

I. 腰・下肢

下肢挙上テスト（SLR = Straight leg raise）

目　的　　坐骨神経（L5-S2）とその硬膜を末梢側に伸長し、L4-5、L5-S1の神経根の刺激を検査する。

患者のポジション　背臥位。

方　法　　膝を伸展位にしたまま、術者はゆっくりと患者の足を挙上させる（写真1-2）。患者の痛みに対する恐怖を考慮すること。また、急激に下肢を持ち上げると、ハムストリング等のストレッチ反射によって正確な診断が出来ないので要注意。患者が痛みを訴えたところで屈曲を止め、検査台との角度を測定する。

検査結果の評価　0〜70度の間で下肢後面に電撃痛が走れば真の陽性である（図1-2）。加えて、腰部の局所的な痛みも含め、坐骨神経に沿って痛みが現れれば陽性と見なす。陽性では、主にL5-S2の神経根の刺激を疑う。70度までに痛みが再現されない場合にはテストは無効とされる。SLRが陽性でも、必ずしも椎間板ヘルニアとは限らないことに注意したい（表1-1）。神経根刺激のレベルを確認するために、筋反射、知覚神経、筋力検査等の神経学検査で構造的な病理を確証することが必要だ（図1-5、図1-6、表1-2）。

臨床メモ　　椎間板ヘルニアは、CTスキャンやMRI等の画像検査で診断が確定する。突出したヘルニアが神経根を圧迫し、痛みと神経症状が発生するという、病理解剖学に基づいた診断である（図1-4）。以前は神経根性の痛みをこうした物理的刺激（圧迫）で説明してきたが、実は神経根には侵害受容器が存在せず、圧迫だけでは痛みは発生しない事がわかってきた。臨床では、突出した髄核に変化がないのに、痛みや神経症状が緩和される例が報告されている。従来の説に代わるものとして、化学的刺激による神経根の炎症、膨脹が考えられている。特に、髄核に含まれるホスホリパーズAによる神経根の充血、透過性向上、水腫、神経伝達障害／遮断が有力候補であろう。しかし、この説でも、神経根性の痛みに対する説明は不十分で、後根神経節の虚血や、神経根を囲む硬膜管の炎症によるものではないかという説が上がっている[Bogduk 1997]。症状が現れた角度で、患者の首を屈曲させて確証する方法もある。これをセンシタイジング・テストと呼ぶ。ハムストリングや梨状筋の短縮でも、神経根の刺激に似た症状が現れることがある。ハムストリングの短縮は後出の変形SLR IとII（シカール徴候とブラガート徴候、P12）を、梨状筋の短縮は変形SLR IV（P12）を行う。クラムテスト（P14）、やウエルレッグレイズテスト（P16）も判定のための有効な検査法である（図1-7）。

1. 腰椎・骨盤・股関節

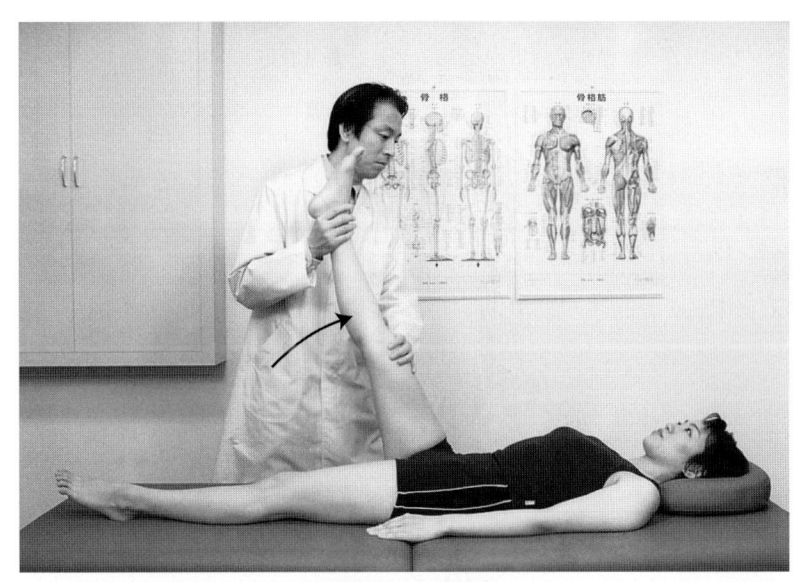

写真1-2：SLR

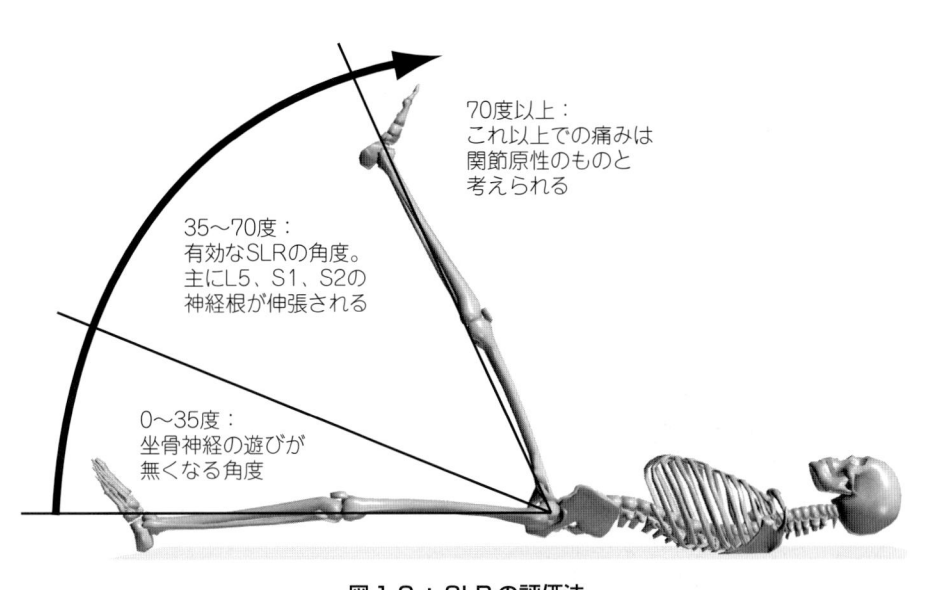

70度以上：
これ以上での痛みは
関節原性のものと
考えられる

35〜70度：
有効なSLRの角度。
主にL5、S1、S2の
神経根が伸張される

0〜35度：
坐骨神経の遊びが
無くなる角度

図1-2：SLRの評価法
屈曲角度が35〜70度の範囲で、この検査は有効となる

I. 腰・下肢

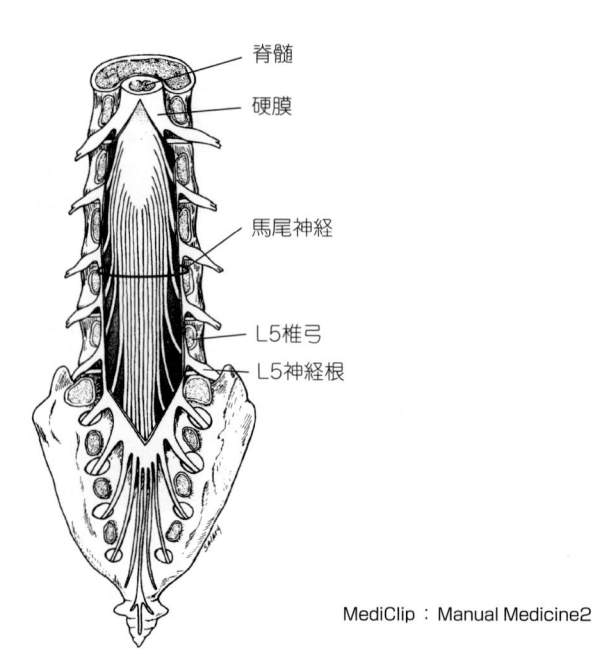

図1-3：腰椎レベルの脊髄
脊髄は馬尾神経と呼ばれる神経の束にわかれる（図では腰椎、仙骨の一部と硬膜の一部を削除してある）

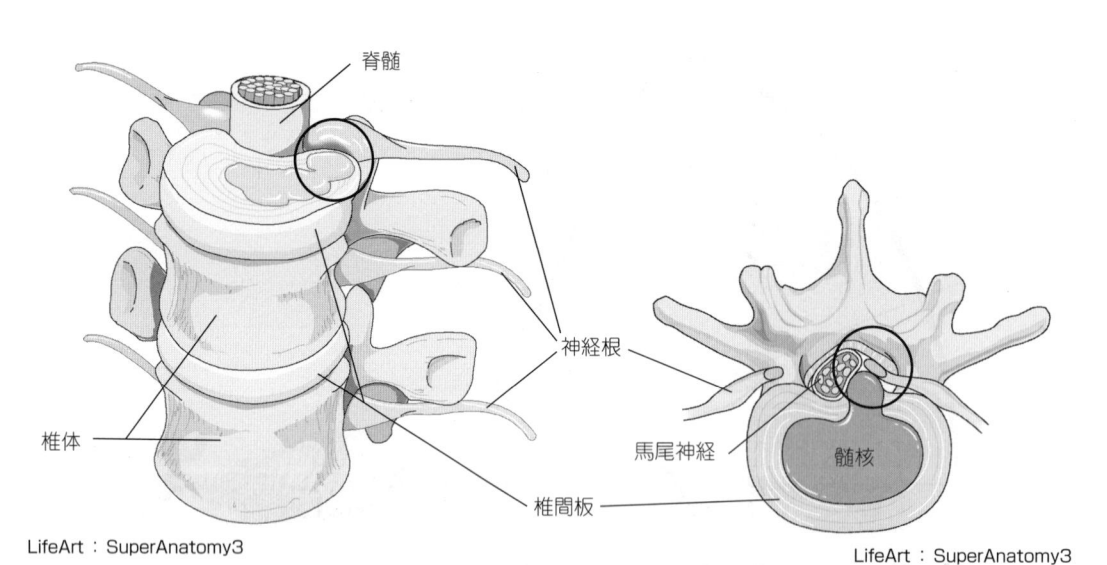

図1-4：椎間板ヘルニア
病理解剖学的にみた場合、ヘルニアを起こした髄核が神経根を圧迫し、神経学的症状等腰痛症の原因になると考える（太線の○の位置）

1．腰椎・骨盤・股関節

病変	原因
椎間孔の狭窄	椎体の垂直亜脱臼 後部脊椎関節の骨棘 黄色靭帯の曲がり 黄色靭帯の嚢胞 下関節突起の骨端の滑り／離開 ガングリオン 骨膜の腫瘍 椎体の感染・腫瘍 変形性骨炎（パジェット病） 脊椎関節突起の脂肪腫
硬膜外の障害	脂肪腫、血管潰瘍 感染
髄膜の病変	神経根管の嚢胞 硬膜内の骨化
神経学的障害	糖尿病 嚢胞・腫瘍 感染、脊椎癆
椎間板ヘルニア	

表1-1：神経根性の痛みの原因
[Bogduk 1997]

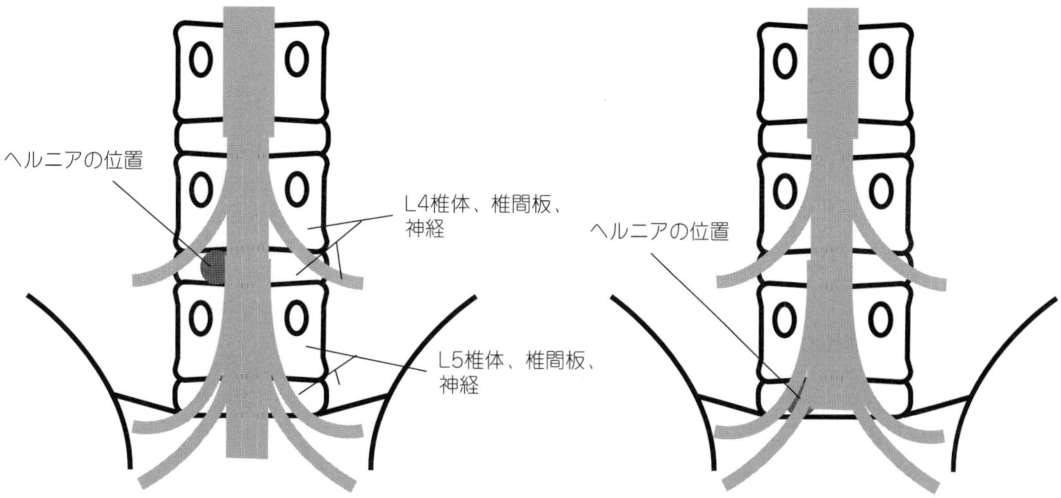

図1-5：ヘルニアのレベルと神経根圧迫の関係
L4椎間板（L4とL5の間）でヘルニアが起こると、L4神経根ではなく、L5神経根が圧迫される（左）
L5椎間板（L5とS1の間）でヘルニアが起こると、S1神経根だけではなく、L5神経根も圧迫される（右）

I. 腰・下肢

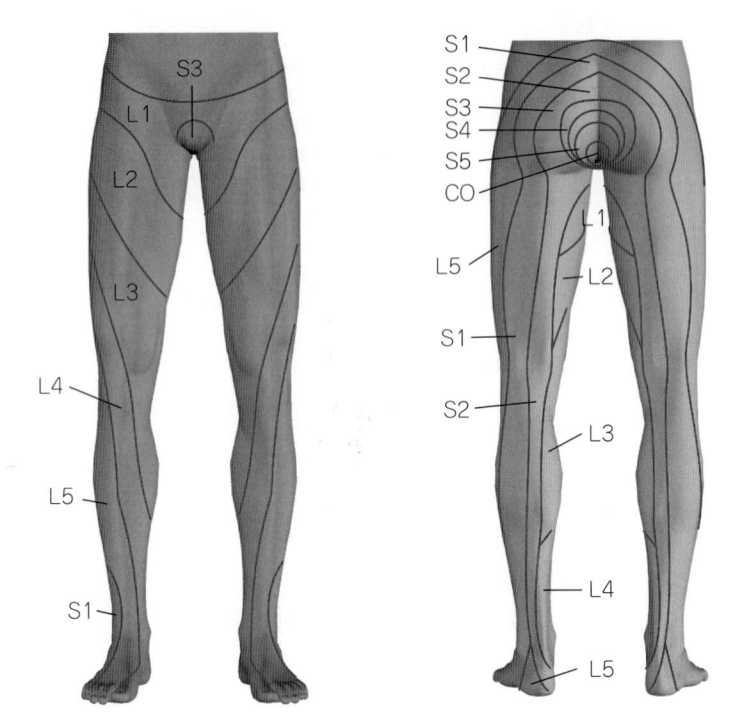

図1-6：下肢の皮膚分節

レベル	反射	感覚（皮膚分節）*	運動（筋力検査）
L1 L2	なし	L1：鼠径靱帯の高さ L2：大腿の近位の腹内側	股関節屈曲 （腸腰筋）
L3	なし	大腿腹内側面から 下腿近位内側	股関節伸展（大腿四頭筋） →股関節屈曲（腸腰筋L1-3） 膝関節伸展（大腿四頭筋L3-4）
L4	大腿四頭筋反射（膝蓋骨反射）	下腿内側から内果内側まで	足関節の背屈と回内 （前脛骨筋）
L5	内側ハムストリング／ アキレス腱反射**	下腿腹外側から足部背面内側 （母指～示指／中指）	母指指節間関節伸展 （長母指伸筋）
S1	アキレス腱反射**	下腿背面（脹脛）から踵、 足部外側	足関節底屈 （ヒラメ筋・腓腹筋）

表1-2：腰椎神経根レベル別の神経学的検査
＊皮膚分節は図1-6を参照
＊＊文献によっては、「アキレス腱反射をL5あるいはS1の反射検査として使用する」としている

1. 腰椎・骨盤・股関節

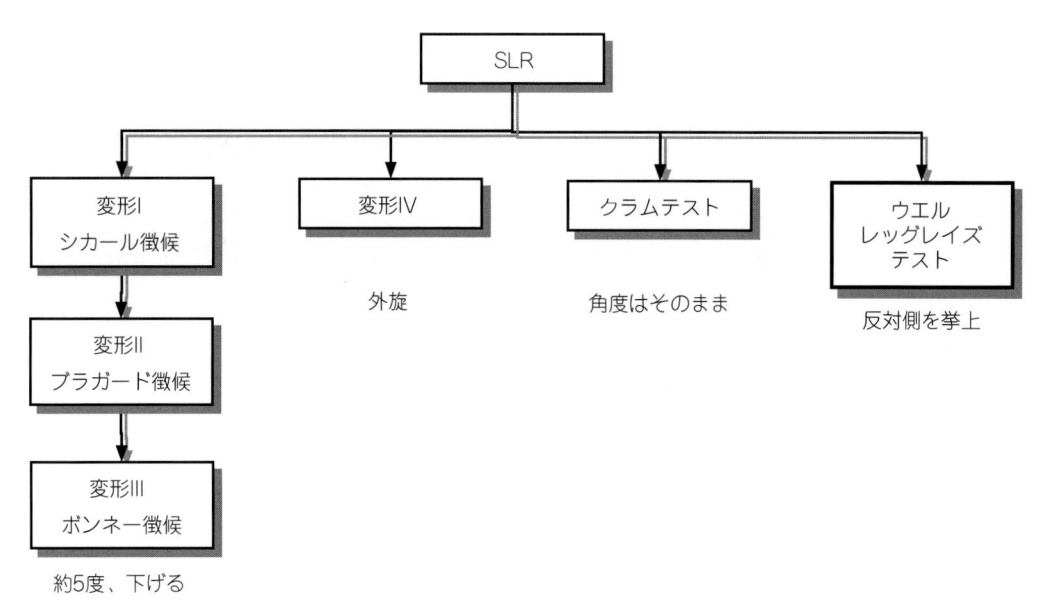

```
                        ┌─────────┐
                        │   SLR   │
                        └────┬────┘
        ┌──────────┬─────────┼─────────┬──────────┐
        ▼          ▼                   ▼          ▼
   ┌────────┐  ┌────────┐        ┌──────────┐ ┌──────────┐
   │ 変形I  │  │ 変形IV │        │クラムテスト│ │ ウエル    │
   │シカール│  │        │        │          │ │レッグレイズ│
   │ 徴候   │  │        │        │          │ │ テスト    │
   └───┬────┘  └────────┘        └──────────┘ └──────────┘
       ▼          外旋            角度はそのまま   反対側を挙上
   ┌────────┐
   │ 変形II │
   │プラガード│
   │ 徴候   │
   └───┬────┘
       ▼
   ┌────────┐
   │ 変形III│
   │ボンネー │
   │ 徴候   │
   └────────┘
    約5度、下げる
```

図1-7：SLRの確証検査

Ⅰ. 腰・下肢

変形SLR（Modified SLR）

目　的	痛みや神経学的症状が神経根の刺激によるものか、遠位での末梢神経の刺激によるものかを区別する。
患者のポジション	背臥位。
方　法	SLRが陽性の時に行う（P11. 図1-7）。 ①変形SLR Ⅰ（シカール徴候）：症状が再現された角度から、持ち上げた足を約5度降ろす。術者は、検査側の足の親指を伸展させる（以降④まで写真1-3参照）。 ②変形SLR Ⅱ（ブラガード徴候）：シカール徴候と同じ位置で検査を行う。術者は、検査側の足首を背屈させる。 ③変形SLR Ⅲ（ボンネー徴候）：シカール徴候と同じ位置で検査を行う。下肢を内旋、内転させる。患者の反応に注意しながら、操作はゆっくりと行うこと。 ④変形SLR Ⅳ：SLRの位置から、股関節を外旋させる。患者の反応に注意しながら、操作はゆっくりと行うこと。
検査結果の評価	症状が再現されたら陽性。変形SLR Ⅰ～Ⅲでは挙上した下肢を5度下げることで、ハムストリングを弛緩させている。この位置で神経症状がなくなれば、ハムストリングの短縮による坐骨神経の圧迫と考えることが出来る。 変形SLR Ⅳでは、梨状筋を弛緩させ、神経症状に変化が見られるかを観察する。神経症状が消失すれば、梨状筋の短縮による圧迫を疑うことが出来る。
臨床メモ	坐骨神経は、梨状筋の内側（80％）または筋を貫通（20％）する。このため、この筋の短縮は坐骨神経に局部的刺激を招き、神経学的症状が現れることが多い（図1-8）。 この他に、SLRの位置から足の背屈＋足の外反＋足の指の伸展を行なえば、脛骨神経を伸張させることが出来る。また、足の背屈＋足の内反では腓腹神経の伸張、股関節内旋＋足の底屈＋足の内反を組み合わせると総腓骨神経を伸張させられる［Magee 1997、Butler 1991］。いずれも膝関節は伸展位におく。 患者の首を屈曲させるセンシタイジング・テスト（P6）を組み合わせてもよい。
別　名	変形SLR Ⅰ～Ⅲをそれぞれ、シカール徴候、ブラガード徴候、ボンネー徴候と呼ぶ。

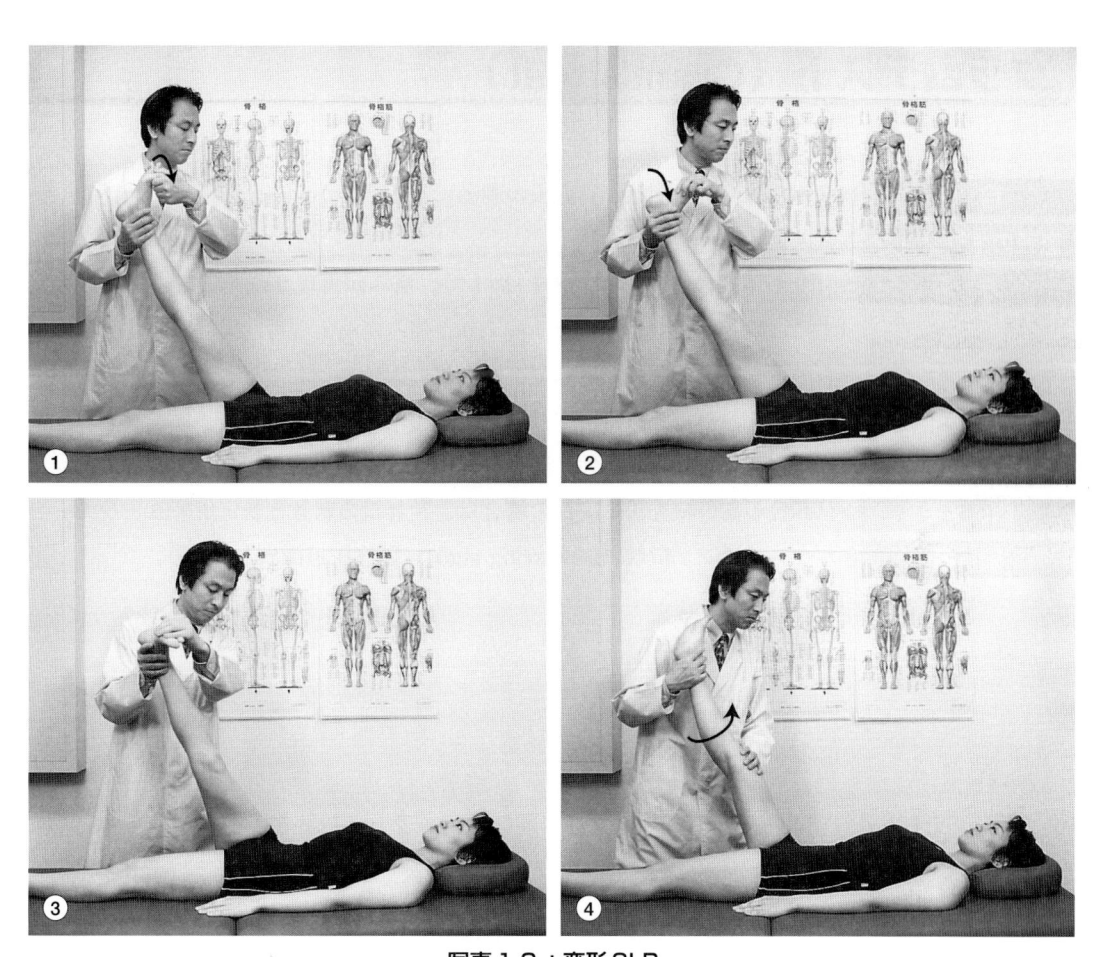

1. 腰椎・骨盤・股関節

写真1-3：変形SLR
①変形SLRⅠ（シカール徴候）、②変形SLRⅡ（ブラガード徴候）、③変形SLRⅢ（ボンネー徴候）、④変形SLRⅣ

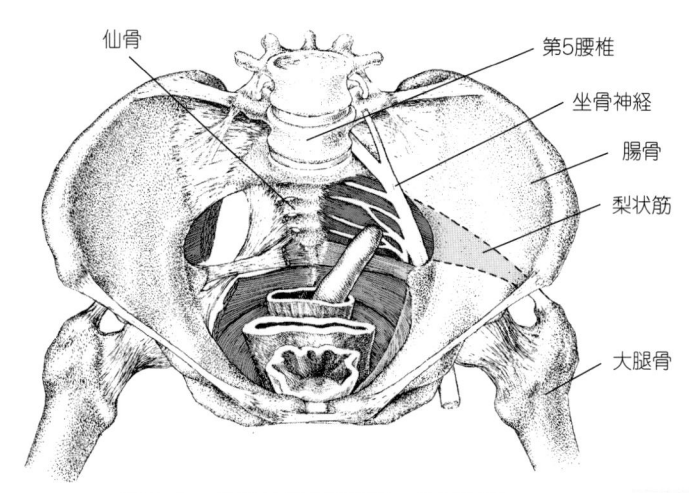

図1-8：坐骨神経と梨状筋の位置関係
MediClip : Manual Medicine2

Ⅰ. 腰・下肢

クラムテスト（Cram's test）

目 的	痛みや神経学的症状が神経根の刺激によるものかを確証する。
患者のポジション	背臥位。
方 法	SLRが陽性の時に行う（P11. 図1-7）。痛みが再現された下肢の角度は変えずに、術者は検査側の膝をゆっくりと痛みが消える角度まで屈曲させる。患者の足を抱え込むようにして下肢を肩に乗せる。次に左右の親指を膝窩の中央に置き、やや強めに押す（写真1-4）。
検査結果の評価	症状が再現されたら陽性。膝窩だけの痛みは陰性。
臨床メモ	信頼性の高い検査法。陽性の場合は、神経根の刺激と判定出来る。
別 名	ボウストリング徴候（Bowstring sign）、膝窩圧迫徴候ともいう。

1. 腰椎・骨盤・股関節

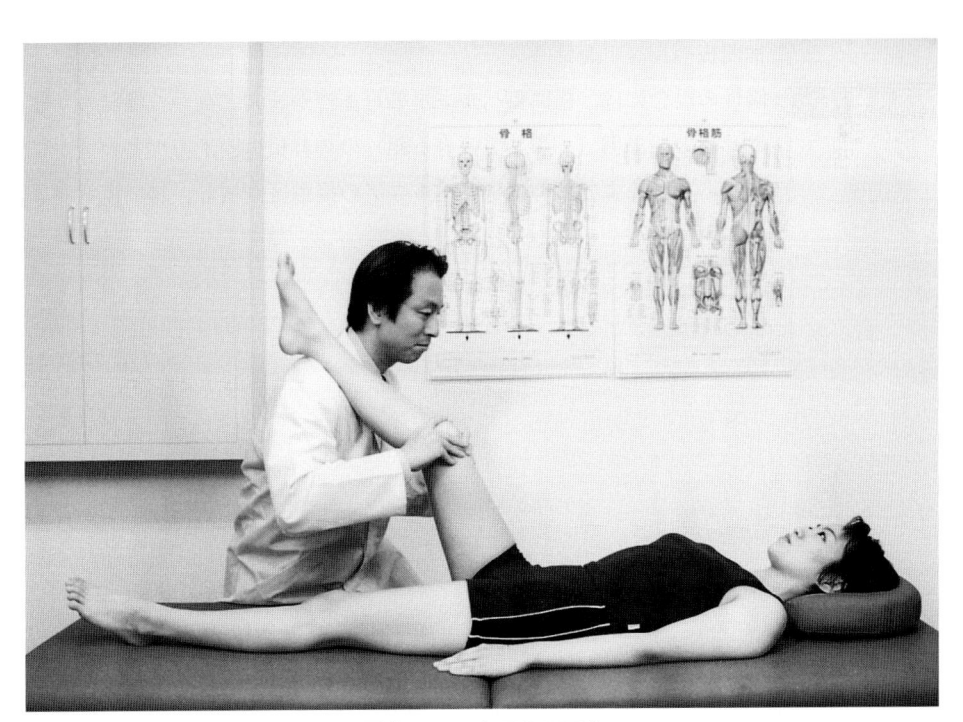

写真1-4：クラムテスト

Ⅰ. 腰・下肢

ウエルレッグレイズテスト（Well leg raise test）

目 的	健側の下肢を挙上して、痛みや神経学的症状が神経根圧迫によるものかどうかの判定を行う。
患者のポジション	背臥位。
方 法	SLRで陽性の時に行う。健側（神経症状の見られない側）の下肢をゆっくりと持ち上げる（写真1-5）。
検査結果の評価	反対側（坐骨神経痛のサイド）の下肢に、症状が再現されたら陽性。通常は、椎間板ヘルニアを疑う。
臨床メモ	陽性の場合には、椎間板ヘルニアの可能性が非常に高い。健側の下肢を挙上させると、患側（ヘルニアの有る側）の神経根は内下方へとわずかに牽引される。これによって神経根とヘルニアの接触度が増し、神経症状が悪化する（図1-9）。

1. 腰椎・骨盤・股関節

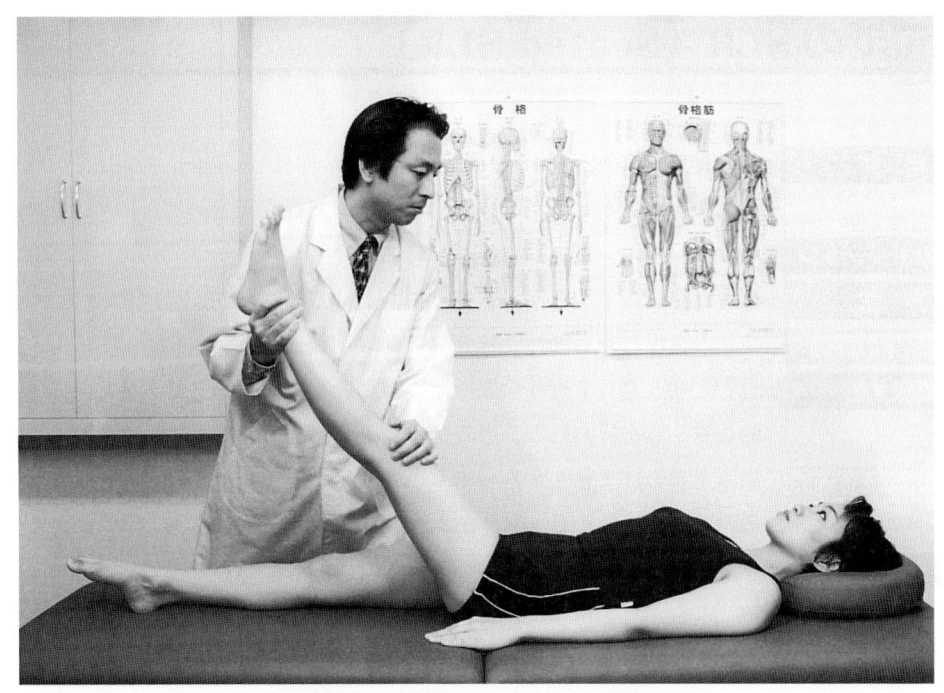

写真 1-5：ウエルレッグレイズテスト

挙上前

ウェルレッグレイズテスト：
健側の下肢を挙上後

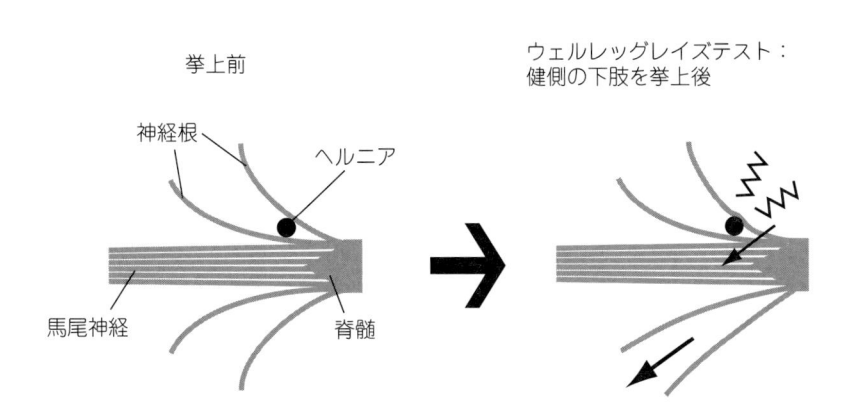

神経根
ヘルニア
馬尾神経
脊髄

図 1-9：ウエルレッグレイズテストのメカニズム
健側（ヘルニアのない側）の下肢を挙上させると、患側（ヘルニア側）の神経根は内下方へとわずかに牽引される

座位でのSLR（Seated SLR）

目的	坐骨神経（L5-S2）とその硬膜を末梢側に伸長し、L4-5、L5-S1での神経根への刺激があるかどうかを検査する。座位で行うSLR。
患者のポジション	座位。
方法	術者は患側の下腿をゆっくりと持ち上げる（写真1-6. 図1-10）。
検査結果の評価	症状が再現したら陽性。神経根の刺激を疑う。
臨床メモ	患者と向き合って行う検査のため、患者自身が検査を見ることができ、精神的な安心感を得られる。患者は、痛みを感じるとすぐに身体を後ろに倒して痛みを和らげようとするので、患者の反応が判りやすいというメリットもある。これをトライポッドサイン（Tripod sign、写真1-7）と呼ぶ。
別名	ラセーグテスト（Lasègue's test）ともいう。

1. 腰椎・骨盤・股関節

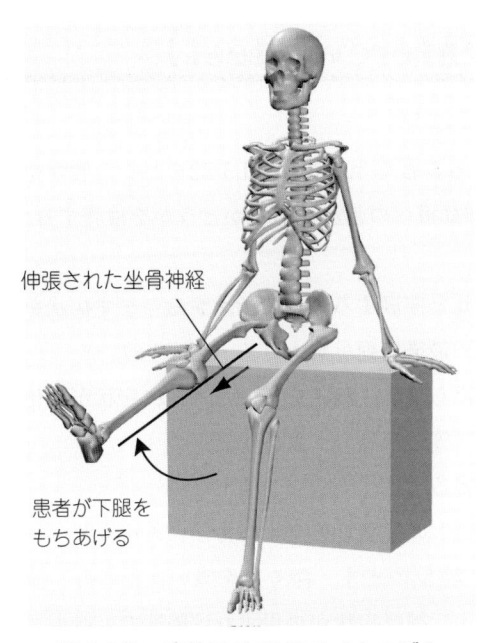

図1-10：座位でのSLRのメカニズム
膝の伸展にともない、坐骨神経は末梢側（膝の方向）に伸張される

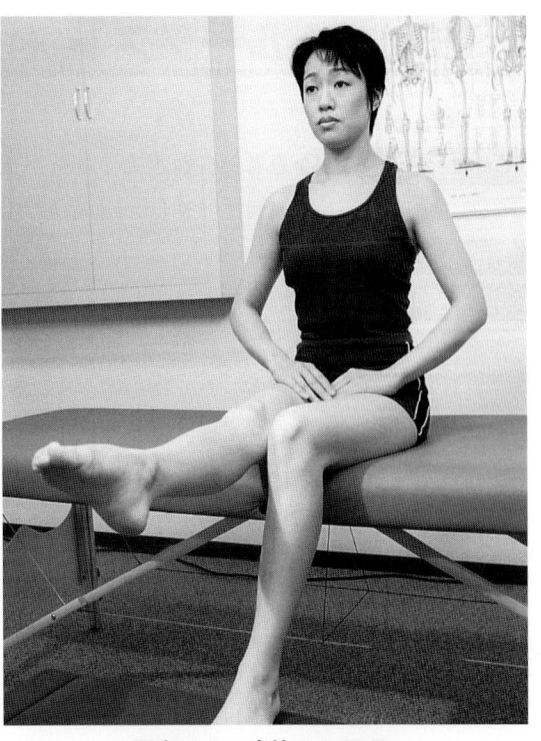

伸張された坐骨神経

患者が下腿をもちあげる

写真1-6：座位でのSLR

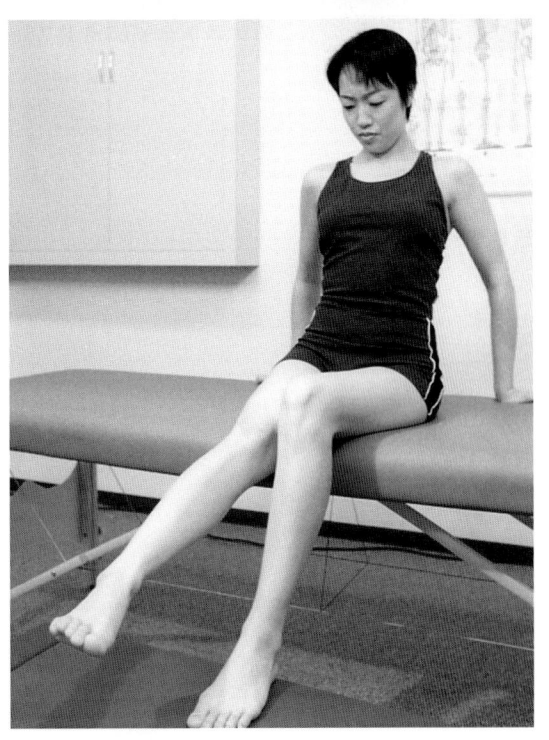

写真1-7：トライポッドサイン

I. 腰・下肢

バチェットルーテスト（Bechterew's test）

目　的	患者が自動運動で膝を伸展させることで坐骨神経（L5-S2）とその硬膜を抹消側に伸長し、L4-5、L5-S1の神経根への刺激があるかどうかを検査する。
患者のポジション	座位。
方　法	患者自身に、曲げた膝をゆっくりと伸展するように指示する。まず症状を訴える下肢から、次に反対の下肢、最後は両足を上げる（写真1-8）。
検査結果の評価	腰痛や坐骨神経痛が激しくなったら陽性。両足を上げたときに症状が悪化したときは、椎間板異常（ヘルニア等）の疑いが大きい。
臨床メモ	持ち上げた足の大腿に抵抗を加えるバリエーションもある。 脊髄膜内の圧力を高めて、神経根への刺激を検証する方法に、バルサルバ法（Valsalva maneuver）がある。座位のまま、深く息を吸い、止める。続けて排便時のように下腹を力ませる。神経症状が再現すれば陽性で、ヘルニア等の空間占有障害を疑うことが出来る。腰椎だけでなく、頚椎にも応用出来るが、脳への血液の流れが一時的に減少するため、めまいをおこしたり、気を失ったりする患者も見られるので、注意が必要である。
別　名	このテストを座位SLR（Seated SLR）と呼ぶ文献もある。

1. 腰椎・骨盤・股関節

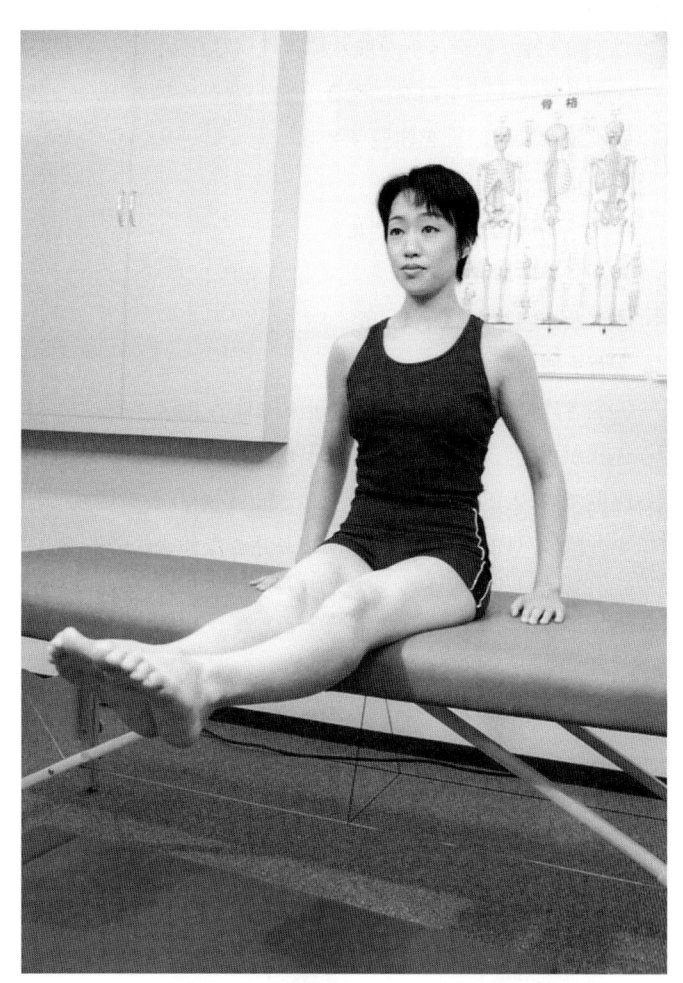

写真1-8：バチェットルーテスト
両足を上げた場合

Ⅰ. 腰・下肢

スランプ8（Slump 8）

| 目 的 | ▶坐骨神経（L5-S2）とその硬膜を抹消側に伸長させ、L4-5、L5-S1の神経根への刺激を検査する。 |

患者のポジション ▶座位。

方 法 ▶以下の8通りのテストを順々に行う（写真1-9①〜⑧参照）
①患者はテーブルの端に座る。
②下腿（膝関節）を伸展させる。
③親指を伸展させる。
④足（足関節）を背屈させる。
⑤下肢を内旋させる。
⑥下肢を内転させる。
⑦首を屈曲させる。
⑧患者に、深呼吸の後に息を止めるよう指示をする。

検査結果の評価 ▶症状が悪化したら陽性。神経根の刺激を疑う。

臨床メモ ▶座位でのSLRの変形バージョンで、レルミッテ徴候（P146）やブルジンスキー徴候（P148）の要素をも取り込んだ検査法である。
⑦の首の屈曲は、センシタイジング・テスト（P6）である。

写真1-9：スランプ8

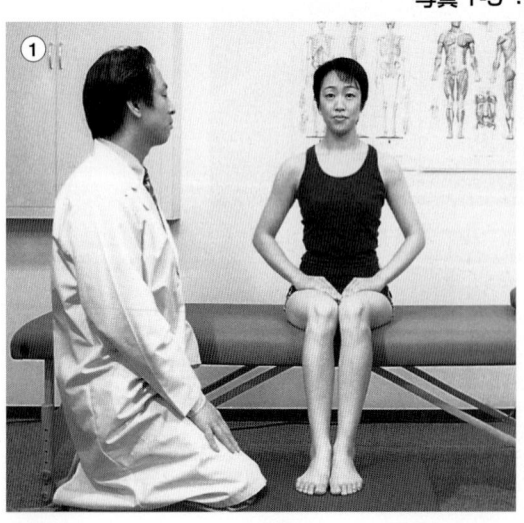

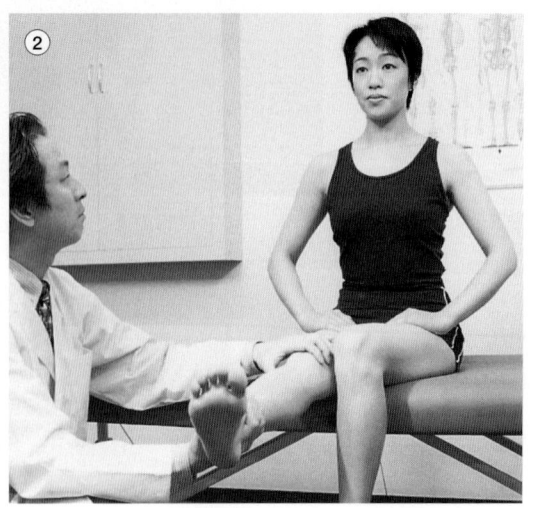

1. 腰椎・骨盤・股関節

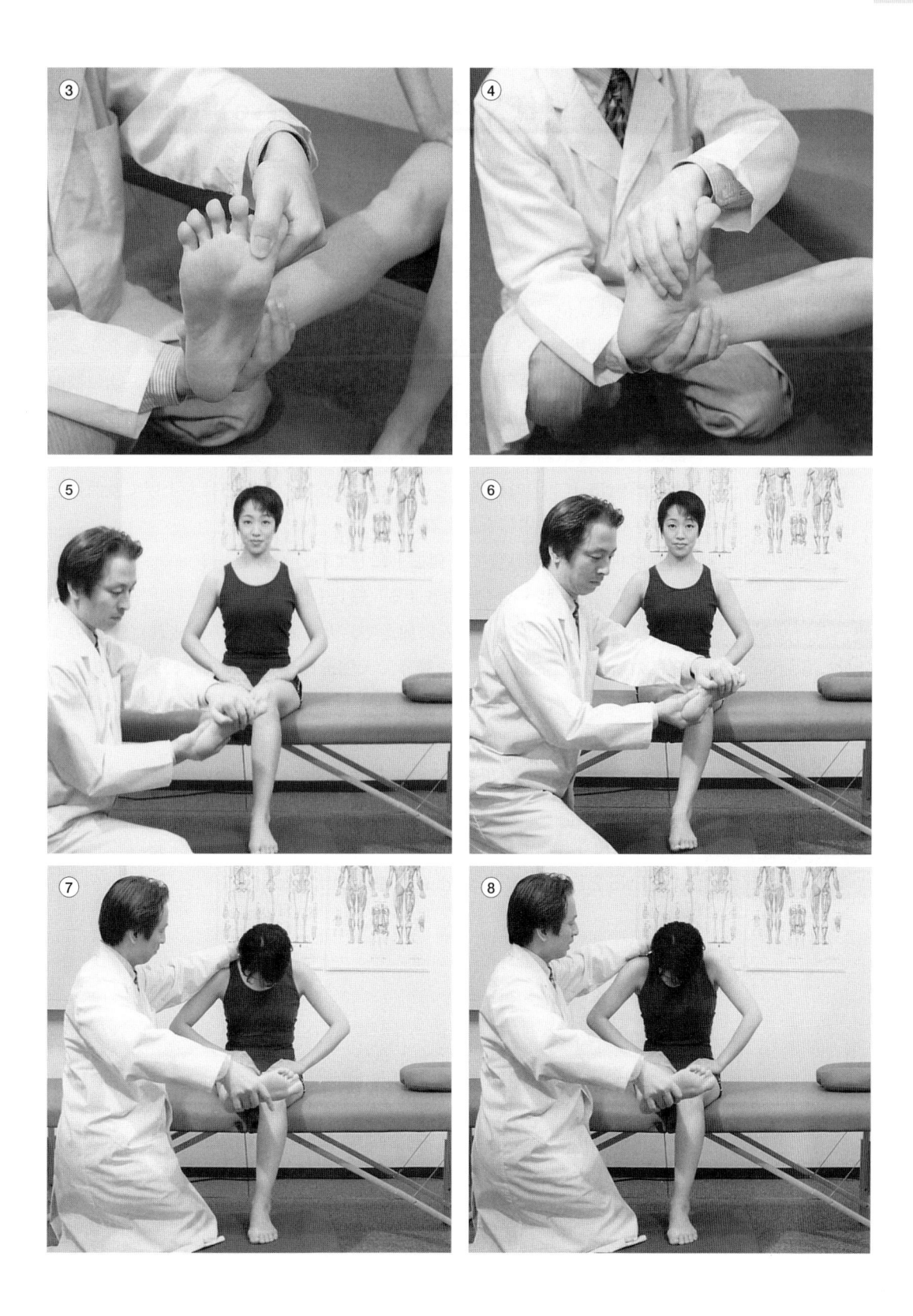

Ⅰ. 腰・下肢

大腿神経伸長テスト（FNS = Femoral nerve stretch test）

目 的 ▶ L2-4の神経根を伸張し、L2-4の神経根が圧迫によって刺激されているかどうかを検査する。変形バージョンでは、外側大腿皮神経や伏在神経に対してストレスをかけ、末梢神経への刺激の有無を調べる。

患者のポジション ▶ ①と②は腹臥位、③は側臥位。

方 法 ▶ ①FNS：腹臥位から、患者の首を検査側に回旋させ、検査側の膝をゆっくりと屈曲させる。術者は、症状のあるサイドの膝をやや屈曲させ、次に股関節を伸展させる。痛みが再現されない場合は、膝をゆっくりとさらに深く屈曲させていく（以降③まで写真1-10参照）。

②変形FNSⅠ：①の状態から、さらに検査側の大腿を持ち上げて股関節を伸展させ、さらに内転を加える。

③変形FNSⅡ：側臥位で患側を上にして行うバリエーション。この場合、下側の股関節と膝をやや屈曲させる（写真1-10下）。

検査結果の評価 ▶ ①＆③鼠蹊部や股関節の痛みに加えて、大腿前部に痛みが走れば、L3の神経根の病理（L2-3椎間板）を疑う。大腿前部から下腿前部に痛みが広がる場合はL4（L3-4）の神経根病理を疑うとされているが、実際の鑑別は難しい（P9 表1-1、P10 図1-6）。

②大腿外側に痛みが再現されれば、外側大腿皮神経の刺激、圧迫を疑う（図1-12）。

臨床メモ ▶ 両膝を屈曲させるテストを腹臥位膝関節屈曲テストと呼ぶ（P28）。

別 名 ▶ ①のFNSをProne knee bendingと呼ぶこともある。

1. 腰椎・骨盤・股関節

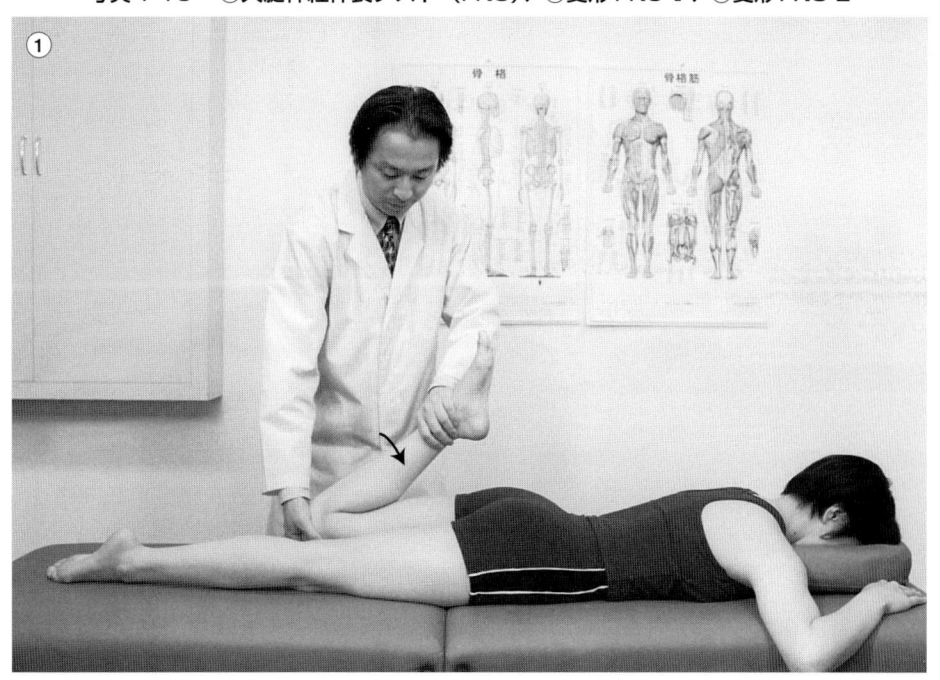

写真1-10：①大腿神経伸長テスト（FNS）、②変形FNS Ⅰ、③変形FNS Ⅱ

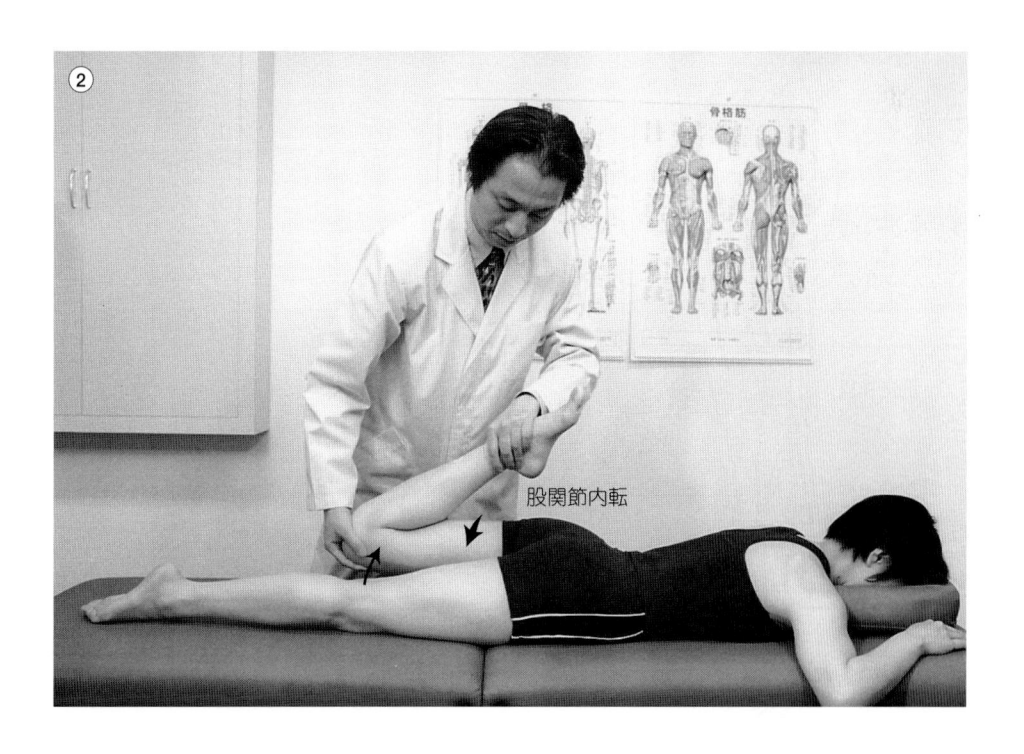

①

②

股関節内転

I. 腰・下肢

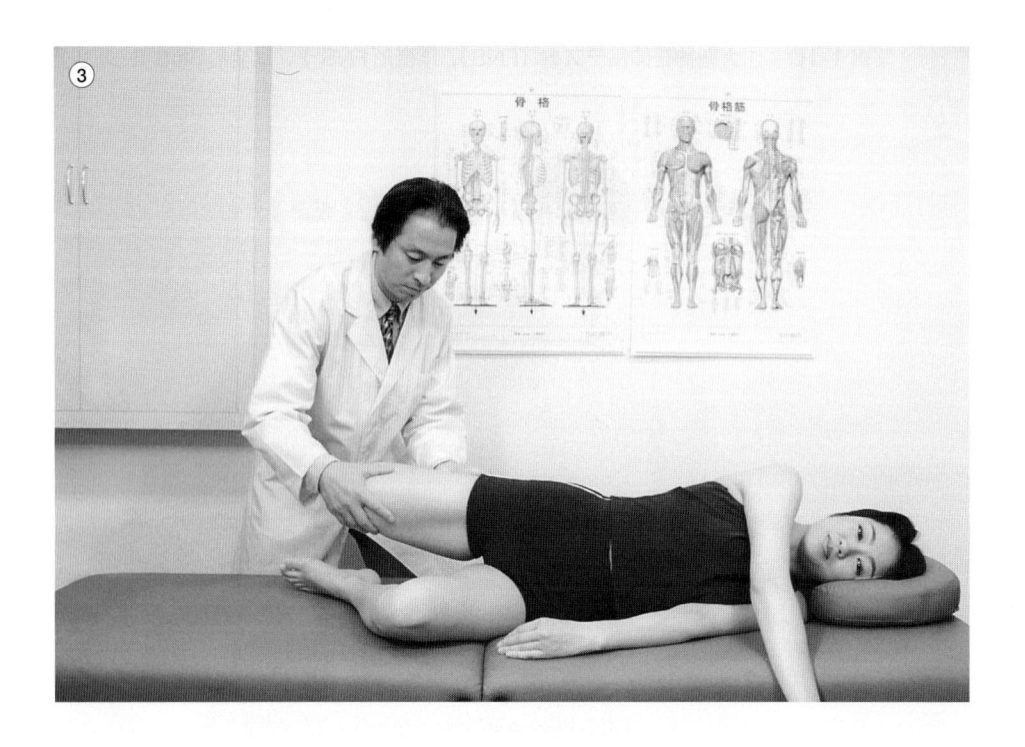

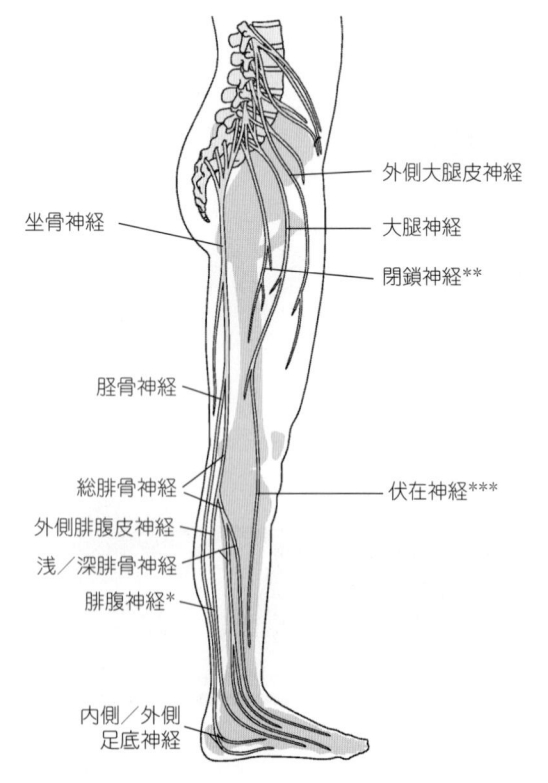

③

図1-11：下肢の神経
＊内側腓腹皮神経と交通枝で接続
＊＊閉鎖孔を貫通し大腿骨より内側を走る
＊＊＊大腿骨より内側を走る

LifeArt：SuperAnatomy8

ラベル：
- 坐骨神経
- 外側大腿皮神経
- 大腿神経
- 閉鎖神経＊＊
- 脛骨神経
- 総腓骨神経
- 外側腓腹皮神経
- 浅／深腓骨神経
- 腓腹神経＊
- 伏在神経＊＊＊
- 内側／外側足底神経

1. 腰椎・骨盤・股関節

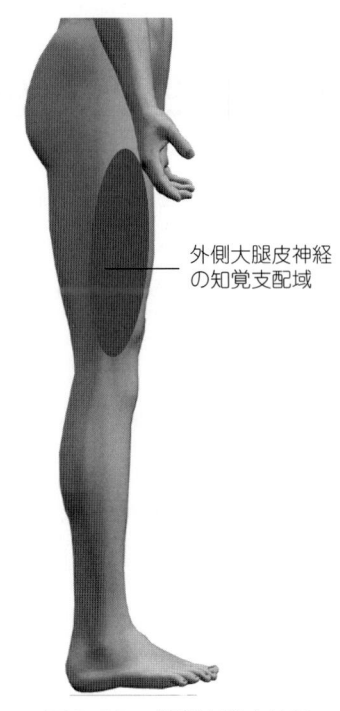

図1-12：外側大腿皮神経
外側大腿皮神経は感覚神経のみで、筋の支配はない

腹臥位膝関節屈曲テスト
（Prone knee flexion provocation test）

目的	両膝を屈曲させて大腿神経を伸張し、神経根の刺激圧迫があるかを検査する。
患者のポジション	腹臥位。
方法	術者は患者の両足を過伸展させる。この位置で45〜60秒間ホールドさせた後、両足をもとの位置に戻す。素早くアキレス腱の反射と、下肢の運動神経の検査を行う（写真1-11）。
検査結果の評価	筋反射が低下したり、筋力が落ちたりすれば陽性。神経根の圧迫（特にL2-3）を疑う。
臨床メモ	両膝を最大屈曲するこのポジションは、大腿神経（P26 図1-11）を伸張するとともに、腰椎を過伸展させる（図1-13）。
別名	Pheasant's testともいう。

1. 腰椎・骨盤・股関節

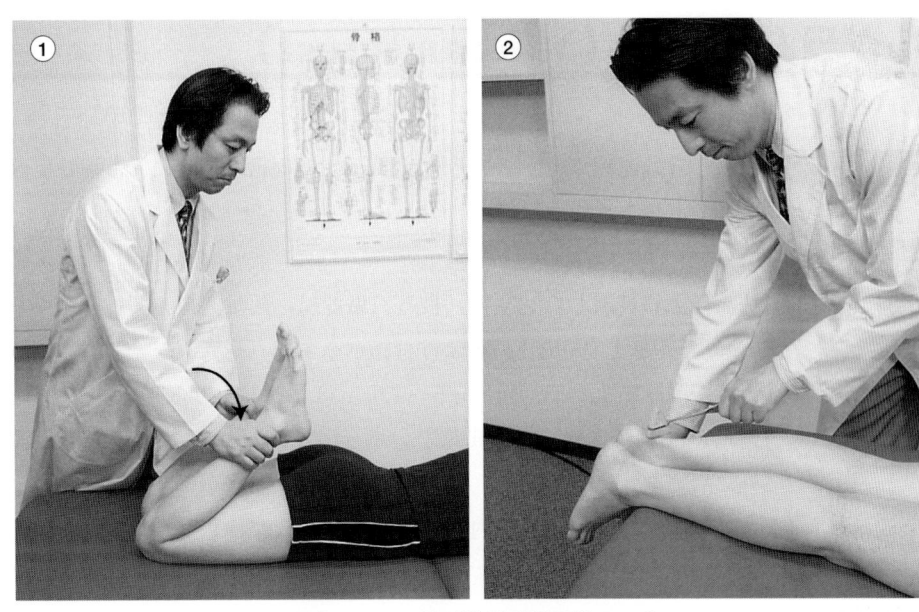

写真1-11：腹臥位膝関節屈曲テスト

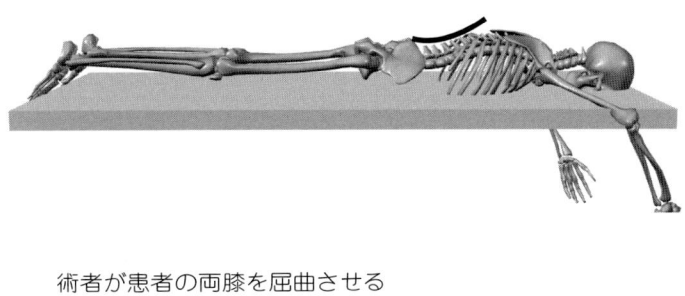

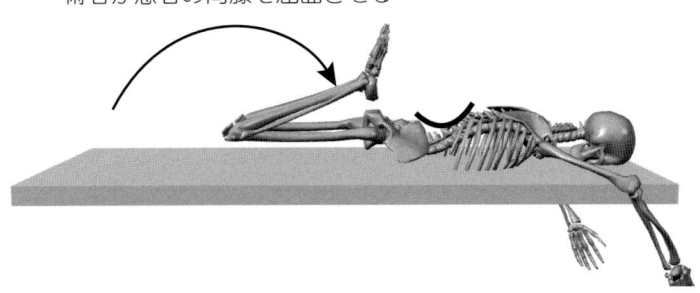

術者が患者の両膝を屈曲させる

図1-13：腹臥位膝関節屈曲テストのメカニズム

I. 腰・下肢

ミルグラムテスト（Milgram's test）

目 的	患者が自動運動で両足を挙上することで、空間占有障害による神経根の圧迫、刺激の有無を検査する。
患者のポジション	背臥位。
方 法	膝を最大に伸展した状態で、寝る。患者に、両足を揃えて検査台から15〜20cmの高さまで持ち上げるように指示をする（写真1-12）。
検査結果の評価	患者が痛みによって、両足を5〜7.5cmほど持ち上げられない、持ち上げた両足を30秒以上ホールド出来ない場合は陽性。ヘルニア等、脊髄の膜の内外に病理を疑う。
臨床メモ	この検査法はクモ膜下の内圧を高める。患者が持ち上げた両足を30秒以上ホールド出来れば、脊髄膜下での病理の疑いは殆どありえないと言われている。

1. 腰椎・骨盤・股関節

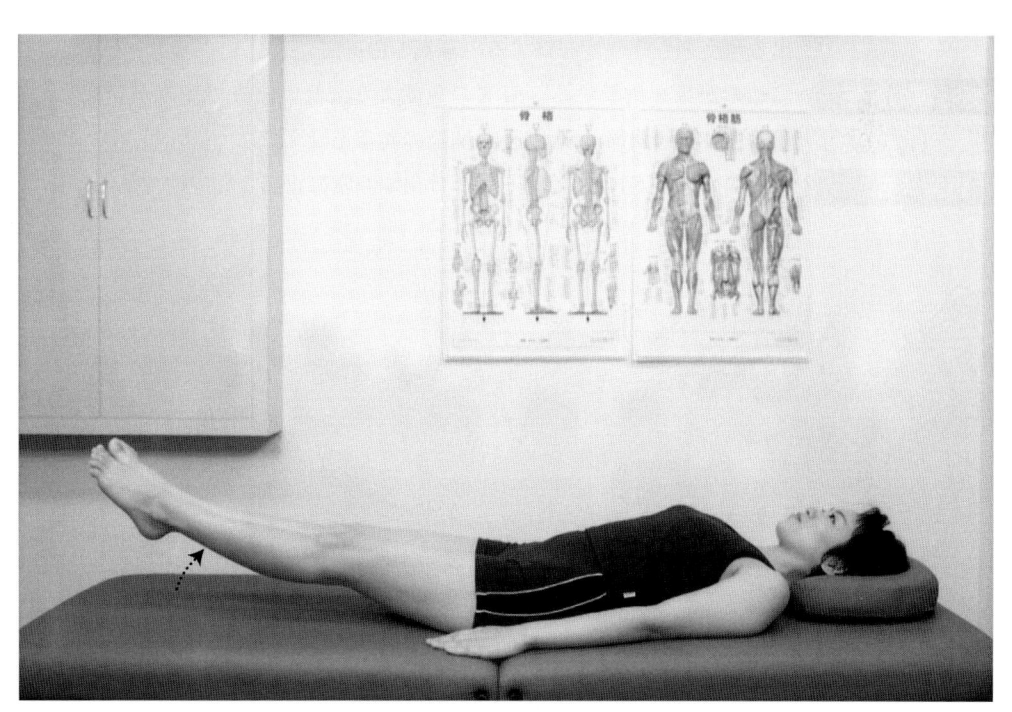

写真1-12：ミルグラムテスト

Ⅰ. 腰・下肢

ダブルレッグレイズテスト
(Double leg-raise test)

目 的	腰椎の関節の異常を探す。
患者のポジション	背臥位。
方 法	患者が坐骨神経痛を訴える場合は、まず下肢挙上テスト（SLR）とそのバリエーションの検査法を行う。痛みが腰椎周辺の場合は、検査を続行する。SLRで痛みの出る角度を記録、次に患者の両足を一度に持ち上げ、痛みの出る角度をもう一度記録する（写真1-13）。
検査結果の評価	二つの記録を比較する。SLRの角度より、低い位置で痛みが発生した場合は陽性。腰仙関節（L5-S1）の関節の異常を疑う。
臨床メモ	腰仙関節（L5-S1）の障害を見つけ出す非常に正確な検査法である。

1. 腰椎・骨盤・股関節

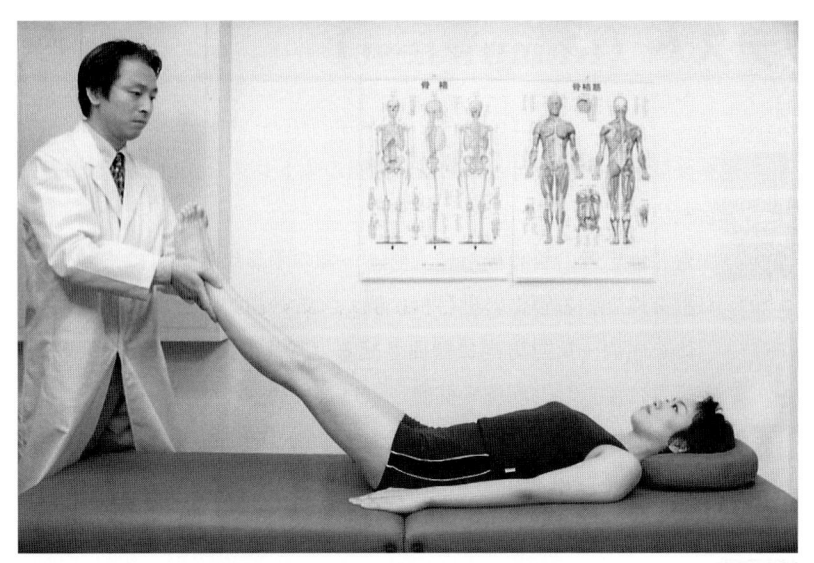

写真1-13：ダブルレッグレイズテスト

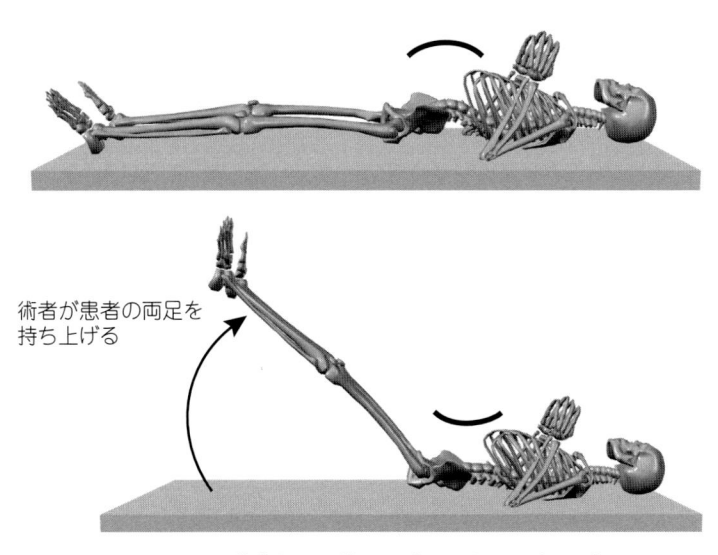

術者が患者の両足を持ち上げる

図1-14：ダブルレッグレイズテストのメカニズム
（上）腰椎は伸展位にある、（下）能動的な下肢の挙上にともない腰椎は中間位、そして屈曲位へと変化する

Ⅰ．腰・下肢

ケンプテスト（Kemp's test）

目　的	後部椎間関節に伸展、回旋、側屈のストレスをかけ、関節の異常を検査する。
患者のポジション	座位。
方　法	術者は患者の斜め後ろに立ち、一側の手を患者の肩にまわす。他側の手の母指を検査する腰椎の椎弓板に置く。この指の力をゆるめずに、術者は患者の体を屈曲＋反対方向に側曲させる（写真1-14①）。次に、患者を同側の斜め後方に反らし（回旋＋伸展）、さらに側屈を加える（写真1-14②）。
検査結果の評価	コンタクトしたレベルに痛みが生じれば関節の異常、坐骨神経痛が再現されれば、神経根の圧迫を疑う。高年齢者の場合はヘルニアの可能性よりも、DJD、外骨腫、腫瘍等による椎間孔の狭小を疑う。
臨床メモ	座位の場合、椎間板の内圧が高まるので、ヘルニア等、椎間板の異常を検査するのに好適である。立ったままで行うバリエーションはクォドラントテスト（Quadrant test）と呼ばれる。抗重力の状態なので、後部椎間関節に最大の荷重がかかる。後部椎間関節の異常に対してセンシティブな方法である。

1. 腰椎・骨盤・股関節

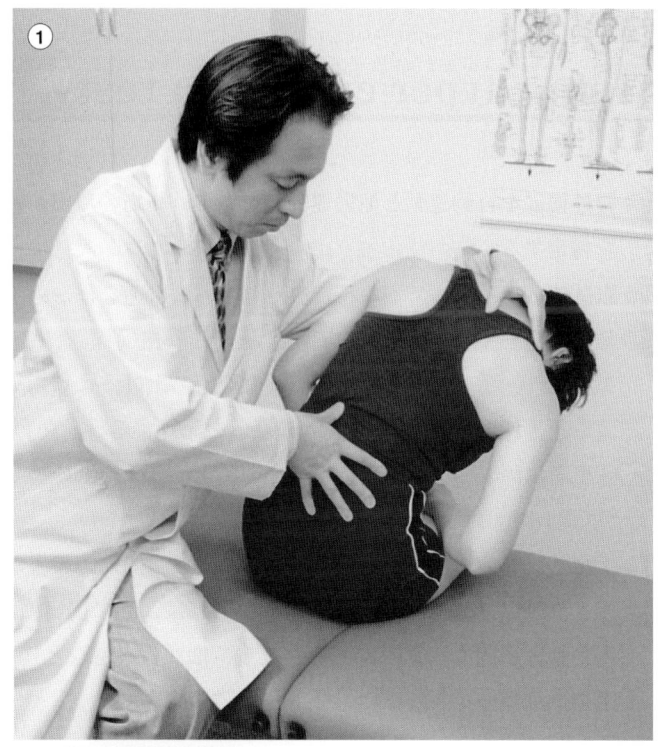

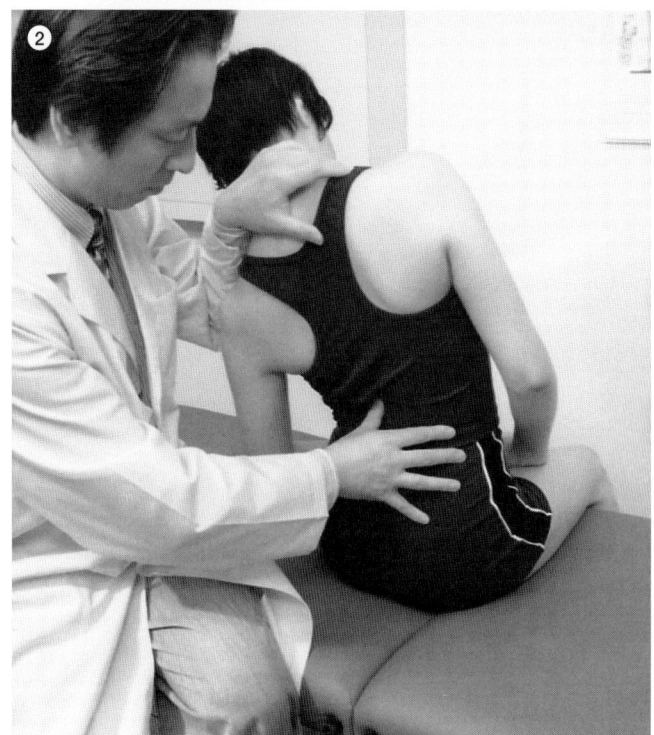

写真1-14：ケンプテスト
この写真では、母指を左椎弓板においている

腰椎過伸展テスト
(Lumbar spine hyper-extension test)

目 的	腰椎伸展を自動運動と他動運動で行って、腰痛の原因が関節原性か筋原性かを判定する。
患者のポジション	腹臥位。
方 法	術者は両手で患者の両足を固定する。 ①患者に、手の力を使わずに上半身を持ち上げるよう指示する（自動運動による腰椎伸展）。この時の患者の反応を記録する（写真1-15①）。 ②患者は両ひじで体を支える様な姿勢を取り、腰部の筋をリラックスさせる（写真1-15②）。
検査結果の評価	①腰部に痛みを訴えた場合、腰部の筋または関節の障害が考えられる。 ②リラックスさせた状態でも痛みがあれば、主に関節の異常を疑う。もし、座骨神経痛的な痛みが感じられたら、椎間板異常などによる神経根の刺激、圧迫を疑う。

1. 腰椎・骨盤・股関節

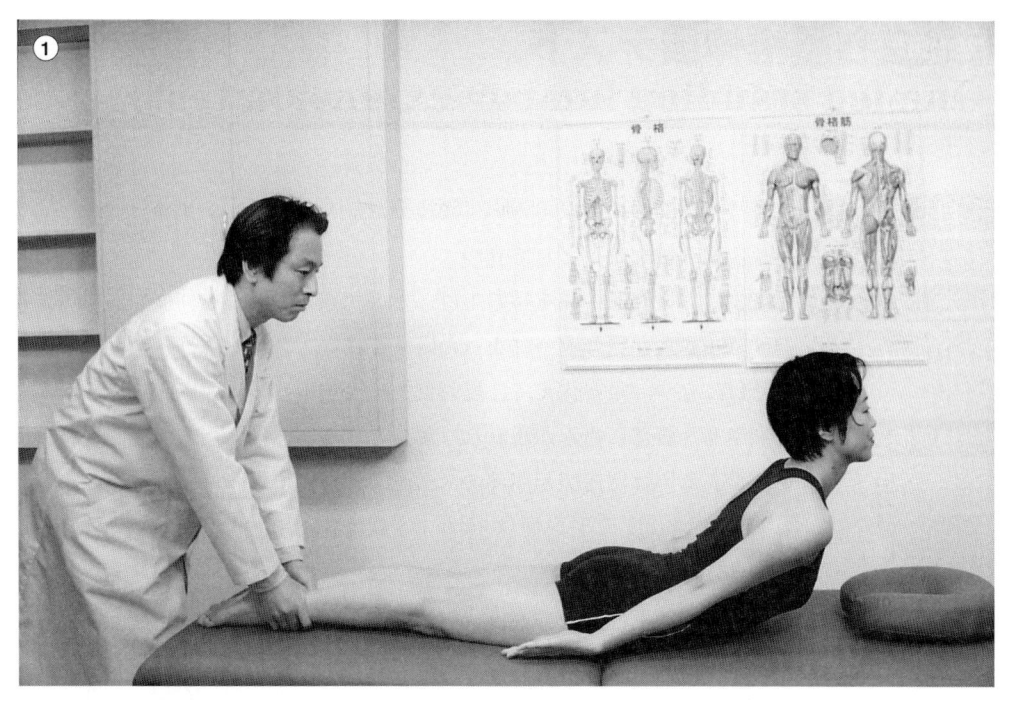

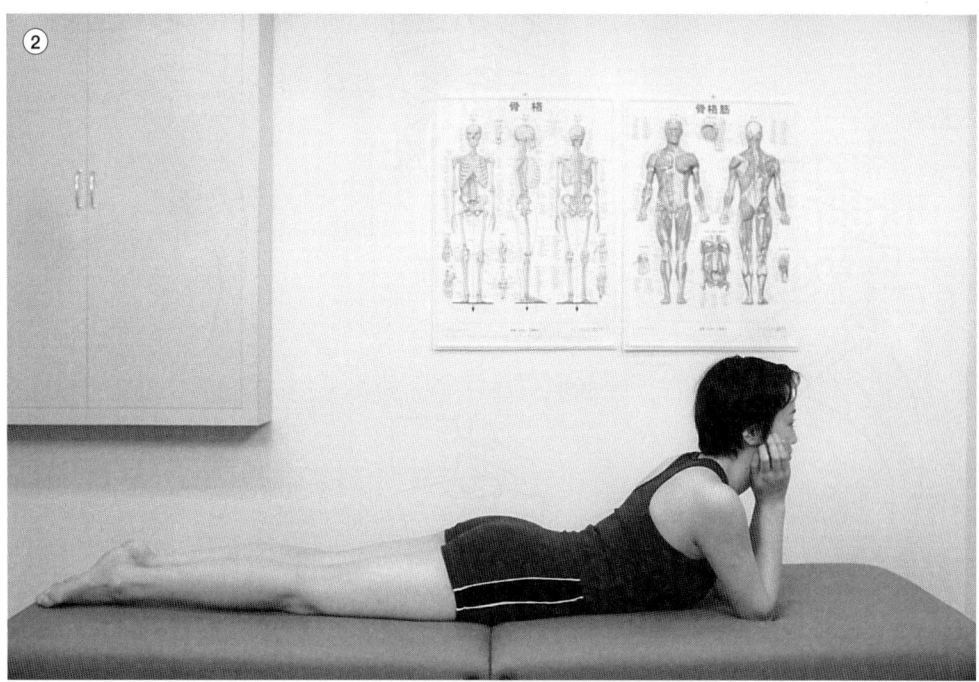

写真1-15：腰椎過伸展テスト

片足立ち腰椎伸展テスト
(One-leg standing lumbar extension test)

目 的	後部脊椎間関節の病変あるいは腰椎分離症をスクリーンする。
患者のポジション	立位。検査側を軸足として立つ。
方 法	患者に、非検査側の膝を持ち上げ、その状態から腰椎を伸展するように指示をする。患者が倒れそうになった時すぐに支えられるよう、術者は患者のすぐそばに立つ。足を代えて、反対側も検査する（写真1-16）。
検査結果の評価	伸展させた腰部に痛みが現れれば陽性とする。原因として、後部脊椎間関節の病変あるいは関節突起間部のストレス骨折、すなわち腰椎分離症が考えられる。すべり度の平均値は30％で1度のすべり（25％以内）が最も多い（図1-15）。
別 名	ストークテスト（stoke test）ともいう。

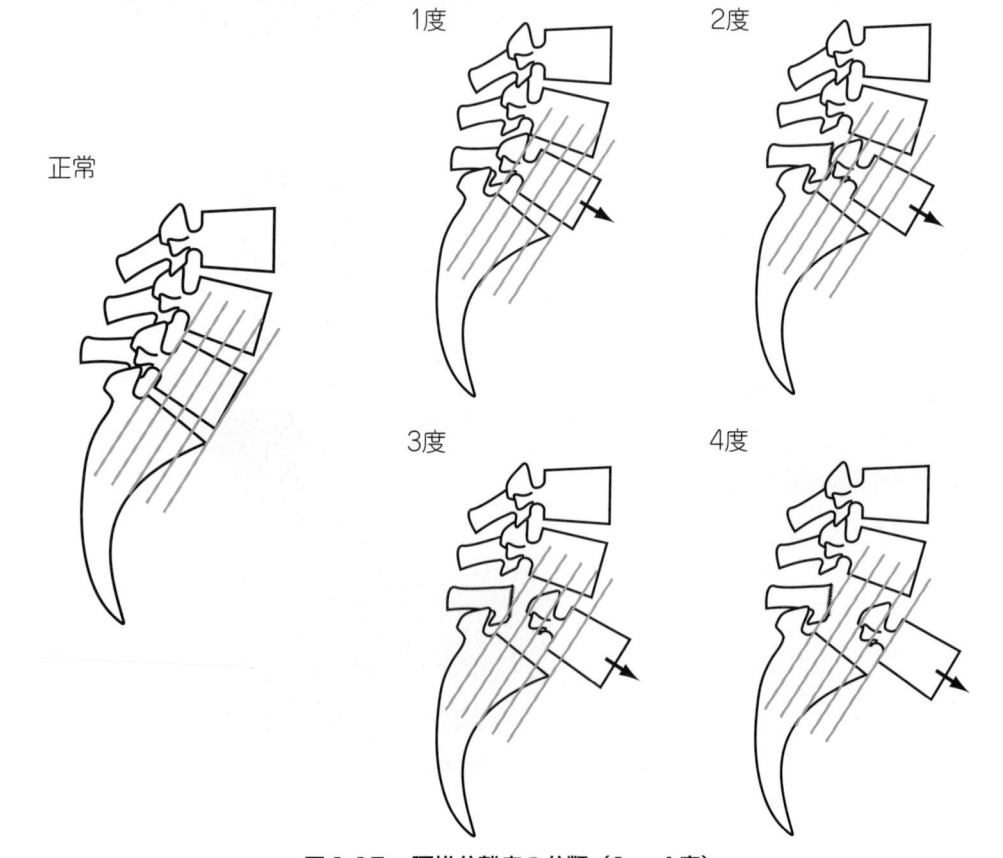

図1-15：腰椎分離病の分類（1〜4度）

1. 腰椎・骨盤・股関節

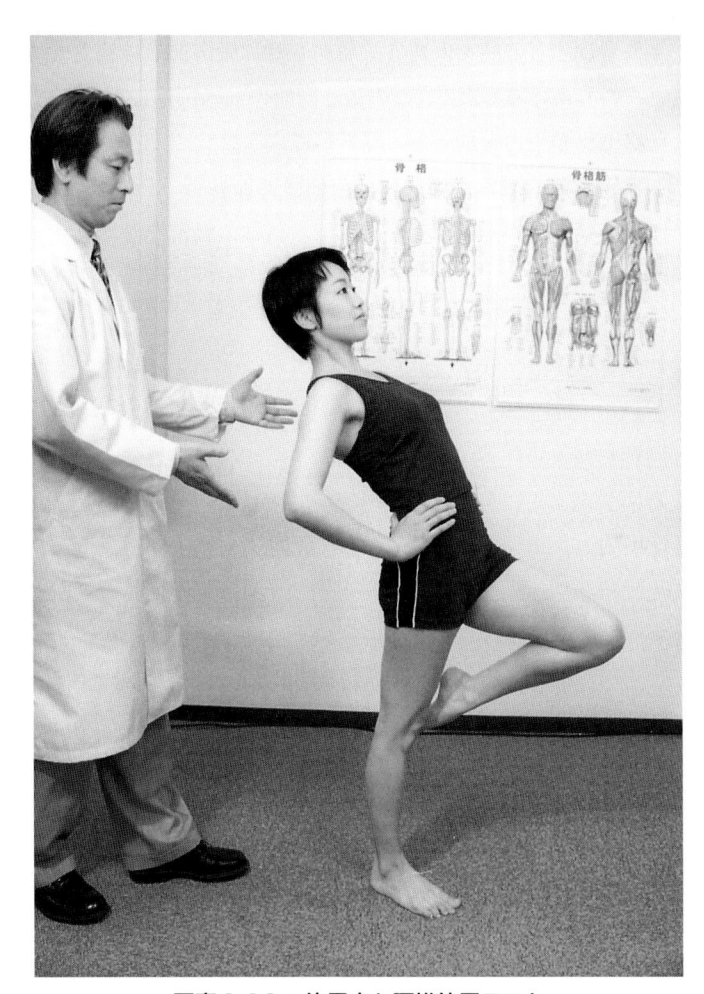

写真 1-16：片足立ち腰椎伸展テスト

ヨーマン股関節伸展テスト
(Yeoman's hip extension test)

目　的	前仙腸関節靭帯の病理／損傷をスクリーンする。
患者のポジション	腹臥位。
方　法	術者は患者の膝を直角まで屈曲させ、股関節を伸展させるように、検査台から持ちあげる。次に、この足と同側の仙腸関節にもう一方の手を置き、軽く、真下への圧力を加える（写真1-17）。
検査結果の評価	仙腸関節の痛みが増せば、前仙腸関節靭帯（P45. 図1-18）の病理／機能低下を疑う。腰椎に痛みが出れば、腰椎の異常を疑う。

1. 腰椎・骨盤・股関節

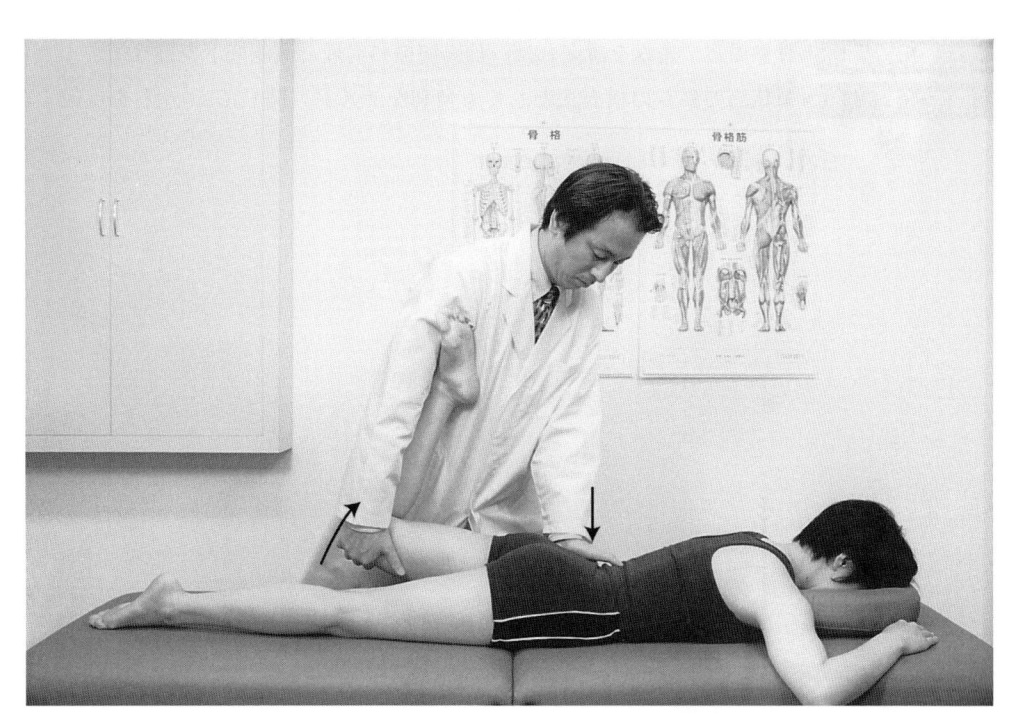

写真1-17：ヨーマン股関節伸展テスト

Ⅰ. 腰・下肢

ヒブテスト（Hibb's test）

目　　的	仙腸関節に外方へのストレスをかけて、同関節の病理／機能低下をスクリーンする。
患者のポジション	腹臥位。
方　　法	術者は検査側の足首にコンタクトし、患者のひざを直角に屈曲させる。そのままの角度でコンタクトした足首を、患者の反応に注意しながら股関節が内旋する方向へ動かす（写真1-18、図1-17）。
検査結果の評価	骨盤周辺に痛みを訴えれば、仙腸関節の病理／機能低下を疑う。
臨床メモ	梨状筋の長さの検査法としても便利なテスト（図1-16）。左右を比較すると良い。

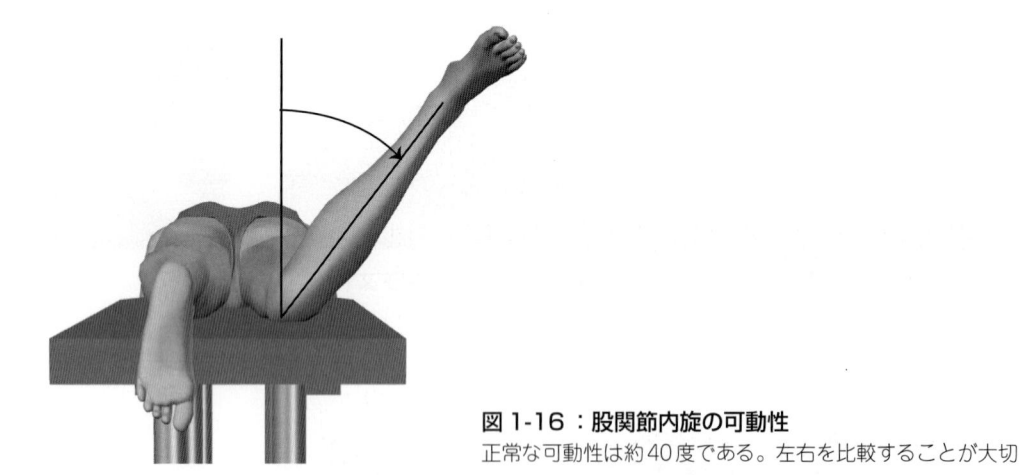

図1-16：股関節内旋の可動性
正常な可動性は約40度である。左右を比較することが大切

1. 腰椎・骨盤・股関節

写真 1-18：ヒブテスト

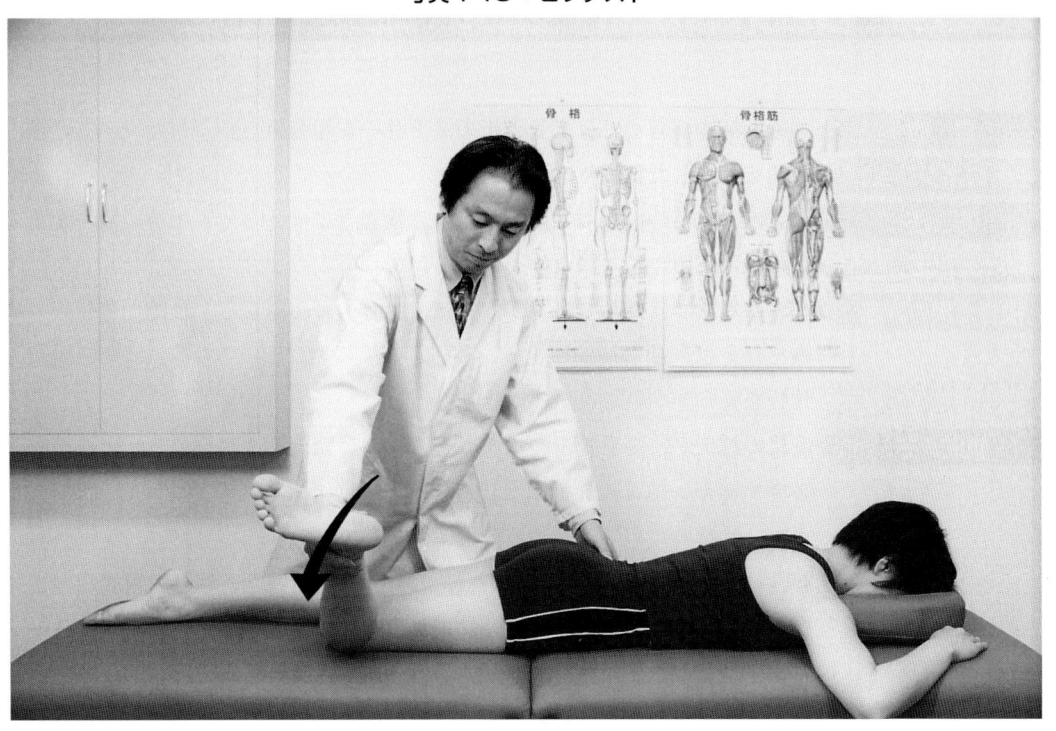

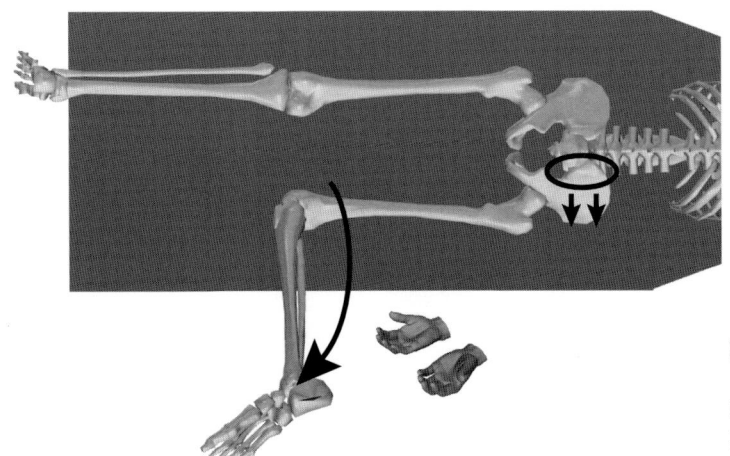

図 1-17：ヒブテストのメカニズム
同側の仙腸関節に外方へのストレスがかかる

腸骨圧迫テスト（Iliac compression test）

目　的	仙腸関節の病理または腸骨骨折のスクリーンを行う。
患者のポジション	患側を上にした側臥位。
方　法	術者は、患者の腸骨陵に両手を置き、検査台に向かって、下方の力を加える（写真1-19）。
検査結果の評価	わずかな力で、激しい痛みが伴えば、腸骨の骨折を疑う。仙腸関節付近の痛みを伴えば、仙腸関節の捻挫、脱臼、炎症（図1-18）、あるいは関節周辺の骨折を疑う。
臨床メモ	直接の打撲が、腸骨骨折の主な原因である。疑わしい場合には、画像検査が必要である。通常の骨盤前後像では、骨折のラインを見逃す可能性が高い。正しい診断のためには腸骨の前後像が必要である。 筋骨格系の障害もさることながら、周囲の血管、神経、尿管、膀胱などまで損傷している可能性が高い。腸骨の骨折に伴う、泌尿器系の合併症は20％にもおよび、死亡率は5％近くにもなる［Evans, 1994］。疑いがあれば、すみやかに泌尿科の受診が必要である。

1. 腰椎・骨盤・股関節

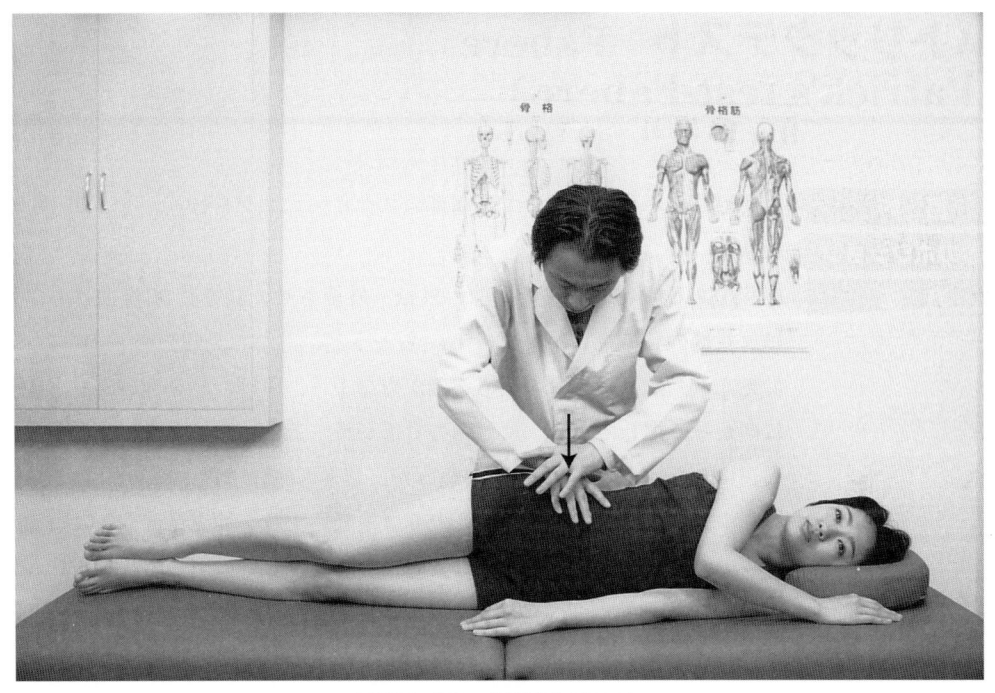

写真1-19：腸骨圧迫テスト

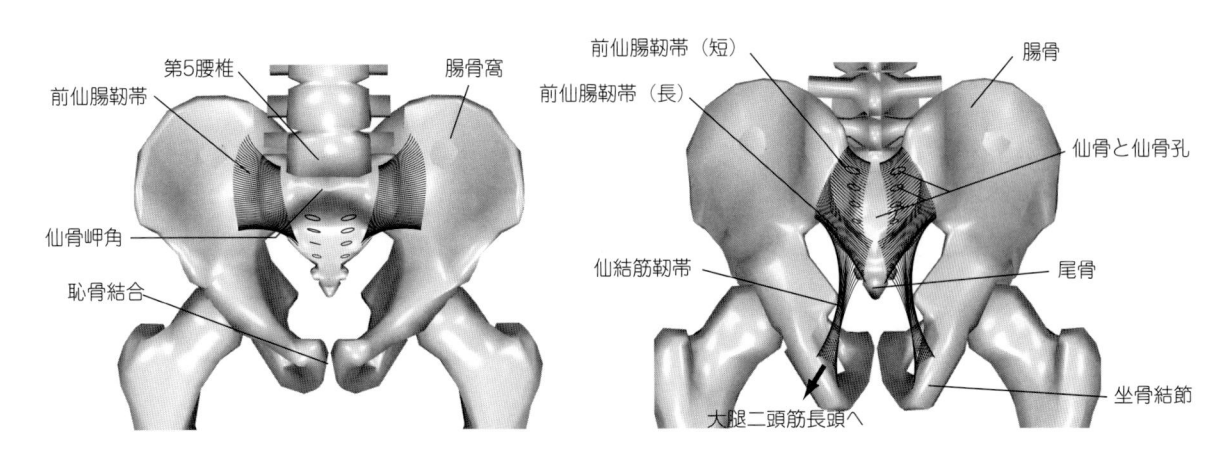

図1-18：仙腸関節の靭帯

I. 腰・下肢

パトリックテスト -Fabere
(Patrick's test-Fabere)

目　的	股関節にストレスをかけて、病理のスクリーニングを行う。
患者のポジション	背臥位。
方　法	症状のある側の下肢を、屈曲、外転、外旋させ、膝を約90度曲げる。足首は反対側の膝の上に軽く乗せる。ちょうど、上から見ると数字の「4」の腰に見える。術者は患者の反応を確かめながら、曲げた膝をゆっくりと検査台に向かって押していく。反対側の骨盤が持ち上がらないように、上前腸骨棘周辺に力を加え固定しておく。痛みが出たら即座に中止すること（写真1-20）。
検査結果の評価	検査中に、股関節の痛みを訴えたり、検査側下肢が検査台と並行にならず膝が高い位置にあるままであれば、陽性と判断する。股関節の病理を疑う。股関節の関節包内骨折の場合もありえるので、要注意。検査側の仙腸関節（P45. 図1-18）にもストレスを加えるため、この関節の検査法としての役割も果たす。
備　考	股関節の退行性関節疾患は、中年から老人にかけて、非常に多発する病理である。原因としては、太り過ぎ、外傷、先天性股関節形成異常、大腿骨すべり症などが考えられる。 Fabereは、屈曲（flexion）、外転（abduction）、外旋（external rotation）、伸展（extension）の頭文字をとったものである。
別　名	Figure 4 test、Jansen's test ともいう。

1. 腰椎・骨盤・股関節

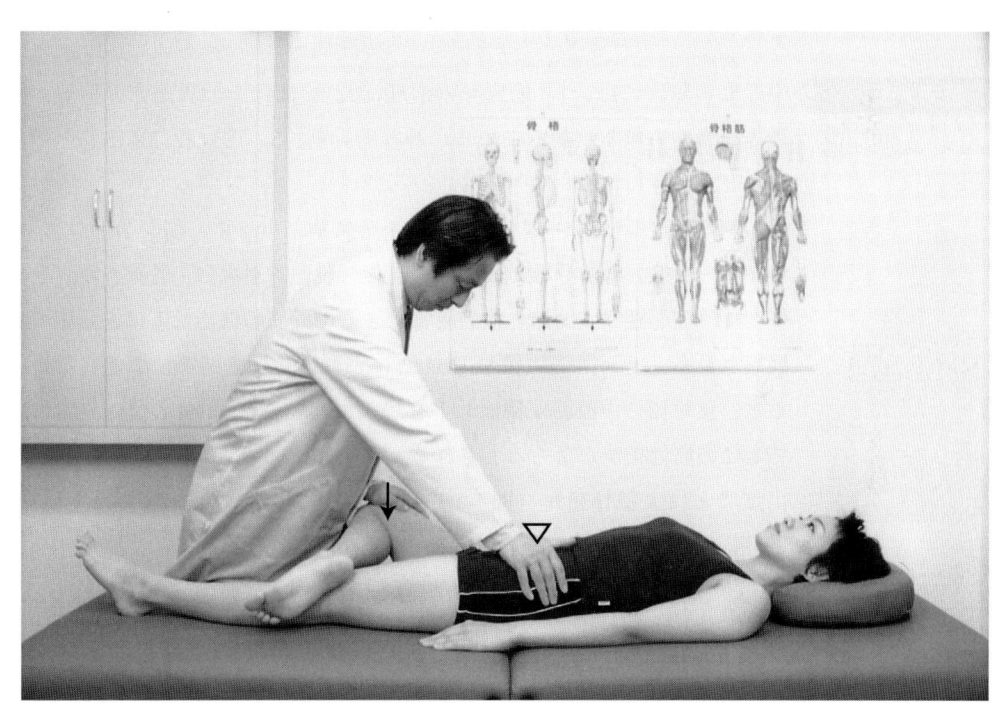

写真1-20：パトリックテスト-Fabere

トレンデレンバーグテスト（Trendelenburg's test）

目　的 ▶ 片足立ちになることで、中殿筋の強さと股関節の安定性を検査する。

患者のポジション ▶ 立位。両足を揃え、膝は曲げない。

方　法 ▶ 患側の足を軸足にして、反対側の足をゆっくりと持ち上げるよう患者に指示をする。術者は、患者が倒れそうになったらすぐに支えられるように、患者のすぐ横に立つ（写真1-21）。

検査結果の評価 ▶ 持ち上げた側の骨盤が下がったら陽性（②）。中殿筋の機能低下／麻痺を疑う。

臨床メモ ▶ 中殿筋の障害には、1．筋自身の病理、2．股関節や仙腸関節の病理／関節機能異常から来る（痛みによる）神経的抑制、3．内反股による筋の機能不全などがあげられる。

筋の病理は、レッグ-カルヴェ-ペルテス病、ポリオ、筋ジストロフィー、オットー骨盤、骨盤分離、股関節強直症、脱臼、亜脱臼、骨折、サブラクセーション等を疑う。関節の機能異常による中殿筋の機能低下は、臨床で良く観察される。チェコの医師V. Jondaによれば、仙腸関節に機能異常が起こると、反対側の中殿筋が機能低下を起こす。さらにL5-S1の機能異常によってもこの筋は機能が落ちるとされる。

内反股とは大腿骨頚角（図1-19）が130度以下のことを指す。詳しくは、『図解 姿勢検査法』〔医道の日本社刊〕P86〜87参照。

1. 腰椎・骨盤・股関節

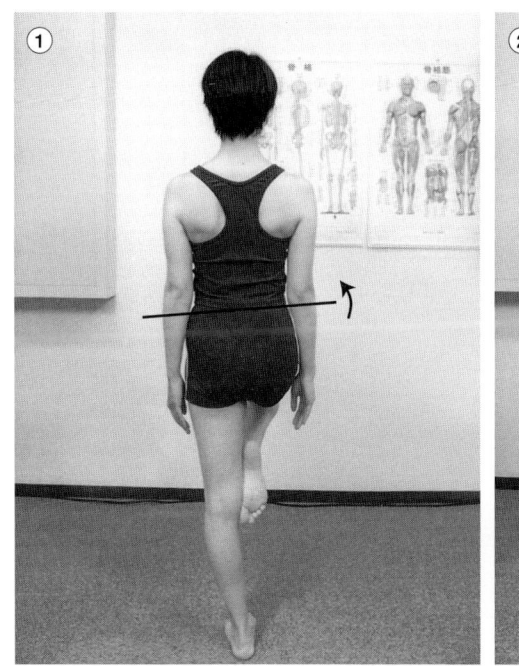

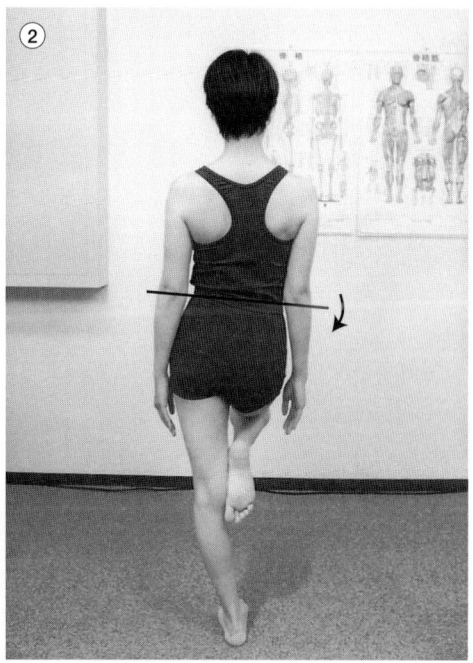

写真 1-21：トレンデレンバーグテスト
（左）陰性／正常、（右）陽性／異常

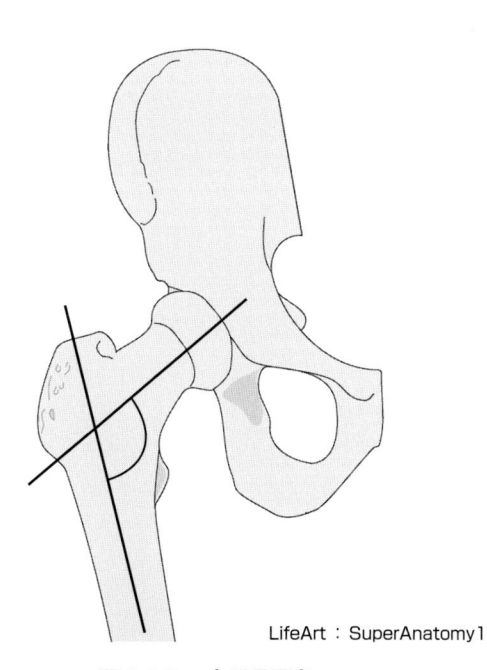

LifeArt：SuperAnatomy1

図 1-19：大腿骨頚角
大腿骨頭と骨幹部との角度（頚体角）が120度以下の場合に内反股と呼ばれる

2. 膝

主な鑑別 ／ 判定の目的	テスト名	ページ
関節半月の損傷、断裂	●アプレイテスト1：圧迫	52
	●マックマレーテスト	54
	●バウンスホームテスト	56
	●チルドレス・ダックワドル・テスト	58
側副靭帯の損傷、断裂	●側副靭帯ストレステスト-膝1：外反	60
	●側副靭帯ストレステスト-膝2：内反	64
	●アプレイテスト2-離開	66
十字靭帯の損傷、断裂	●引き出しテスト-膝1：前方	68
	●引き出しテスト-膝2：後方	70
	●ラックマンテスト	72
	●ピボットシフトテスト	74
腸脛靭帯フリクション症候群	●ノブル・コンプレッションテスト	78
大腿膝蓋関節の障害、膝蓋骨関節面軟化症	●膝蓋骨アプレヘンションテスト	80
	●ワイプテスト	82
	●膝蓋骨バロットメントテスト	84
	●クラーク徴候	86
	●ドレイヤー徴候	88
離断性骨軟骨炎	●ウィルソンテスト	90
腰椎からくる関連痛 - 椎間板異常、椎間孔の狭窄、神経根の圧迫	→腰椎の章を参照（P3）	

I．腰・下肢

アプレイテスト1：圧迫
（Apley's test 1 : compression）

目　的	関節を圧迫して関節半月との損傷、断裂を検査する。
患者のポジション	腹臥位。
方　法	①検査側の膝関節を90度屈曲させる。一側の手で膝関節をこの位置に保ったまま、他足の手で踵を包むように掴み、検査台方向に圧力をかける。 ②①の状態から下腿（脛骨）を軽度外転位（外反）に置き、外旋させる（写真2-1②）。 ③①の状態から下腿（脛骨）を軽度内転位（内反）に置き、内旋させる（写真2-1③）。
検査結果の評価	膝関節内部の痛みを訴えたら、②では外側関節半月を、③では内側関節半月の損傷、断裂を疑う。
臨床メモ	脛骨は、屈曲時に内旋、伸展時に外旋する。外圧によって、この動きが狂うと関節面のクッションの働きをする関節半月（図2-1）が損傷、断裂を起こす。競技中などに、屈曲した軸足に外旋方向のストレスがかかる場合に損傷、断裂が起こりやすい（P57、図2-3）。内側関節半月のほうが、外側半月より損傷／断裂が起こりやすい。本テストあるいは次項のマックマレーテスト（P54）とバウンスホームテスト（P56）が陽性で、さらに関節の裂隙（外側・内側）付近にだけ圧痛が認められれば（図2-2）、半月板損傷の診断はほぼ確実と考えられる［市川、1998］。大腿四頭筋の委縮も診断の助けとなる。アプレイテストは圧迫と離開の2つのパートがある。本書の構成上、側副靭帯を検査するためのアプレイテスト2：離開は、別テストとしてP66に掲載。

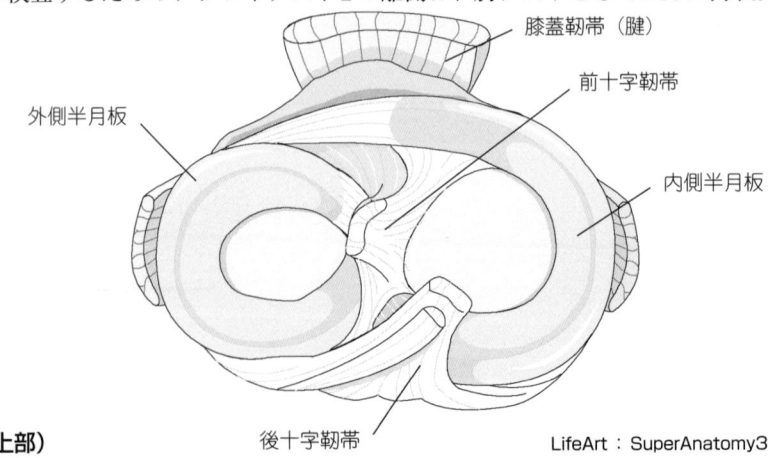

図2-1：関節半月（左脛骨上部）　　　　　　　　　LifeArt：SuperAnatomy3

2. 膝

写真2-1：アプレイテスト1：圧迫

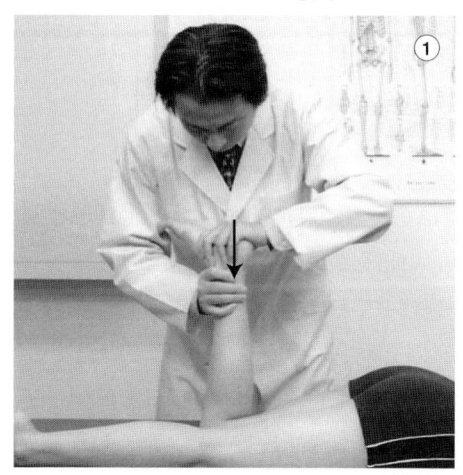

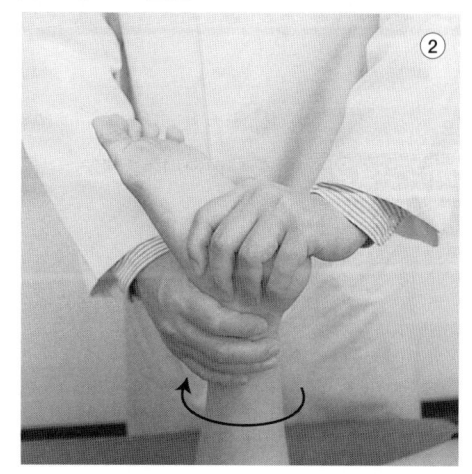

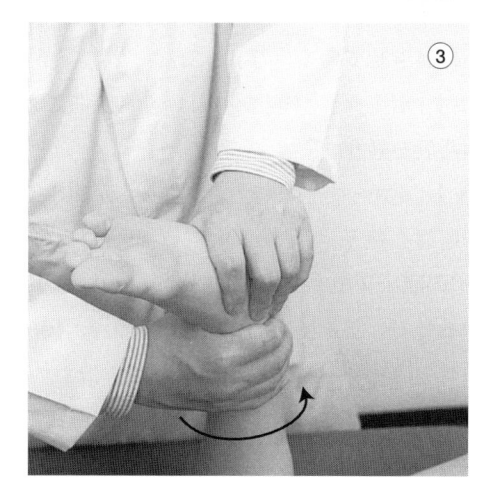

① ② ③

図2-2：半月損傷の圧痛部位
関節の裂隙（外側・内側）付近にだけ
圧痛が認められる［市川　1998］

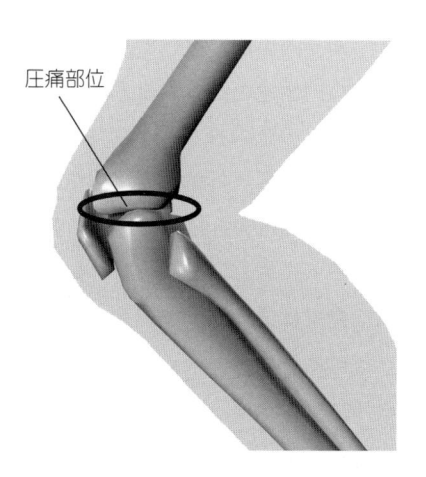

圧痛部位

マックマレーテスト（McMurray's test）

目　的	関節半月板の損傷、断裂を検査する。
患者のポジション	背臥位。
方　法	一側の手で検査側の下腿遠位部を持ち、股関節を90度、膝関節を最大屈曲位に置く。他側の母指と示指／中指を膝関節の裂隙に置く。

①内側関節半月のテスト：一側の手で脛骨を外旋させ、同時に他側の手で膝関節に内側への圧力を加える。両側の手を使って、股関節を内旋させながら、股関節と膝関節をゆっくりと伸展させていく（写真2-2）。

②外側関節半月のテスト：一側の手で脛骨を内旋させ、同時に他側の手で膝関節に外側への圧力を加える。両側の手を使って、股関節を外旋させながら、股関節と膝関節をゆっくりと伸展させていく（写真2-3）。

検査結果の評価　①膝関節の伸展中に、「カクッ」「ポキッ」「パチン」という音が聞こえたら、陽性。内側関節半月の損傷、断裂を疑う。

②膝関節の伸展中に、「カクッ」「ポキッ」「パチン」という音が聞こえたら、陽性。外側関節半月の損傷、断裂を疑う。

臨床メモ　P52のアプレイテスト1：圧迫の臨床メモを参照のこと。

滑液膜ヒダ症候群、離断性骨軟骨炎による関節内の遊離体との鑑別が必要であろう。滑液膜ヒダとは大腿骨と膝蓋骨を結ぶ滑膜の肥厚部を指す。一部の人では、このヒダが異常に発達しているために、大腿膝蓋関節で挟まれて、痛みを生じることがある。検査は背臥位で、(1) 膝蓋骨を外側から内側に押して、膝蓋骨内側縁に触診する、(2) 膝蓋骨を内側から外側に押して、膝蓋骨外側縁に触診する［Gross et al 1996］。内側の検査は、膝を約30度屈曲＋内旋位に置いて、膝蓋骨を内側に圧迫し、膝を軽く伸展・屈曲させながら内側縁を触診する方法もある（Hughston's plica test）。病変があれば、ギターの弦の様なヒダに触れることができる。また、膝を約30度屈曲位におき、内側／外側への圧迫を繰り返すだけで痛みが生じることでも確認できる（Mediopatellar plica test）。一般的に関節半月板損傷が関節可動性を制限するのに対し、滑液膜ヒダ症候群では可動性制限はあまり見られない。自動運動では最大屈曲位で痛みが出ることもある［Magee 1997］。

離断性骨軟骨炎の検査は、P90のウィルソンテストを参照。

2. 膝

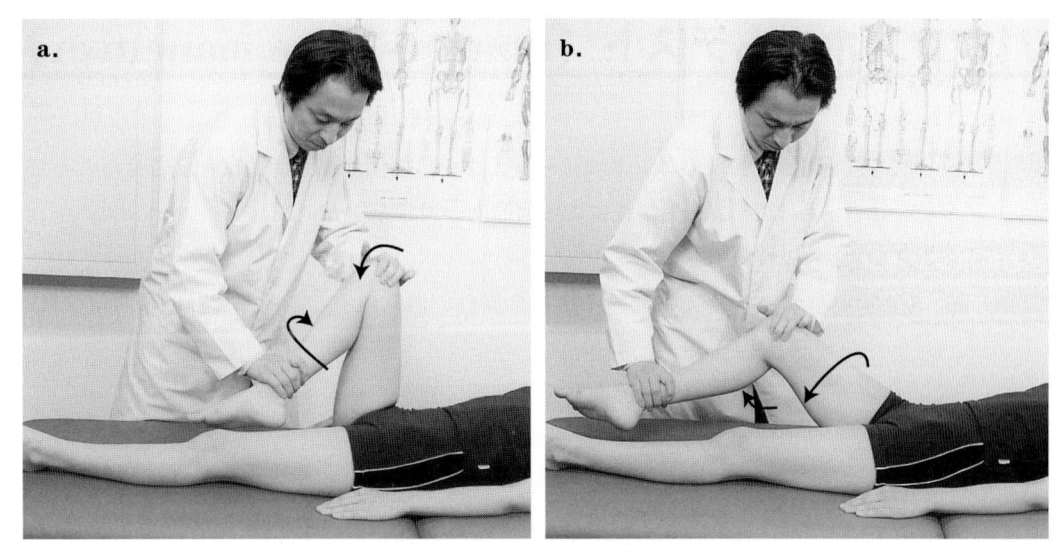

写真2-2：マックマレーテスト①内側関節半月のテスト

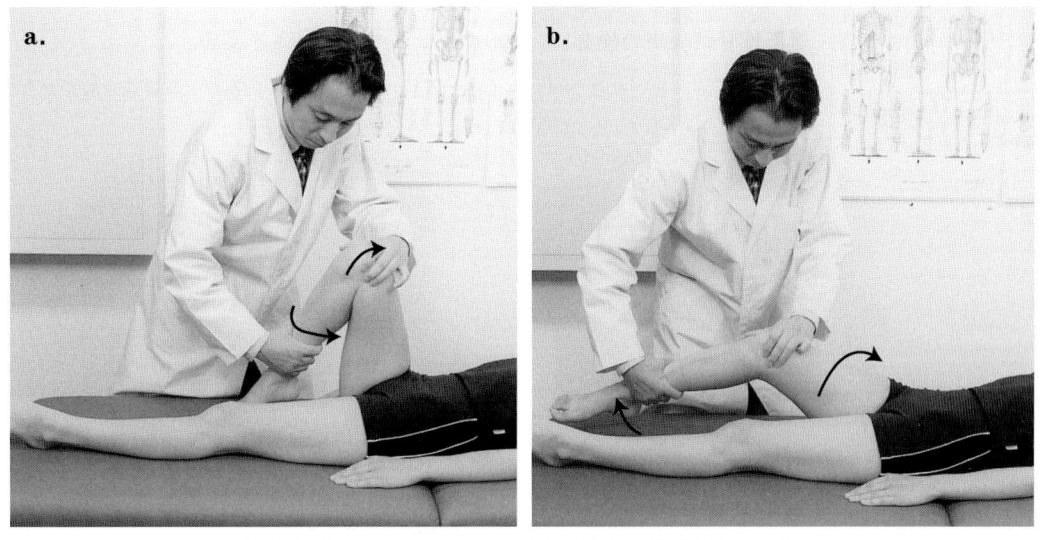

写真2-3：マックマレーテスト②外側関節半月のテスト

I．腰・下肢

バウンスホームテスト（Bounce-home maneuver）

目　的 ▶ 関節可動域のエンドフイール、または膝関節を強制的に伸展させることで、半月板損傷や遊離体による関節内の異常を検査する。

患者のポジション ▶ 背臥位。

方　法 ▶ ①一側の手で検査側の足首を掴む。他側の手で膝関節を軽い屈曲位に置く（写真2-4①）。
②膝の手を放し、股関節を強制的に伸展させる（写真2-4②）。

検査結果の評価 ▶ 膝関節がフルに伸展できない、伸展の可動最終域でゴムのような抵抗を感じる、バウンドしてもとの屈曲位に戻ってしまう、などはすべて陽性。エンドフィール※とは関節可動域最終点での感じで、関節運動制限の原因をおおまかに推測することが出来る（表2-1）。

患者が関節の裂隙やその近位、鋭痛を訴える時にも陽性。関節半月の損傷（図2-3）、遊離体を疑う。半月板損傷による膝関節伸展の制限は僅かであることが多く、患者自身も気づかずに運動や日常生活を送っていることが少なくない。P52のアプレイテスト1：圧迫の臨床メモを参照のこと。遊離体／離断性骨軟骨炎の検査は、P90のウィルソンテストを参照。

※エンドフィール（end feel）は「終止感」とも和訳されているが、本書では敢てカタカナ表記にした。

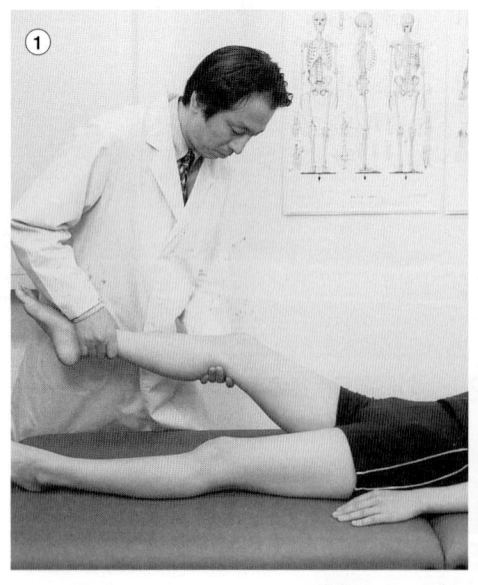

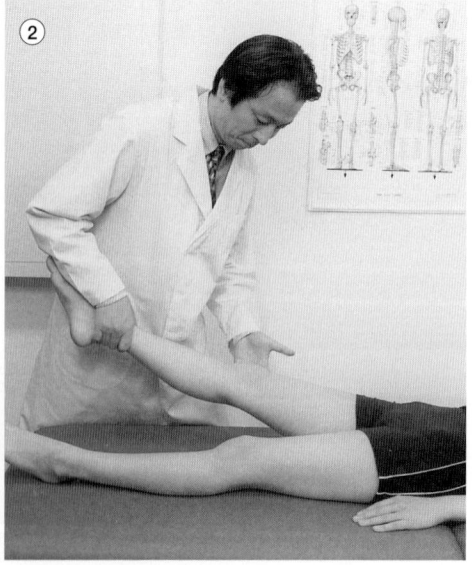

写真2-4：バウンスホームテスト

2. 膝

タイプ	特 徴	例
正常なエンドフィール		
ソフト・エンドフィール	柔らかい感じ。軟部組織の接近、あるいは伸張	肘や膝の屈曲
ファーム・エンドフィール	突然のガチッとした感じ：関節包や靭帯のストレッチ	股関節の外旋、肩の回旋
ハード・エンドフィール	ぶつかり合うような堅い感じ：骨同士の接近	肘の伸展
病的なエンドフィール		
リバウンド・エンドフィール	内部組織の損傷によるはね返るような感じ	関節半月の損傷による膝の伸展可動性減少
スパズム・エンドフィール	突然でかたい感じ：急性に良く見られる筋収縮による神経学的な防御メカニズム	骨折、急性／亜急性の関節炎
エンプティ・エンドフィール	ブヨブヨ感：エンドフィールが感じられない	動揺関節や可動性亢進を起こした関節

表2-1：エンドフィールのパターンの分類
文献により様々な分類法があるが、本書では簡略化して分類した

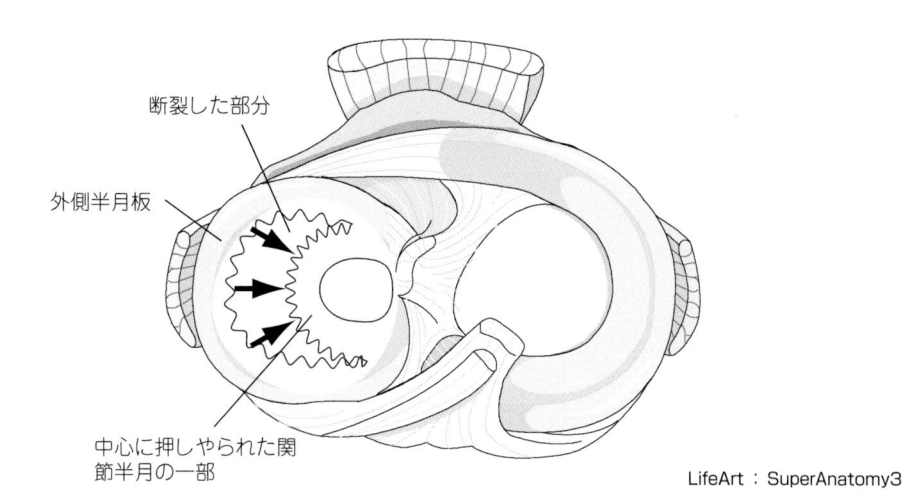

LifeArt：SuperAnatomy3

図2-3：断裂を起こした関節半月
中心に押しやられた部分が、膝関節の伸展の妨げとなる

Ⅰ. 腰・下肢

チルドレス・ダックワドル・テスト
（Childress duck wadddle test）

目 的	関節半月の検査。
患者のポジション	立位。足は肩幅よりやや広めにする。
方 法	①股関節を最大外旋位に置き、スクワットを行う。踵が持ち上がっても構わない（写真2-5）。 ②股関節を最大内旋位に置き、スクワットを行う。踵が持ち上がっても構わない（写真2-6）。
検査結果の評価	膝関節内部に痛みを感じたり、痛みのためにスクワットが出来なかったり、クリック音が聞こえたりした場合は陽性。 ①では、外側関節半月の損傷、断裂を疑う。 ②では、内側関節半月の損傷、断裂を疑う。
臨床メモ	股関節を内旋、外旋した状態でのスクワットは、バランスを取ることが困難である。術者は患者のすぐ側に立ち、必要なら患者の腕をつかんで、バランスをとる手助けをするとよい。

2. 膝

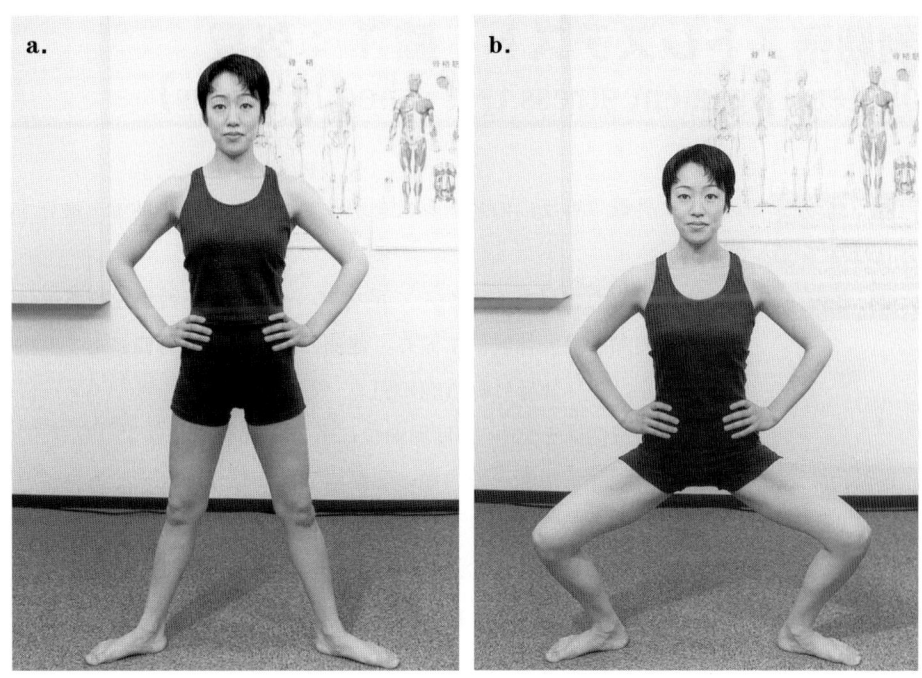

写真2-5：チルドレス・ダックワドル・テスト①

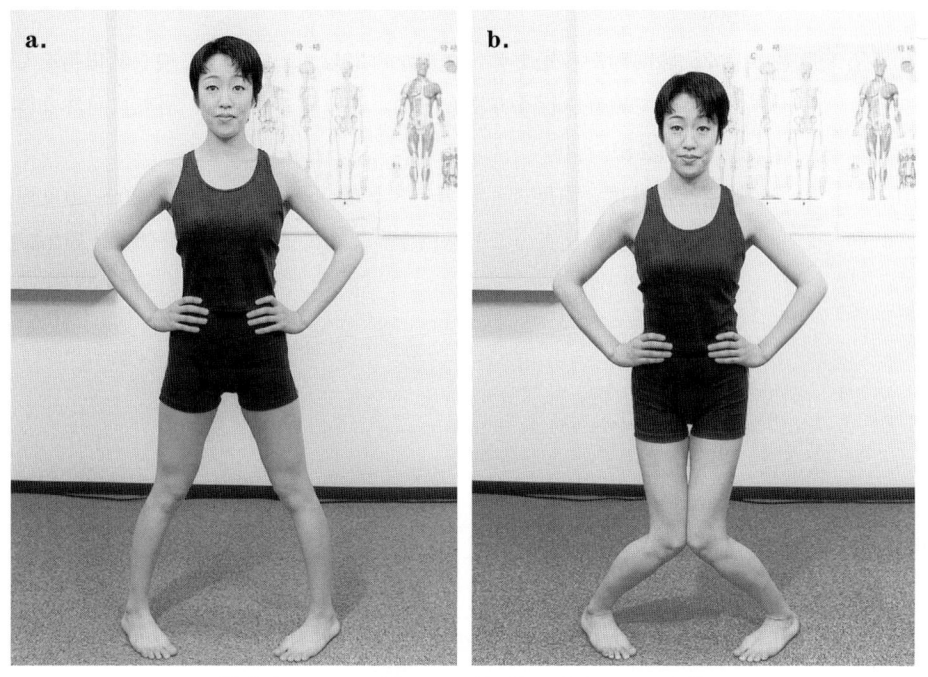

写真2-6：チルドレス・ダックワドル・テスト②

I．腰・下肢

側副靱帯ストレステスト-膝1：外反
(Collateral ligament stress test-knee 1 : valgus)

目 的 ▶膝関節に外転（外反）のストレスをかけて、関節周囲の靱帯を検査する。

患者のポジション ▶背臥位。

方 法 ▶①検査側に立ち、足首をつかんで足を30cmほど検査台から持ち上げる。検査する膝関節を最大伸展位に置く。他側の手を膝関節外側にあて、内側方向に圧力をかけ、脛骨は外転方向に引く（写真2-7①）。
②検査する膝関節を20〜30度屈曲位に置き検査を繰り返す（写真2-7②）。

検査結果の評価 ▶膝関節（大腿脛骨関節）の内側の関節の裂隙が拡がるようであれば（ギャッピングと呼ぶ）陽性である（図2-4）。実際には、側副靱帯が単独で損傷・断裂することは珍しく、ほとんどの場合に他の組織の損傷・断裂を伴う。
①が陽性の場合には、1. 内側側副靱帯、2. 後斜靱帯、3. 関節包-後内側、4. 前十字靱帯、5. 後十字靱帯の損傷が考えられる［Magee 1997］。
②が陽性の場合には、前十字靱帯損傷の可能性が除外される。
テスト①と②を行なうことで、損傷の程度が判断できる（表2-2）。
3度の損傷では、整形外科医による検査・治療が必要である。［Mootz et al, 1999］

臨床メモ ▶①で、膝関節から先をテーブルから出し、一側の手で検査側母指をしっかりとつかんで検査を行う方法もある。こうすることで、外転に自然な外旋が伴う（写真2-8）。
膝関節の外反／内反ストレステストは、通常、膝関節を20〜30度屈曲位に置いて行う②の検査のことを指す。X線による診断の評価は、表2-3を参照。

分類	損傷程度	外反不安定性（0度）①	外反不安定性（30度）②
1度（軽度）	靱帯のごく一部の損傷	−	−
2度（中等度）	靱帯の部分的な断裂	−	＋
3度（重度）	靱帯の完全な断裂	＋	＋

表2-2：内側側副靱帯の損傷重症度の分類［市川 1988］
−：陰性、＋：陽性

2. 膝

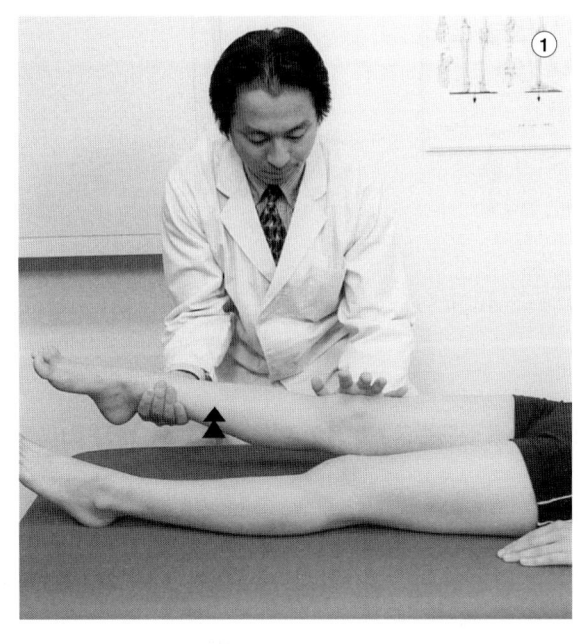

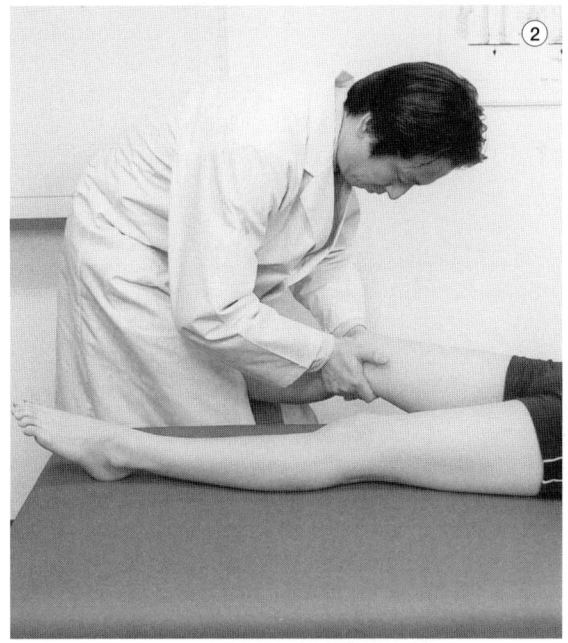

写真2-7：側副靱帯ストレステスト - 膝1：外反①最大伸展位、②20〜30度屈曲位
②は次項の内反のストレステストとしても使える（P64の方法②）

I．腰・下肢

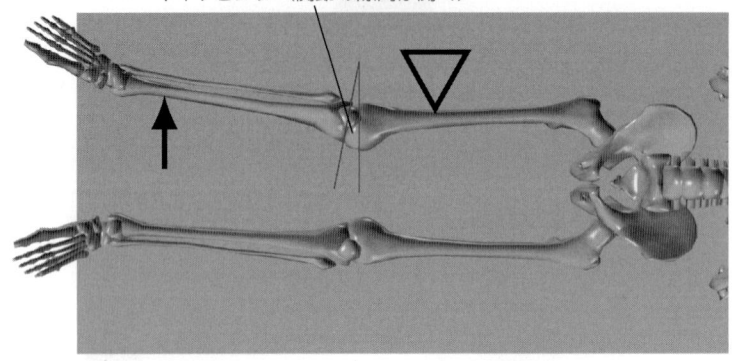

図2-4：側副靭帯ストレステスト－膝1：外反のメカニズム

ギャッピング（関節の隙間が開く）

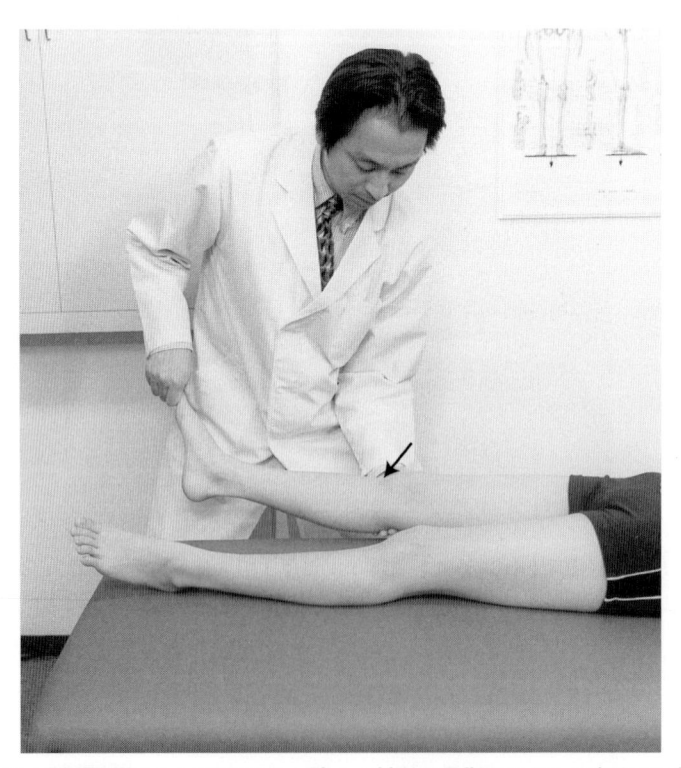

写真2-8：側副靭帯ストレステスト－膝1：外反の母指をつかんで行うオプション

2. 膝

分類	関節面の離開（mm）	損傷程度	動揺度／不安定度
1度	0〜5	ごく一部の損傷	なし
2度	5〜10	部分的な断裂	わずかな動揺
3度	10〜15	かなりの断裂	中程度の動揺
4度	15＜	完全な断裂	動揺関節

表2-3：X線診断による側副靭帯の損傷分類
X線による診断［Evans 1994］。10mm以上の離開を全て3度とする分類もある［Muller 1983, Magee 1997］

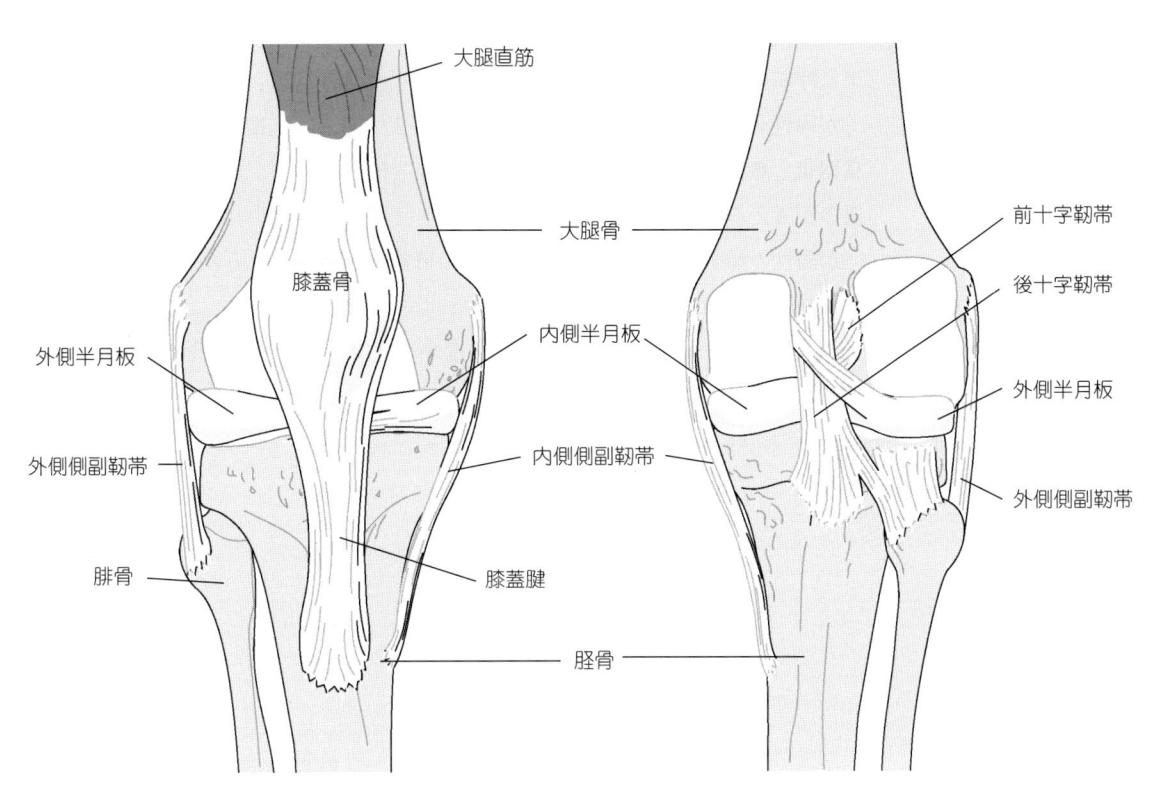

共に、LifeArt：SuperAnatomy1

図2-5：膝関節の構造
（左）前面から、（右）後面から

側副靭帯ストレステスト－膝２：内反
（Collateral ligament stress test-knee 2 : varum）

目 的	膝関節に内転（内反）のストレスをかけて、関節周囲の靭帯を検査する。
患者のポジション	背臥位。
方 法	①検査側に立ち、尾側の手で足首をつかんで足を30cmほど検査台から持ち上げる。検査する膝関節を最大伸展位に置く。頭側の手を膝関節内側にあて手前（外側方向）に引く。尾側の手で脛骨を内転方向に押す（写真2-9）。 ②検査する膝関節を20～30度屈曲位に置いて、検査を繰り返す（P61写真2-7②）。
検査結果の評価	膝関節（大腿脛骨の関節）の外側の裂隙が拡がるようであれば（ギャッピングと呼ぶ）陽性である（図2-6）。 ①が陽性の場合には、1. 外側側副靭帯、2. 関節包－後外側、3. 弓状膝窩靭帯－膝窩筋、4. 大腿二頭筋の腱、5. 後十字靭帯、6. 前十字靭帯の損傷が考えられる［Magee 1997］。 ②が陽性の場合には、前／後十字靭帯の可能性が除外されるかわりに腸脛靭帯が加わる［Magee 1997］。 テスト①と②を行うことで、損傷の程度が判断できる。①が陽性の場合には、整形外科医による検査・治療が必要である［Mootz et al 1999］。

2. 膝

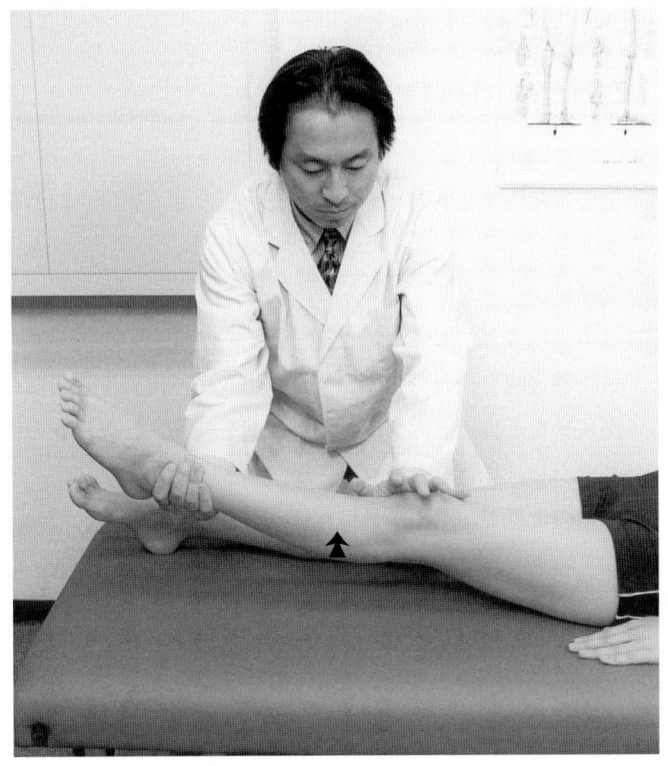

写真2-9：側副靱帯ストレステスト‐膝2：内反①

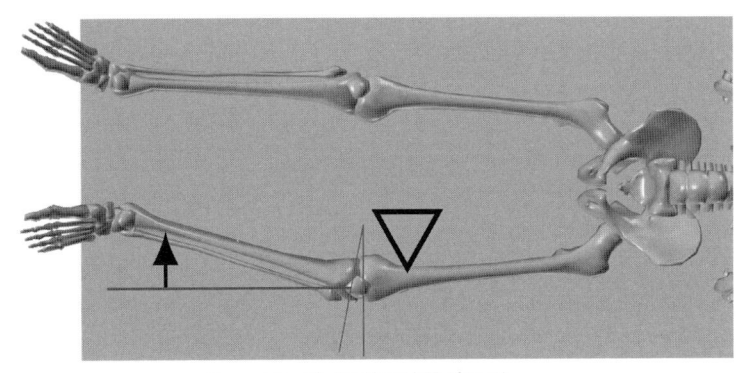

ギャッピング（関節の隙間が開く）

図2-6：側副靱帯ストレステスト‐膝2：内反のメカニズム

Ⅰ．腰・下肢

アプレイテスト２：離開
(Apley's test 2 : distraction)

目　的	関節を離開することで側副靱帯にストレスをかけ、同靱帯の損傷、断裂を検査する。
患者のポジション	腹臥位。
方　法	患者の検査側の膝関節を90度屈曲させる。術者は一側の足を使って患者の検査側大腿を検査台に固定する。患者に不快感を与えないよう、タオル等を間に挟むと良い。両手で下腿遠位部を持ち、検査台から引き離すように上方に牽引し、脛骨を大腿骨から離開する。 ①この位置で、下腿を外旋させる（写真 2-10①）。 ②下腿を内旋させる（写真 2-10②）。
検査結果の評価	膝関節の外側あるいは内側（側副靱帯の位置）に痛みが再現された場合には、同靱帯の損傷、断裂を疑う。視診や触診の結果と合わせて、診断を行う。
臨床メモ	アプレイテストは圧迫と離開の２つのパートがある。本書の構成上、関節半月を検査するためのアプレイテスト１：圧迫は、別テストとしてP52に掲載した。

2. 膝

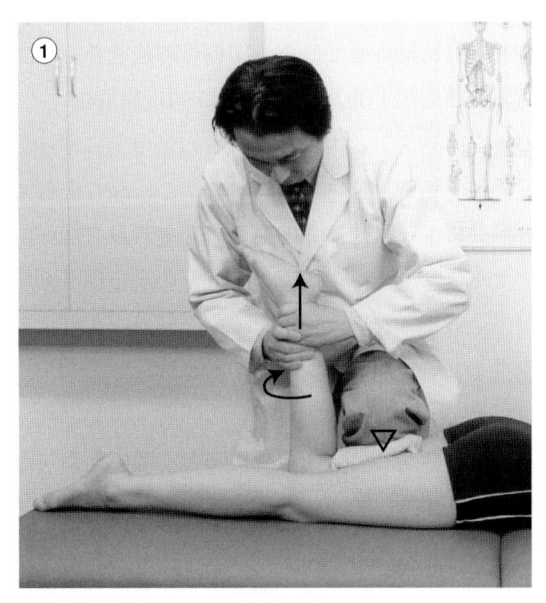

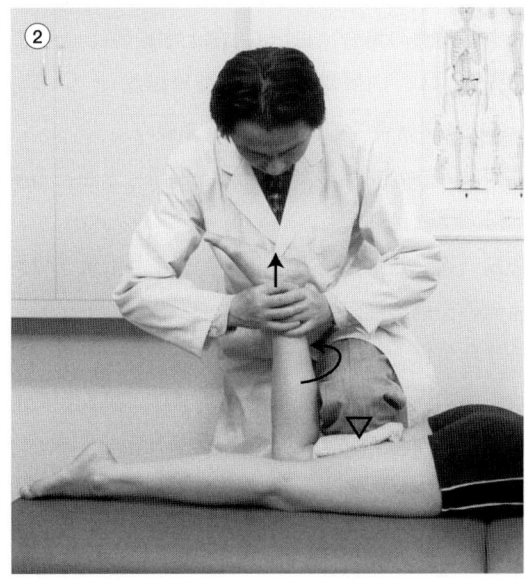

写真2-10：アプレイテスト2：離開　①外旋、②内旋

引き出しテスト - 膝1：前方
(Drawer test-knee 1 : PA)

目 的	下腿を前方に滑らせて、前十字靭帯の検査を行う。
患者のポジション	背臥位。股関節45度屈曲、膝関節90度屈曲位。
方 法	①パッシブテスト：術者は、患者の足の上に座って、検査側の下肢を固定する。両手で下腿近位部にコンタクトし、脛骨を前方に牽引して滑らせる。視診と触診によって、脛骨の動きの量をみる（写真2-11①）。 ②アクティブテスト：術者は検査側の足を押さえて検査台に固定する。膝を伸展させるよう患者に指示をする。左右を比較する（写真2-11②）。
検査結果の評価	①脛骨が5ミリ［Mootz et al 1999］〜6ミリ［Magee 1997］以上、前方に滑れば陽性とされる。前十字靭帯の損傷、断裂を疑う。ただし、前十字靭帯だけが損傷・断裂しても、後外関節包や後内関節包が前方への滑りを制限すると言われている。また、内側関節半月の断裂も脛骨の前方への滑りを阻害する要因となりえる。テスト中にピシッ、パシッという音がした場合には、前十字靭帯の断裂に加えて、関節半月断裂の可能性が高い。 テストが陽性の場合には、1. 前十字靭帯に加えて、2. 後外関節包、3. 後内関節包、4. 内側側副靭帯（深層繊維）、5. 腸脛靭帯、6. 斜膝窩靭帯、7. 弓状膝窩靭帯等の損傷・断裂を疑う。 健側の前方へのすべりが検査側（患側）を超える場合、テストは無効と考える［Mootz et al 1999］。 ②患側（検査側）の前方滑りが健側よりも大きければ陽性と考える。①と同じ組織の損傷を疑う。
臨床メモ	前十字靭帯は、脛骨の前方への滑りを制限する（図2-7）。反対に、後十字靭帯は、後方への滑りを制限する（P71、図2-9）。後十字靭帯が損傷した状態では、脛骨が後方に滑っている可能性が高い（P71、図2-8）。この状態で前方引き出しテストを行えば、見掛け上の前方への滑りが大きく、前十字靭帯が正常でも陽性に感じられる。これを避けるためには、まず後十字靭帯の検査を行って、この靭帯に異常が無いかを確認する。 急性時の出血性関節症については、P82のワイプテストを参照する。

2. 膝

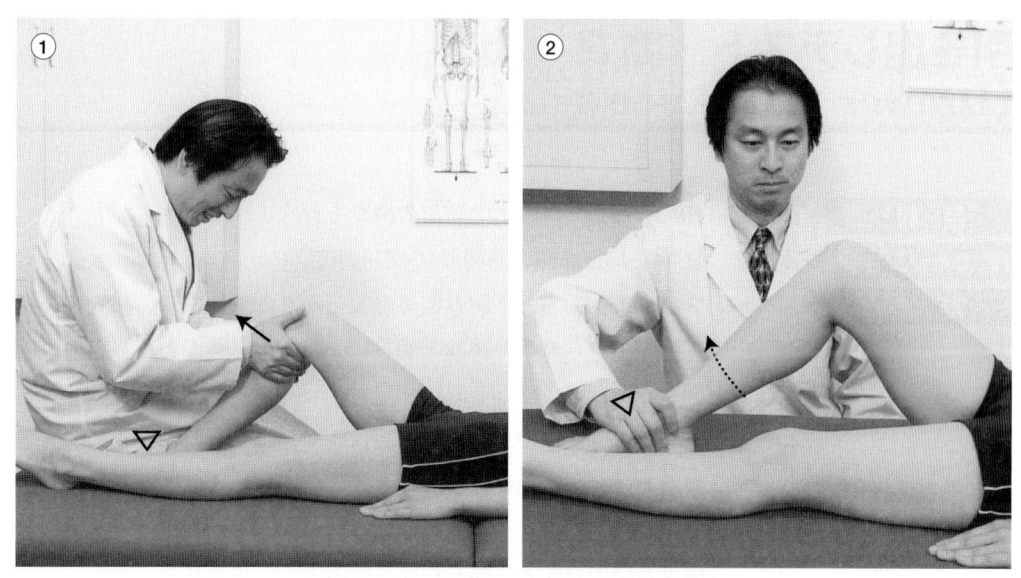

写真2-11：引き出しテスト - 膝1：前方
①パッシブテストと②アクティブテスト

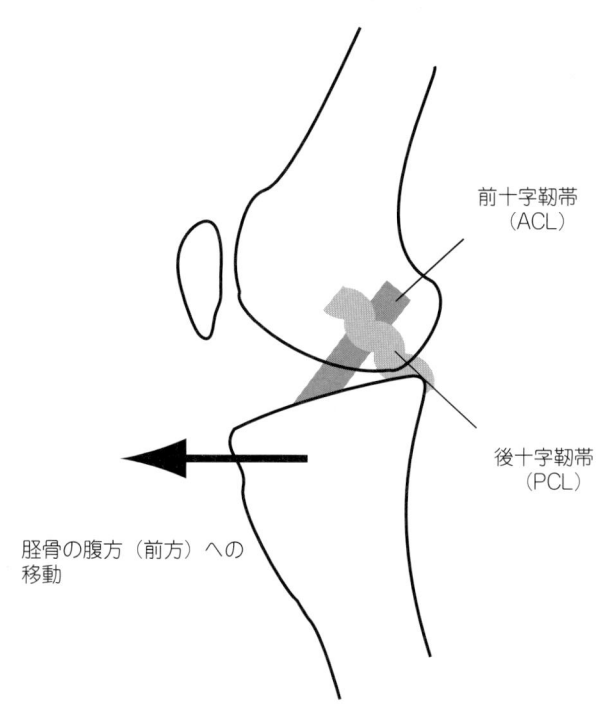

図2-7：引き出しテスト - 膝1：前方①パッシブテストのメカニズム
前十字靱帯は脛骨の前方への滑りを制限する

前十字靱帯（ACL）

後十字靱帯（PCL）

脛骨の腹方（前方）への移動

I．腰・下肢

引き出しテスト‐膝２：後方
(Drawer test-knee 2：AP)

目　的	下腿を後方に滑らせて、後十字靭帯の検査を行う。
患者のポジション	背臥位。股関節45度屈曲、膝関節90度屈曲位。
方　法	①パッシブテスト：両手で下腿近位部をしっかりとつかんで、脛骨を大腿骨から後方に押して滑らせる。視診と触診によって、脛骨がどれくらい脱臼を起こすかをみる（写真2-12）。 ②アクティブテスト：このテストは、膝に溝徴候の見られるときに、有効である。溝徴候とは、脛骨近位端が溝のように窪んでいる状態を指し、脛骨が後方に滑っている可能性が疑える（図2-8の溝徴候）。術者は検査側の足を押さえて検査台に固定する。膝を伸展させるように患者に指示をする。健側との比較を行なう。患者に膝を屈曲させるように指示して、脛骨の滑りを見る方法も有効である。
検査結果の評価	①脛骨が6ミリ以上、後方に滑れば陽性。後十字靭帯の損傷、断裂を疑う。斜膝窩靭帯、弓状膝窩靭帯などの損傷を伴うことが多い。 ②膝の伸展に伴って（術者が足を固定してるため動きはない）、脛骨近位端が前方に滑り、溝徴候が消失すれば陽性と考える。膝の屈曲では、健側と患側の滑りを比較する。滑りが多い場合には、陽性と考えられる。

2. 膝

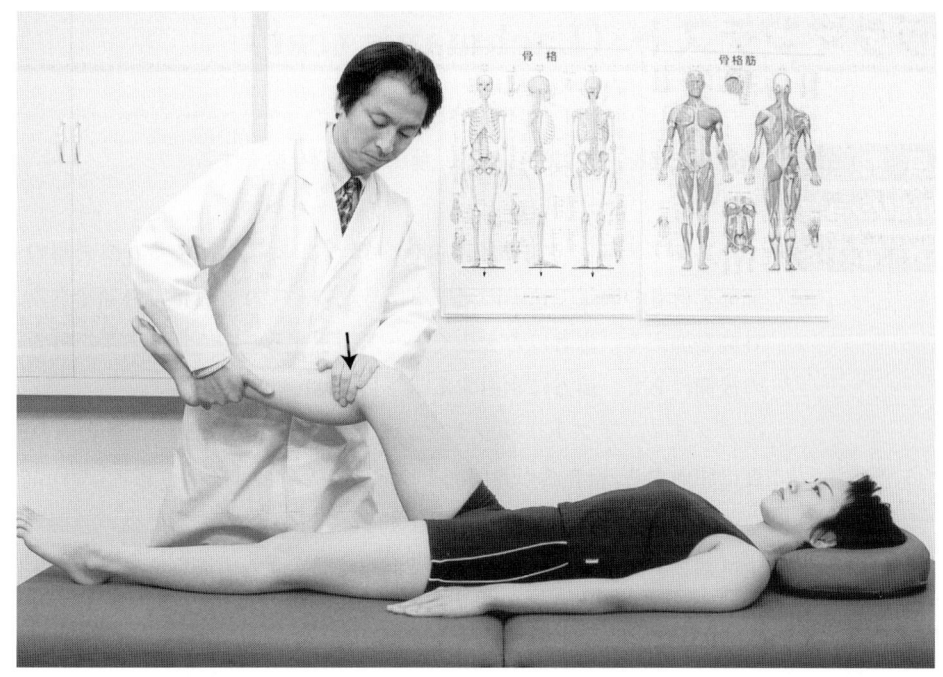

写真2-12：引き出しテスト-膝2：後方（①パッシブテスト）

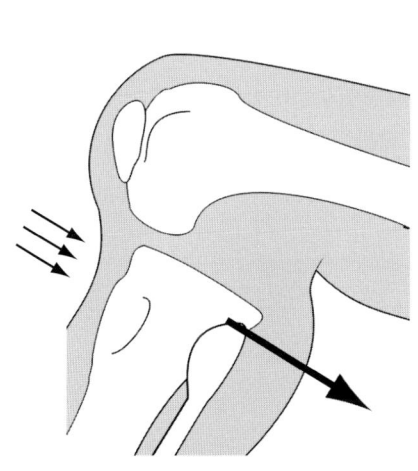

図2-8：膝の溝徴候（Sulcus sign）
脛骨近位端が溝のように窪んでいたら（Sulcus sign）、脛骨が後方に滑っていることを疑う。後十字靭帯の損傷が考えられる。この状態で前方引き出しテストを行えば、見掛け上の前方への滑りが大きく、前十字靭帯が正常でも陽性に感じられる

前十字靭帯（ACL）

後十字靭帯（PCL）

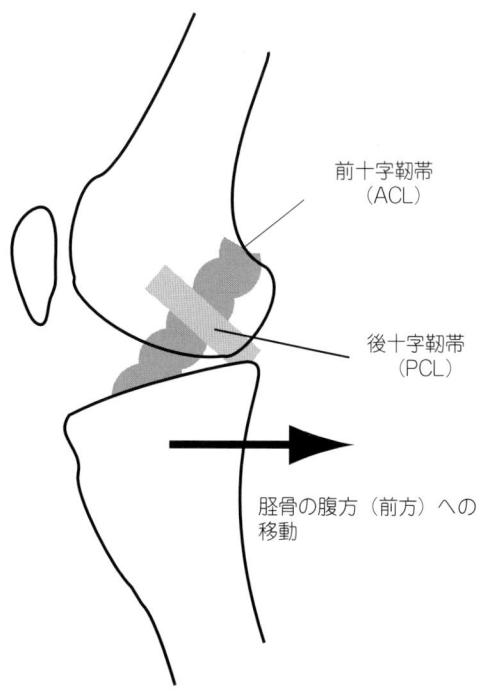

脛骨の腹方（前方）への移動

図2-9：引き出しテスト-膝2：後方のメカニズム
後十字靭帯は脛骨の後方への滑りを制限する

Ⅰ. 腰・下肢

ラックマンテスト（Lachman's test）

目　的	脛骨近位部を前方に滑らせて、前十字靭帯を検査する。
患者のポジション	背臥位。
方　法	①パッシブテスト：検査側の膝を約15～30度に屈曲する。検査側の下腿遠位部を術者の両足で挟み固定する。一側の手で脛骨近位部外側を掴み、軽い外旋を加える。患者に力を抜くように指示すること。他側の手を脛骨近位部の後側にあて、前方に牽引する（写真2-13）。 ②アクティブテスト：ラックマンテストの変形のひとつ。検査側の膝を30度に屈曲する。検査側の膝関節をゆっくりと伸展するよう患者に指示をする。この時の脛骨近位部の動きを観察する。左右を比較すると良い。術者が下腿遠位部を下方（検査台の方向）に押して固定する方法もある（写真2-14）。
検査結果の評価	①陽性の場合には、ソフトなエンドフィール（P57、表2-1）が感じられるとともに、脛骨の前方への滑りによって膝蓋骨腱の角度が消失する。1．前十字靭帯、2．斜膝窩靭帯、3．弓状膝窩靭帯等の損傷・断裂を疑う。 ②前方への滑りが大きければ陽性。健側との比較を行うこと。
臨床メモ	①パッシブテストに関しては、大腿の固定法や牽引の方法の違いによる変形バージョンが存在する。共通する事は、膝関節の約15～30度の屈曲、大腿の下方への固定、そして下腿の前方への牽引である。 ①、②ともに、後十字靭帯損傷による徴候がないかを確かめてから行うこと（P71 図2-8 膝の溝徴候）。ストレスX線撮影による評価を、表2-4に掲載しておく。

分　類	前方への滑り（mm）
1度	3～6
2度	6～9
3度	10～16
4度	16～20

表2-4：参考・前十字靭帯損傷のX線による診断 [Strobel 1990]

2. 膝

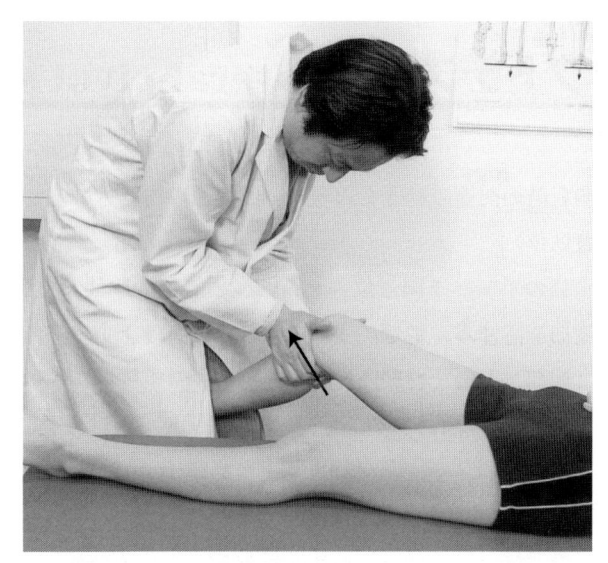

写真2-13：ラックマンテスト①パッシブテスト

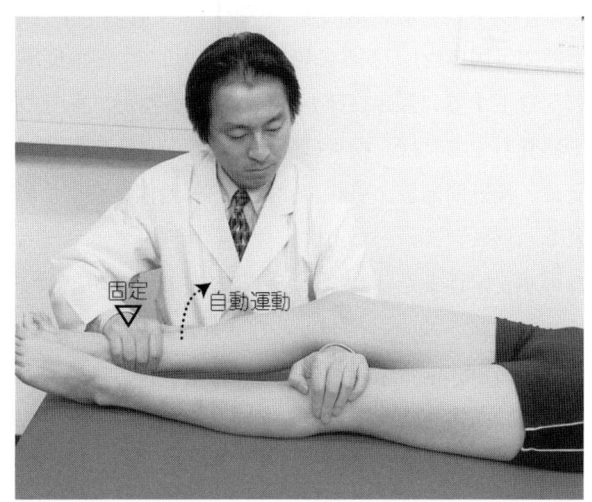

写真2-14：ラックマンテスト②アクティブテスト

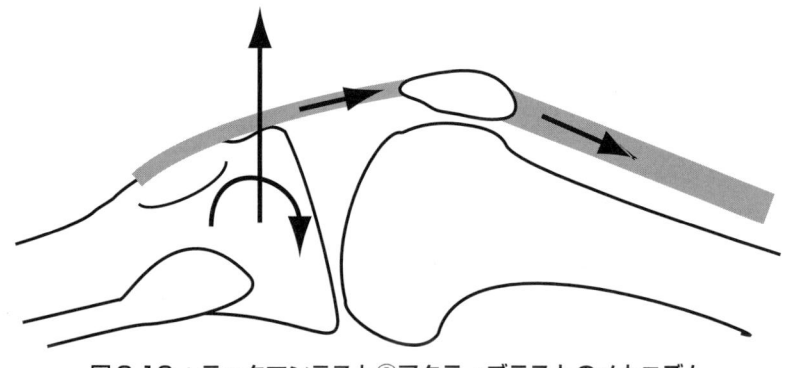

図2-10：ラックマンテスト②アクティブテストのメカニズム
大腿四頭筋の収縮により膝蓋骨が牽引され、脛骨が伸展に伴って前方に移動する

Ⅰ. 腰・下肢

ピボットシフトテスト（Lateral pivot shift test）

目 的 ▶ 歩行時の関節の動きを再現し、膝関節の前外方の不安定性を検査する。

患者のポジション ▶ 背臥位。

方 法 ▶ 一側の手で、下腿遠位部を持ち、検査側の股関節を20度屈曲し、外転、軽度内旋させる。他側の手掌で下腿近位部を下方から掴んで、膝関節を5度ほど屈曲、下腿を軽度内旋させる。腓骨骨頭後部に母指球をあてると回旋のコントロールが行いやすい（写真2-15①）。脛骨を内旋位においたまま、膝関節に外反のストレスを加える（写真2-15②）。この状態で、さらに膝関節を30～40度まで屈曲させていく（写真2-15③）。

検査結果の評価 ▶ 陽性では、膝関節軽度屈曲時に脛骨が前内方へ脱臼する（図2-11上）。用語が分かりづらいが、前内方への脱臼を一般的には「前方＋外方の不安定性」と呼ぶ（図2-12）。さらに屈曲させると、30～40度屈曲時に脛骨は突然後方にシフトする（図2-11下）。この時の感覚が、患者の訴える「膝が崩れる時の感覚」であれば、検査は陽性である。前十字靭帯の損傷、断裂を疑う。加えて、後外関節包、弓状膝窩靭帯、外側側副靭帯、腸脛靭帯の損傷も考えられる。

臨床メモ ▶ 膝の不安定性または動揺は、前後左右の滑りが単独で大きくなるだけではなく、前／後と左／右への可動性亢進が組み合わさって起こる（図2-12）。最も多いのが、前十字靭帯の損傷による、前方＋外方の不安定性（前方滑り＋内旋）である。これを「外方ピボットシフト」と呼ぶ。患者は「膝が崩れる感覚」を訴える。ピボットシフトテストでは、この前方＋外方の不安定性（前方滑り＋内旋）の可動性亢進を検査する。

伸展位では脛骨の前方への脱臼は起こらない。これはロッキングホーム（Locking home）と呼ばれる、膝関節のロック機構によるものである。前十字靭帯が損傷、断裂した状態で膝関節を軽度屈曲させると、脛骨の前方移動を規制するメカニズムが働かず、脛骨は前方へと脱臼を起こす。この可動域ではハムストリング、大腿骨外顆、外側半月板など脛骨の前方移動を二次的に規制する機構が効率良く働かないのも、脱臼の原因の一つである。

別 名 ▶ Test of MacIntosh ともいう。

2. 膝

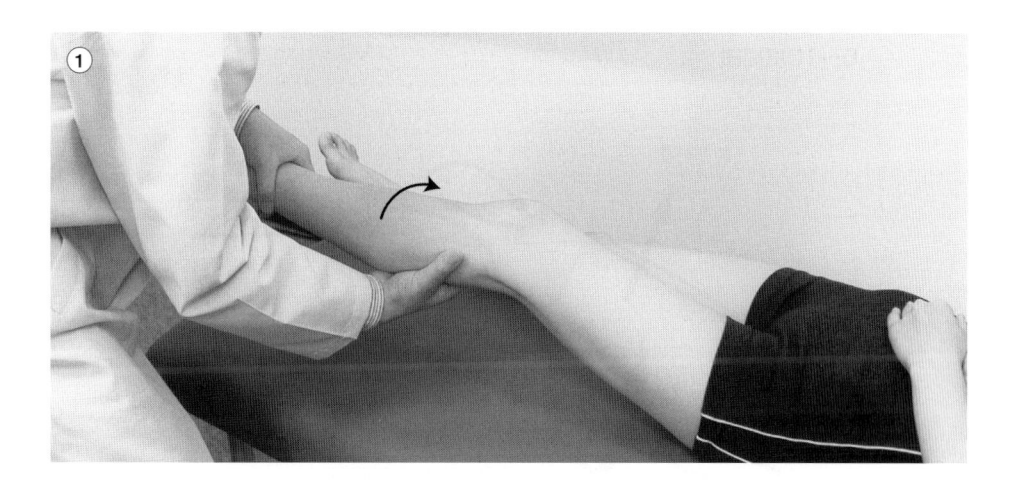

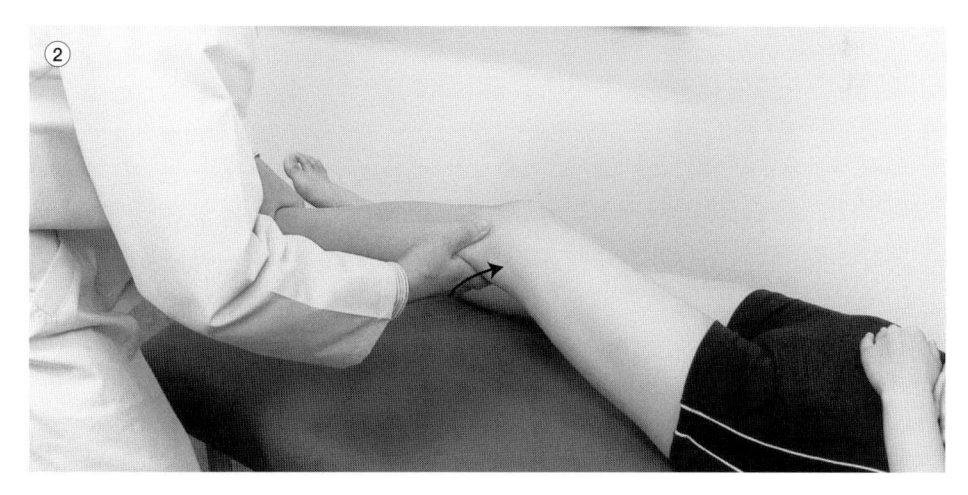

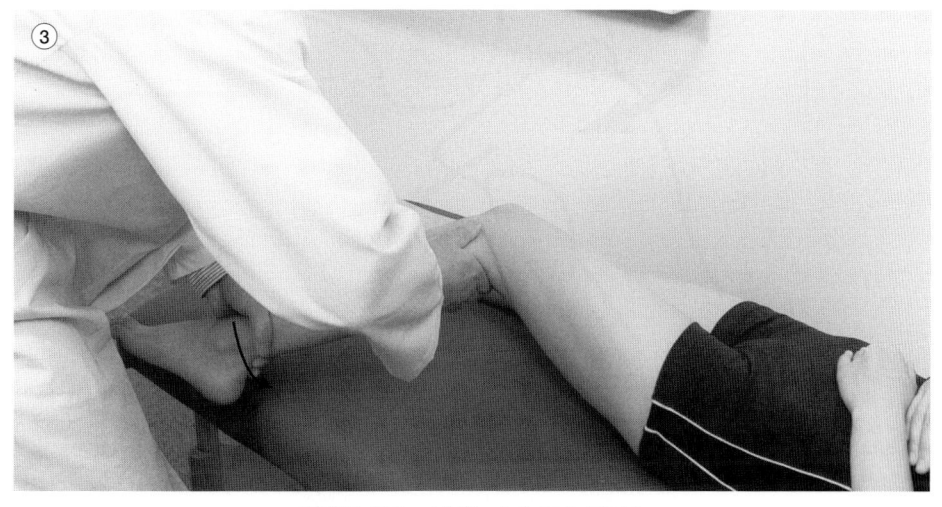

写真2-15：ピボットシフトテスト

I. 腰・下肢

5〜10度屈曲

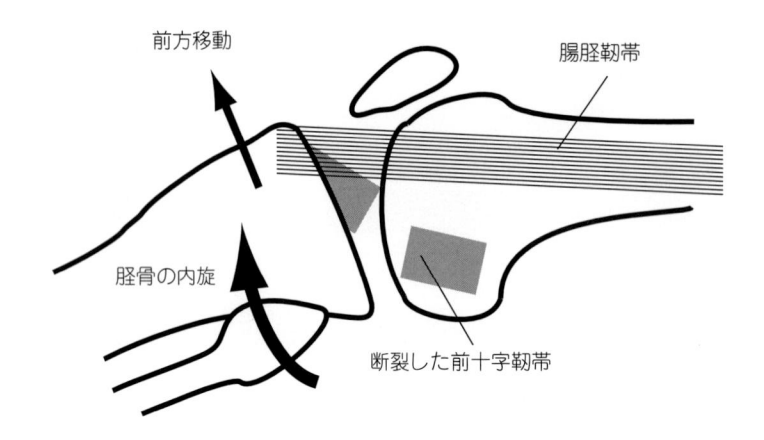

前方移動
腸脛靭帯
脛骨の内旋
断裂した前十字靭帯

40度屈曲

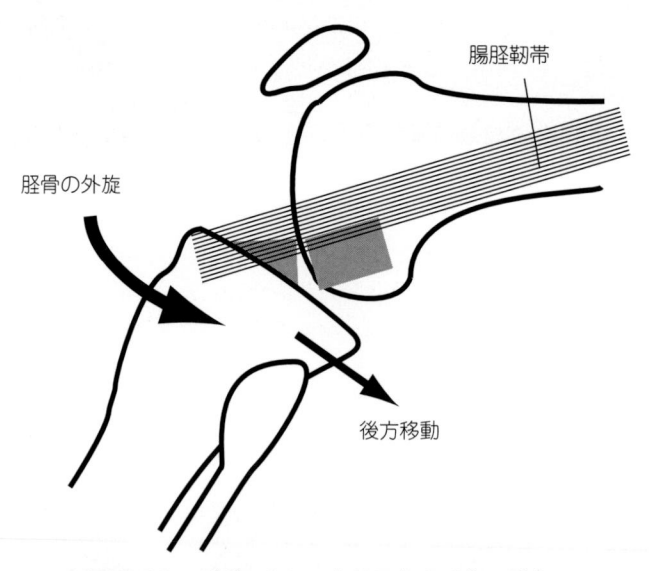

腸脛靭帯
脛骨の外旋
後方移動

図2-11：ピボットシフトテストのメカニズム
膝関節の20度屈曲では、腸脛靭帯は膝関節を伸展させるように働く。前十字靭帯が断裂している場合には、脛骨は前方への移動＋内旋（これを前方＋外方の不安定性と呼ぶ）を起こす。一方、40度屈曲時には、同靭帯は膝関節を屈曲させるように働く。このため、脛骨は突如として後方への移動＋外旋を起こす。実際には、大腿骨が前方移動＋内旋したかのように見える

2. 膝

後方

内方 — 外方

前内方への脱臼

前方＋内方の不安定性
（前方滑り＋外旋）

前方

前方＋外方の不安定性
（前方滑り＋内旋）

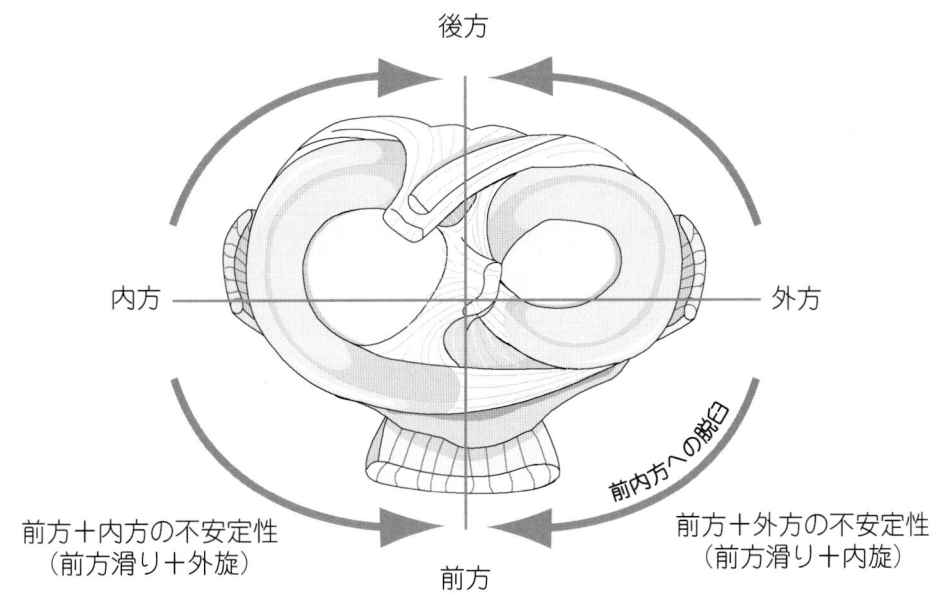

LifeArt：SuperAnatomy3

図2-12：膝の不安定性
[Magee 1997] を元に改訂。左脛骨を上方から見た図

I．腰・下肢

ノブル・コンプレッションテスト
(Noble compression test)

目　的	腸脛靭帯を圧迫して、腸脛靭帯摩擦症候群や腸脛靭帯炎の検査を行う。
患者のポジション	背臥位。
方　法	検査側の膝関節を90度、股関節を約45度屈曲位に置く。術者は母指、または示指／中指を使って大腿骨外側顆をやや強めに押す。術者はこの圧迫を保ったまま、検査側の膝関節を伸展させる（写真2-16）。
検査結果の評価	膝関節約30度屈曲位で、疼痛が再現されれば、陽性である。腸脛靭帯摩擦（フリクション）症候群を疑う。
臨床メモ	腸脛靭帯摩擦症候群は、腸脛靭帯炎のひとつで、膝部の腸脛靭帯と大腿骨外側上顆の間の機械的な摩擦によって生じる。過度の摩擦は、滑膜包炎や骨膜炎を招く。患者は痛みを一点に特定できず、通常は手のひら全体を使って疼痛の場所を表現する事が多い。通常は大腿骨外側上顆に限局した疼痛であるが、時には脛骨近位前外側にまで拡がることがある［市川 1998、 Evans 1994］。内的因子としては、腸脛靭帯の短縮、股関節の外転拘縮、反内膝、下腿の内旋、回内足（下腿の内旋を起こす）が考えられる。スポーツ障害としては、不適当な練習内容が一番の要因であろう。 　腸脛靭帯の短縮は、オバーテスト（Ober's test 図2-14『図解 姿勢検査法』〔医道の日本社刊〕P128～129）で検査する。ノブル・コンプレッションテストと並んで、腸脛靭帯摩擦症候群の2大検査と言えるだろう。患者は検査側を上にした側臥位を取り、術者は検査側の股関節を軽度伸展＋軽度外転位におく。術者は、骨盤が後方に回旋しないように、他側の手を使って検査台にしっかりと固定し、検査側の下肢を、膝を伸展位に保ったまま、ゆっくりと内転させていく（図2-14左）。腸脛靭帯が正常な長さであれば、下肢は検査台まで落ちる（図2-14右）。短縮している場合には、内転が出来ず、外転位を保ったままになる。文献によっては、膝を屈曲させて行なうオリジナルのオバーテストを紹介しているが、腸脛靭帯は膝伸展位にもっとも伸張されること、大腿神経を過度に伸張する危険性があることから、本書では上記の方法をすすめる。

2. 膝

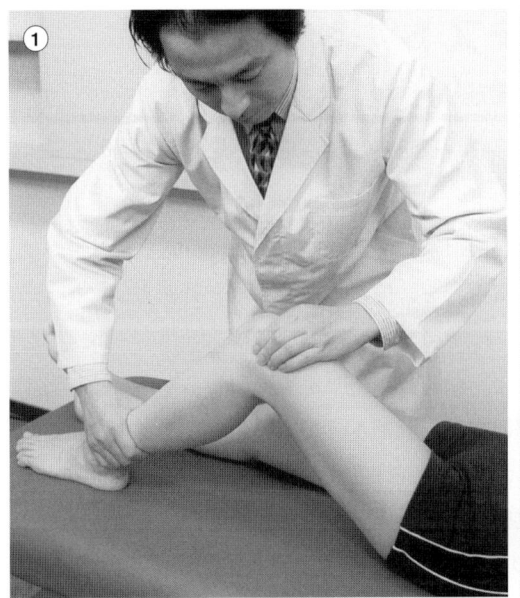

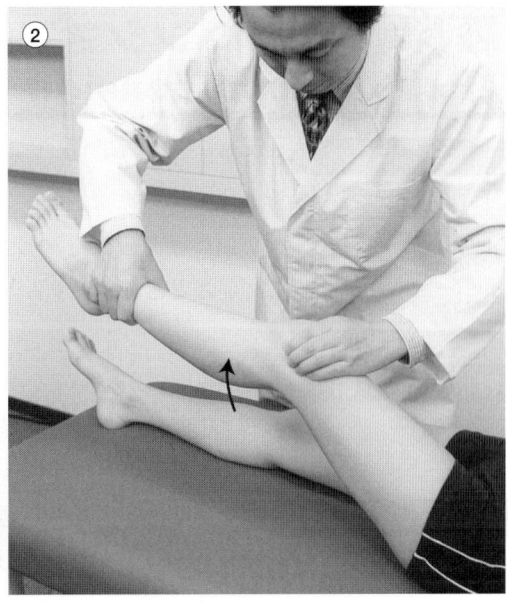

写真2-16：ノブル・コンプレッションテスト

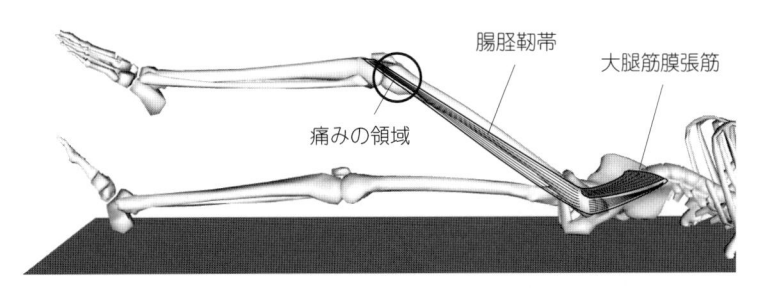

図2-13：ノブル・コンプレッションテストのメカニズム

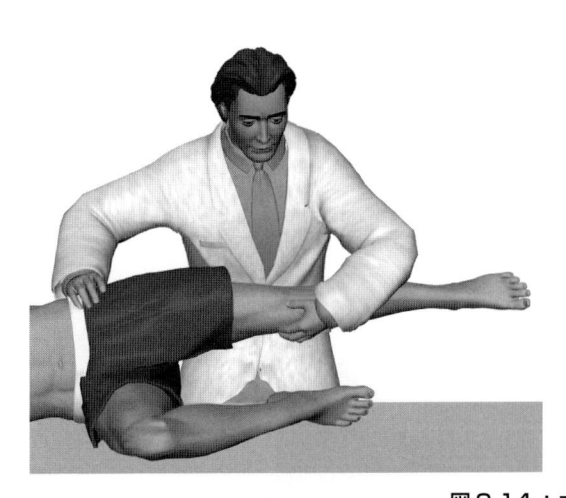

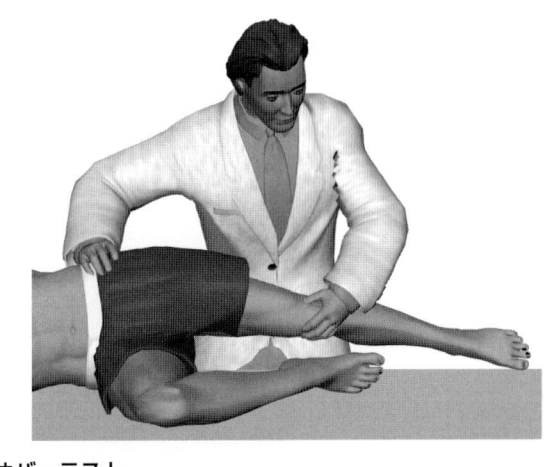

腸脛靭帯　大腿筋膜張筋　痛みの領域

図2-14：オバーテスト
スタートポジション（左）と腸脛靭帯が正常な時の下肢の位置（右）

膝蓋骨アプレヘンションテスト
（Patella apprehension test）

目的	膝蓋骨に外方のストレスを加えて、脱臼（主に慢性）を検査する。
患者のポジション	背臥位。
方法	検査側の膝関節を約30度の屈曲位に置く。大腿四頭筋が完全にリラックスしていることを確認する。膝蓋骨を、優しくゆっくりと外側方向に押す（写真2-17）。
検査結果の評価	大腿膝蓋関節が不安定な場合、膝蓋骨があたかも脱臼するかのように感じられる。患者は慌てて、大腿四頭筋を収縮させて、膝蓋骨をもとの位置に戻そうとする。以上が観察されたら、検査は陽性である。
臨床メモ	膝蓋骨は上方と外方への運動を行う。上方への運動距離が、外方への運動距離と同じか、大きくなるのが正常である。運動距離を計測する方法を、「外方プルテスト（Lateral pull test）」と呼ぶ（図2-15）。この運動距離に異常が起こると膝蓋大腿トラッキング症候群（Patellofemoral tracking syndrome）などの膝の機能的な障害が現れる。 「膝のQ角」が大きくなると、外方への運動距離が大きくなり、膝蓋骨の脱臼や膝蓋大腿トラッキング症候群が起こりやすくなる（図2-16）。Q角は男性で13度、女性で18度と、女性が大きい。女性患者に膝蓋大腿トラッキング症候群や脱臼が多いのはこのためである。膝蓋骨の脱臼が頻繁に起こる場合には、膝蓋骨の内側を触診する。ここに圧痛がみられる場合には、内側広筋の付着（停止）部分の一部断裂を疑う。大腿四頭筋の委縮が観察されることが多い。
別名	Fairbank's testともいう。

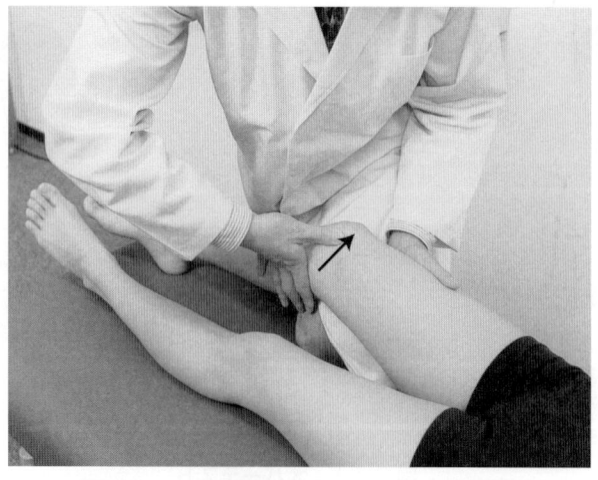

写真2-17：膝蓋骨アプレヘンションテスト

2. 膝

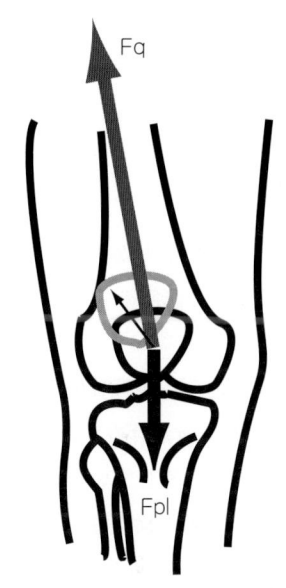

- Fq ：大腿四頭筋の力（合計）
- Fpl：膝蓋骨靭帯の力

力のベクトルが、膝蓋骨を頭外方に引っ張る

「頭方への移動距離≧外方への移動距離」が正常

図2-15：外方プルテスト（Lateral pull test）

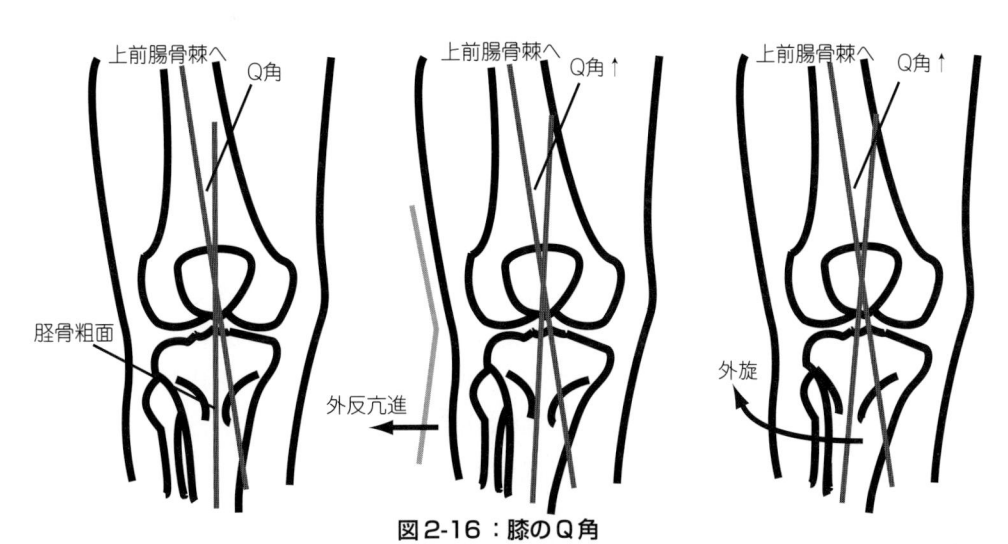

図2-16：膝のQ角

左）正常値内のQ角、（中）膝の外反が亢進するとQ角も大きくなる、（右）脛骨の外旋／外側へのねじれが亢進すると、Q角はさらに大きくなる。この他の要素として、大腿骨頸部前捻が考えられる（『図解 姿勢検査法』〔医道の日本社刊〕P78～85）

ワイプテスト（Wipe's test）

目　的	膝関節内の膨脹を検査する。
患者のポジション	背臥位。膝を伸展位に置く。
方　法	術者は一側の指／手掌で検査側の膝蓋骨内側を下方から上方へ（上膝蓋嚢の位置まで）皮膚を2〜3回強めに撫でる。次に他側の手で膝蓋骨外側を上方から下方に向けて強めに撫でる（写真2-18）。
検査結果の評価	陽性の場合には滲出液が膝蓋骨内側に流れ込み、膝蓋骨内下側に溢れ出した液が溜るのが観察できる（図2-17）。関節滲出液が存在すると考えてよい。この検査は、少量の関節液貯留を検出するのに適している。正常な膝関節では、約1〜7mlの滑液が貯蔵されているが、この検査法では4〜8mlというわずかな過剰滑液の滲出を検査することができる［Magee 1997］。
臨床メモ	この検査によって観察される現象を波動性膨脹と呼び、滑膜炎の特徴である。膝の膨脹は、滑膜炎による滑液包の滲出や血液の流出が原因である。原因として、捻挫や打撲慢性の微小外復などの外部因子と、膝蓋大腿トラッキング症候群など関節機能異常による滑液包の損傷などの内部因子とが考えられる。捻挫や打撲などによって起った滑膜炎が長期化すると慢性の滑膜炎となり、膝関節の機能が低下する。これによって、捻挫や打撲なとが起りやすくなるという悪循環が繰り返されることになる。 滑膜炎による膨脹は、通常8〜24時間を経過して現れることが多い。関節は軽く熱を持ち、触診で痛みを発する。膝関節への負荷によって膨脹が生じるため、負荷を取り除けば数日で消失する。軽度屈曲位が最も痛みの少ない位置である。膝関節の可動域は痛みのために制限される。 これに対し、靭帯や関節半月の損傷／断裂、骨軟骨の骨折による出血性関節症では、捻挫や打撲の後、1〜2時間で起こり、触診ではぶよぶよした感じと、熱を持っていることを確認できる。これらは問診によって比較的容易に鑑別することが可能である。関節が赤くかなりの熱を持ち、患者に感染症状が診られる場合には、感染性の膿汁による膨脹を疑いたい。 膝関節の膨脹が重度の場合、次項の膝蓋骨バロットメントテストが適する。膝のケガに対しX線検査が必要か否かを簡単にスクリーニングする方法としてOKR（Ottawa knee rule）の他、Pittsburgh knee rulesとBauer ruleがある。
別　名	Brush test、Stroke test、Bulge testともいう。

2. 膝

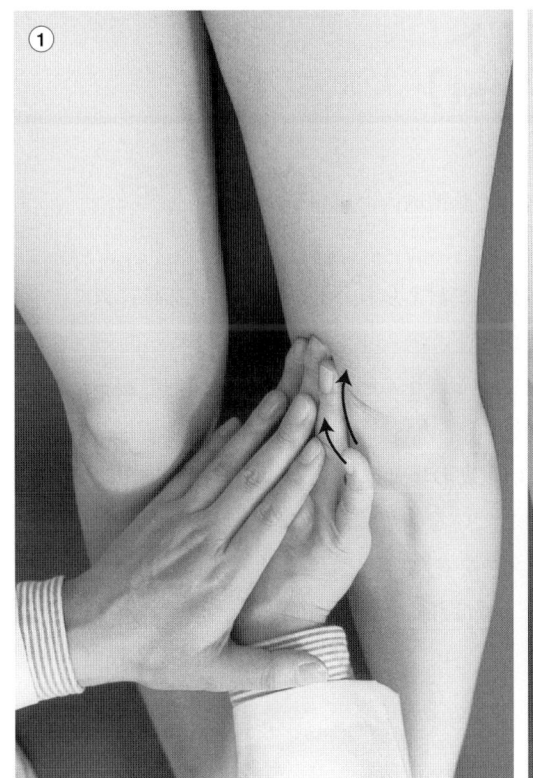

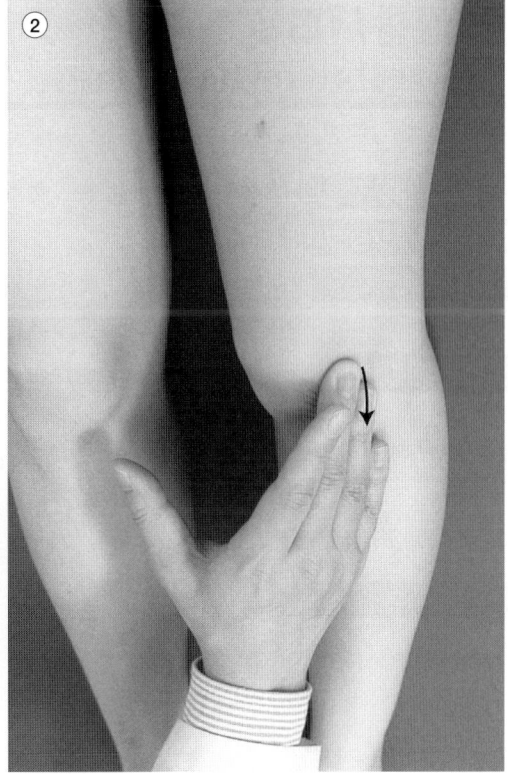

写真2-18：ワイプテスト

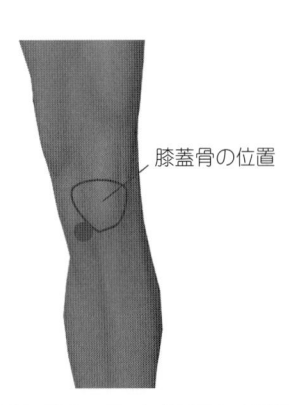

図2-17：ワイプテストの評価
陽性の場合には、○印で示したところに溢れ出した液が溜り、出っ張りを形成する（右下肢、前面図）

I. 腰・下肢

膝蓋骨バロットメントテスト
(Patellar ballottement test)

目 的	▶膝蓋骨を関節面に押し付けて、膝関節内の膨脹を検査する。
患者のポジション	▶背臥位。
方 法	▶膝関節は伸展位、あるいは患者が耐えられる範囲で軽い屈曲位に置く。膝蓋骨に圧力を加える（写真2-19）。
検査結果の評価	▶陽性なら、膝蓋骨が浮かんでいるように感じられる。関節内の膨脹を確認できる。
臨床メモ	▶膝関節の膨脹が40～50mlの重度の場合に適する。この量では、膝関節を観察するだけで明らかに膨脹しているのがわかる。 P82のワイプラストの臨床メモを参照のこと。
別 名	▶膝蓋骨跳動テスト／試験とも呼ばれる。

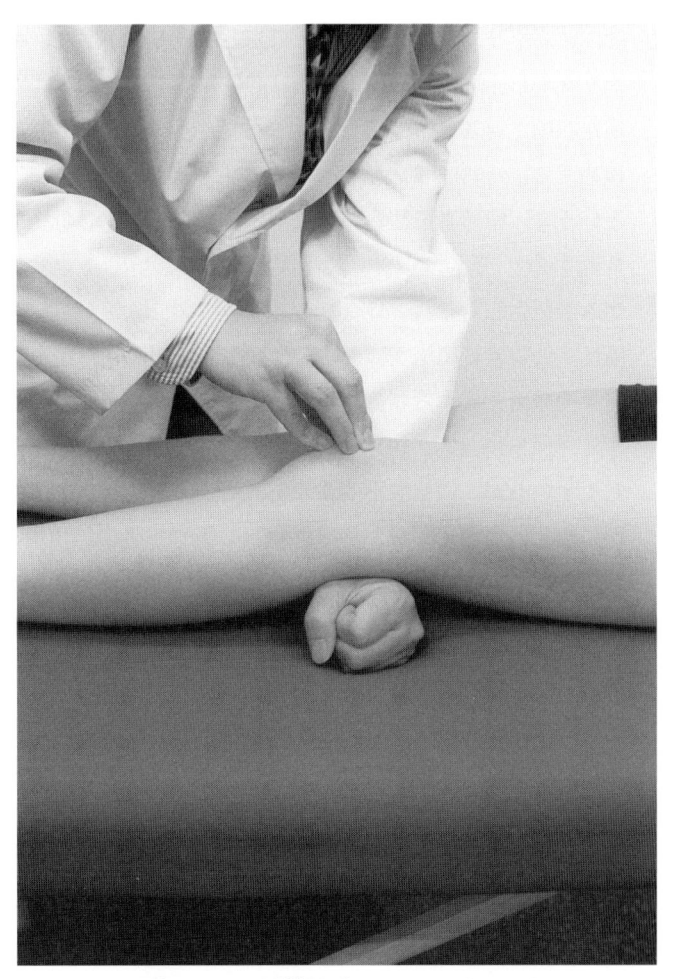

写真2-19：膝蓋骨バロットメントテスト

I．腰・下肢

クラーク徴候（Clarke's sign）

目　的　膝蓋大腿関節の機能の検査と、膝蓋骨関節面軟化症（CMP）の検査。

患者のポジション　背臥位。

方　法　患者に膝の力を完全に抜くように指示し、膝を出来るだけ伸展位に置く。大腿四頭筋をリラックスさせる。母指と示指のウェブで、膝蓋骨に頭側からコンタクトし、尾側への圧力をかけて尾側へ滑らせる。この位置で、大腿四頭筋を収縮させるよう患者に指示をする（写真2-20）。術者は膝蓋骨の圧力を緩めずに、そのままの位置にホールドさせておく。痛みの発生や「カチッ」という音／摩擦音を観察、記録する。少しずつ膝の角度を変えて、検査を繰り返す。

検査結果の評価　痛みが発生したり、ゴリゴリという音（グラインディング音）が聞こえたら陽性。大腿膝蓋関節炎、あるいは膝蓋骨関節面軟化症を疑う。

臨床メモ　脛骨関節面と接する膝蓋骨関節面は一定ではなく、膝の屈曲度によって変化する（図2-18、図2-19）。大腿膝蓋関節炎・膝蓋骨関節面軟化症を最も起こしやすいのが、内側縁小関節面である。関節面軟化症は、通常、軽度の関節面の軟化、裂溝の形成、線維性瘢縮、軟骨下骨の露出の、4つのステージに分類される。大腿膝蓋関節炎は自然な退行性関節疾患として起こり、症状が現れないことが多い。膝の前面に疼痛があり、クラーク徴候が陽性でも、実際には関節軟骨に器質的な変化は見られないことが多い［Moots 1999、Lund1980］。このことから、膝蓋骨関節面軟化症と診断されてきた症状の中では、実際には、周囲の軟部組織へのストレスに起因するものを疑うことが出来る。膝蓋大腿トラッキング症候群と同様の発症因子が考えられる。構造的な因子としては、外側顆の形成不全、膝蓋骨背面の形成不全、大腿骨・脛骨の捻転（P81 膝のＱ角）、膝の内反／外反、機能的な因子としては、内側広筋（VMO）の機能低下、外側広筋や腸脛靭帯の短縮／機能亢進（P79 オバーテスト）、足の回内／回外などがあげられる。

別　名　Patellar grinding testともいう。

2. 膝

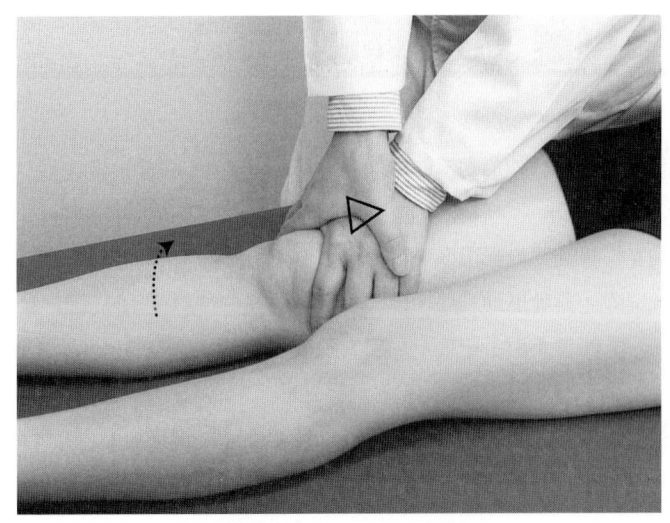

写真 2-20：クラーク徴候

┌ Fq ：大腿四頭筋の力
└ Fpl ：膝蓋骨靭帯の力

力のベクトルが、膝蓋骨を滑車溝（関節面）に押し付ける

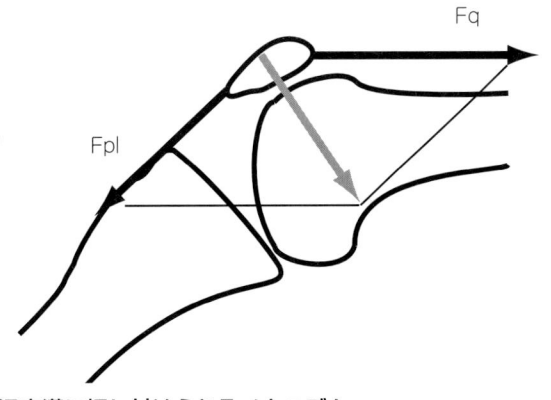

図 2-18：膝蓋骨が滑車溝に押し付けられるメカニズム

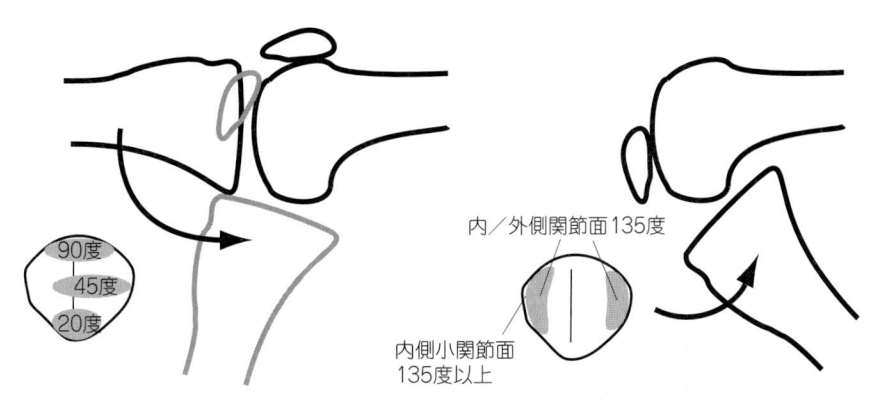

90度
45度
20度

内／外側関節面 135度

内側小関節面
135度以上

図 2-19：膝関節の屈曲に伴う、膝蓋骨関節面の接地領域
図は膝蓋骨関節面を腹方／前面から透かして見ている。（上）90度までの屈曲、（下）135度の屈曲時に内側の内側縁小関節面が大腿骨の関節面とコンタクトする。[Magee 1997] 膝の屈曲が増すに従い圧迫の力が大きくなる

ドレイヤー徴候（Dreyer's sign）

目 的	患者が自動運動で膝を伸展させることで、膝蓋骨の骨折のスクリーンを行う。
患者のポジション	背臥位。
方 法	①検査側の膝関節を軽い屈曲位に置く。膝を伸展させるよう患者に指示をする。自動運動で膝を伸展できない場合には、②に進む（〜②まで写真2-21）。 ②術者が両手を使って、大腿の遠位部（膝蓋骨のすぐ頭側）を強く握り、検査を繰り返す。
検査結果の評価	①では伸展が行えず、②の状態では伸展が可能であれば陽性である。膝蓋骨の骨折を疑う。

2. 膝

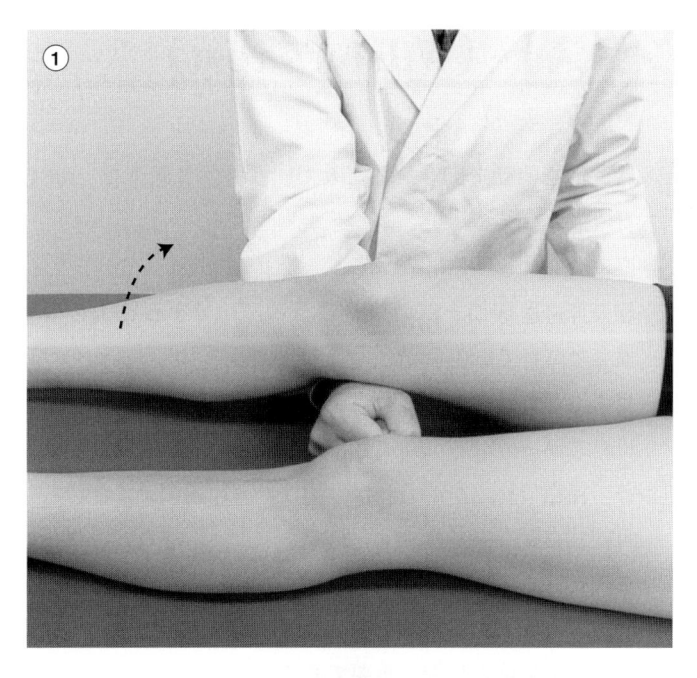

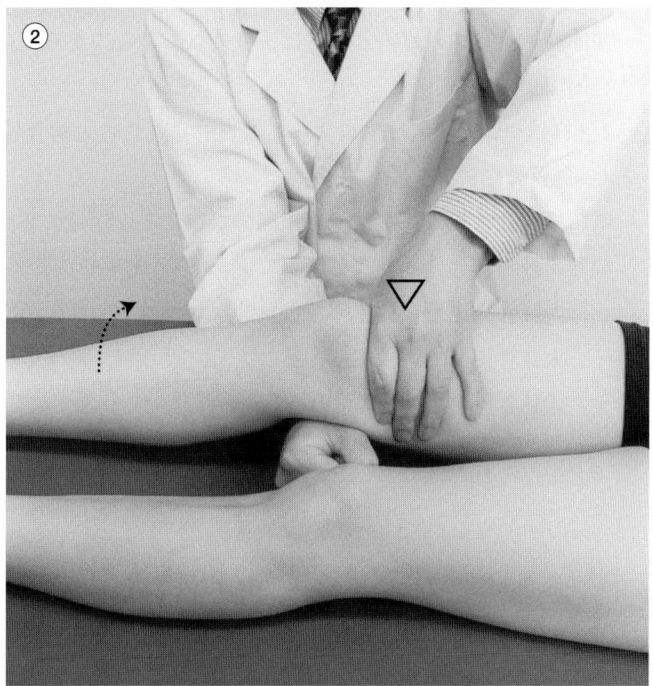

写真2-21：ドレイヤー徴候

ウィルソンテスト（Wilson's test）

目的	膝関節を他動運動させることで、離断性骨軟骨炎（OCD）のスクリーンを行う。
患者のポジション	座位または背臥位。
方法	検査側の膝関節を90度屈曲させる。脛骨を内旋させながら、ゆっくりと伸展させていく。もし、膝関節の30度前後の屈曲位で関節内の痛みが増大し、患者はそれ以上の伸展を拒んだら、その位置で、脛骨を反対方向（外旋方向に）に回旋させる（写真2-22）。
検査結果の評価	この操作で痛みが消えれば、陽性。関節内の遊離体、特に離断性骨軟骨炎の可能性を疑う。
臨床メモ	このテストは感度に欠けるため、画像診断が必要となる。単純X線では顆間撮影が有用である。この他に骨シンチグラフィ、CT撮影、MRI撮影が正確な病巣部位の把握に重要である。

関節内の遊離体の原因としては、主に以下のものが考えられる。

1. 離断性骨軟骨炎
2. 打撲や膝蓋骨の脱臼によって二次的に起こる大腿骨外側顆の外縁の骨折
3. 膝蓋骨内側の骨軟骨骨折

離断性骨軟骨炎は、主に以下の部分で起こる。脛骨の顆間隆起と大腿骨の内側顆／外側顆との繰り返しのコンタクトが、発生のメカニズムと考えられる。

- 大腿骨内側顆中央下部（古典的な病巣部位、図2-20）
- 大腿骨内側顆外縁部
- 大腿骨外側顆中央下部

2. 膝

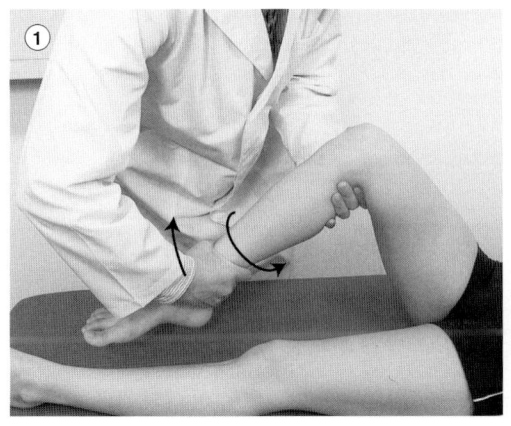

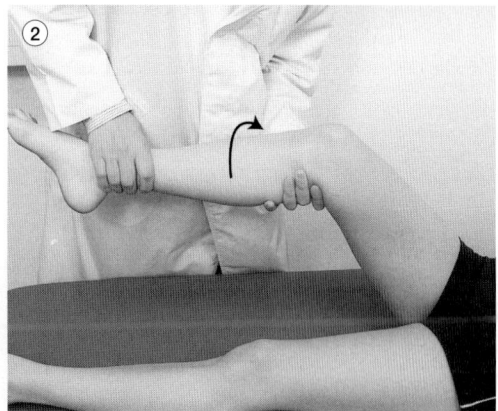

写真2-22：ウィルソンテスト
①膝関節90度屈曲位から、脛骨を内旋させながら伸展させる
②膝関節約30度屈曲位で関節内の痛みが増大したら、脛骨を外旋させる

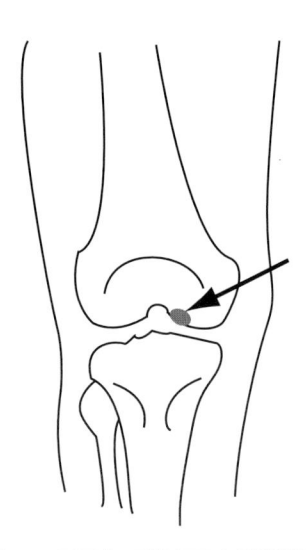

図2-20：ウィルソンテストで特定できる離断性骨軟骨炎の位置

3. 足／足関節

主な鑑別 ／ 判定の目的	テスト名	ページ
足関節の靭帯の損傷、断裂	●引き出しテスト－足首：前／後方＆内反ストレステスト－足首	94
神経腫、中足骨痛	●モートンテスト＆中足骨痛のテスト	98
足根管症候群	●ティネル徴候－足根管	100
浅腓骨神経の損傷	●ドッシェネー徴候	102
深部静脈血栓症／血栓静脈炎、下肢の血行障害	●ホーマン徴候	104
	●バージャー徴候	106
	●跛行／クラウディケーションテスト	108
腰椎からくる関連痛－椎間板異常、椎間孔の狭窄、神経根の圧迫	→腰椎の章を参照（P3）	

I．腰・下肢

引き出しテスト−足関節：前／後方（Drawer test−ankle：AP/PA）& 内反ストレステスト−足関節（Inversion stress stability test−ankle）

目 的 ▶足関節に前方／後方／内方へのストレスをかけて、前距腓靭帯、後距腓靭帯、踵腓靭帯の検査を行う。

患者のポジション ▶背臥位。

方 法 ▶足は軽度の足底屈曲位に置き、足首から先を検査台から出す。

①術者は一方の手で患者の脛骨を前から押さえ、もう一方の手で、踵骨を下から掴む。脛骨を下方に押しながら、踵骨を上方に押し上げる。動きの質と量を触診する（写真3-1、図3-1）。

②術者は一方の手で患者の脛骨を後方から掴み、もう一方の手で、距骨を上から掴む。脛骨を上方に持ち上げながら、距骨を下方に押し下げる。動きの質と量を触診する（写真3-2、図3-2）。

③術者は一方の手で患者の脛骨を前から押さえ、もう一方の手で踵骨を手のひらで掴む。足をやや足底屈曲位に置き、踵骨を内屈させる（写真 3-3、図3-3）。

検査結果の評価 ▶①踵骨の上方への動きが大きすぎれば、陽性。前距腓靭帯（図3-4）の損傷、断裂の可能性を疑う。

②脛骨の上方への動きが大きすぎれば、陽性。後距腓靭帯の損傷、断裂の可能性を疑う。

③踵骨の内屈が大きすぎれば、陽性。前距腓靭帯、踵腓靭帯、関節包の損傷、断裂の可能性を疑う。

臨床メモ ▶前距腓靭帯の損傷、断裂は足部が内旋／内転＋回内＋底屈に置かれたときに起こりやすい（図3-5）。正確な診断には、ストレスX線検査が必要。観血治療か、非観血治療／保存療法かを選択することになる。最近では、早期の機能的治療でも高い効果が得られることが分かってきた。機能的治療とは固定の期間を最小にし、早期に可動性エクササイズや重力に抗するエクササイズを取り入れる非観血治療である。合併症や後遺症が少なく、機能回復が早いというメリットがある。

3. 足／足関節

分類	損傷程度
1度	靭帯繊維の伸張。局所の水腫や疼痛は極めて軽度。機能障害／不安定性はほとんど認められない
2度	前距腓靭帯ならびに踵腓靭帯の部分断裂。軽〜中度の不安定性と中度の疼痛と圧痛が認められる。軽度の機能障害が認められる
3度	前距腓靭帯ならびに踵腓靭帯の完全な断裂。80%が腓骨神経の損傷を伴うとされる［Brotzman 1996］ →ドッシェネー徴候、P102

表3-1：参考・距腿関節の捻挫の分類

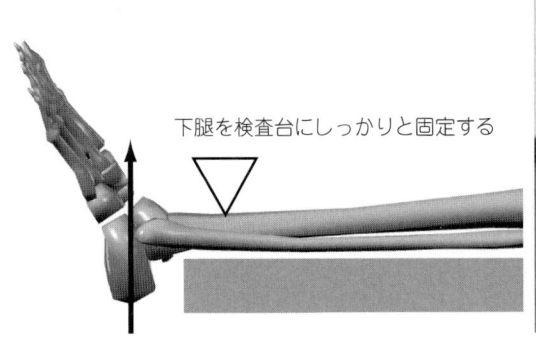

図 3-1：引き出しテスト‐前方のメカニズム 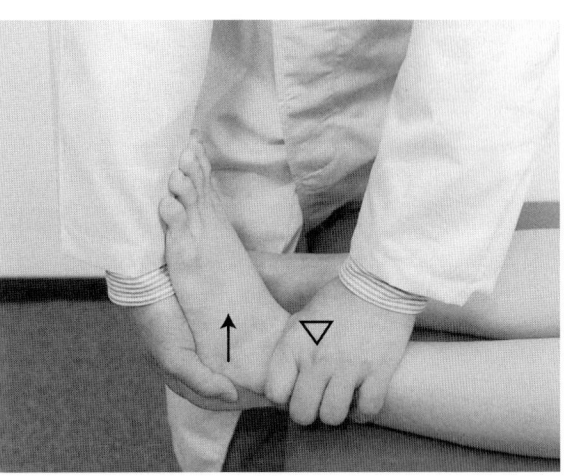　　写真3-1：引き出しテスト‐前方

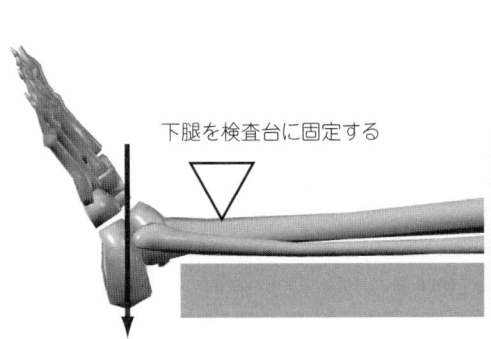

図 3-2：引き出しテスト‐後方のメカニズム 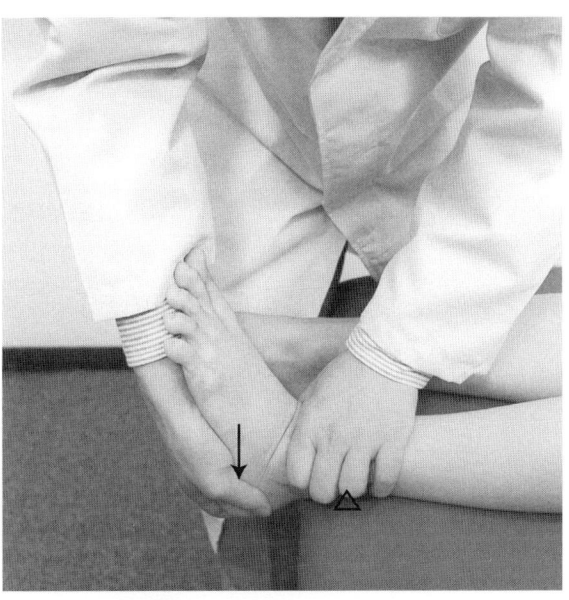　　写真3-2：引き出しテスト‐後方

I．腰・下肢

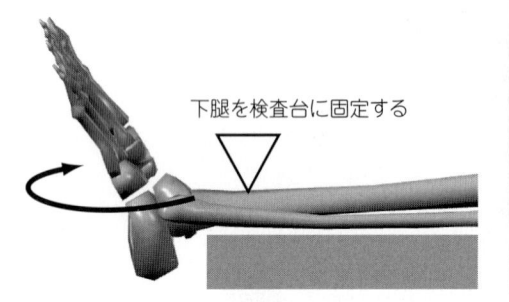

図3-3：内反ストレステストのメカニズム

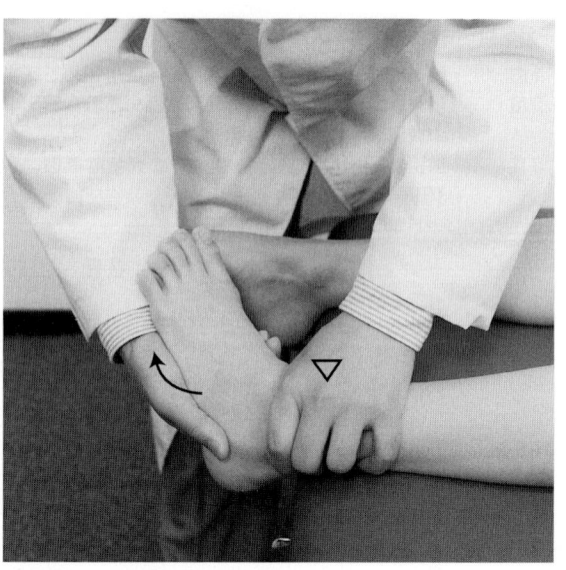

下腿を検査台に固定する

写真3-3：内反ストレステスト

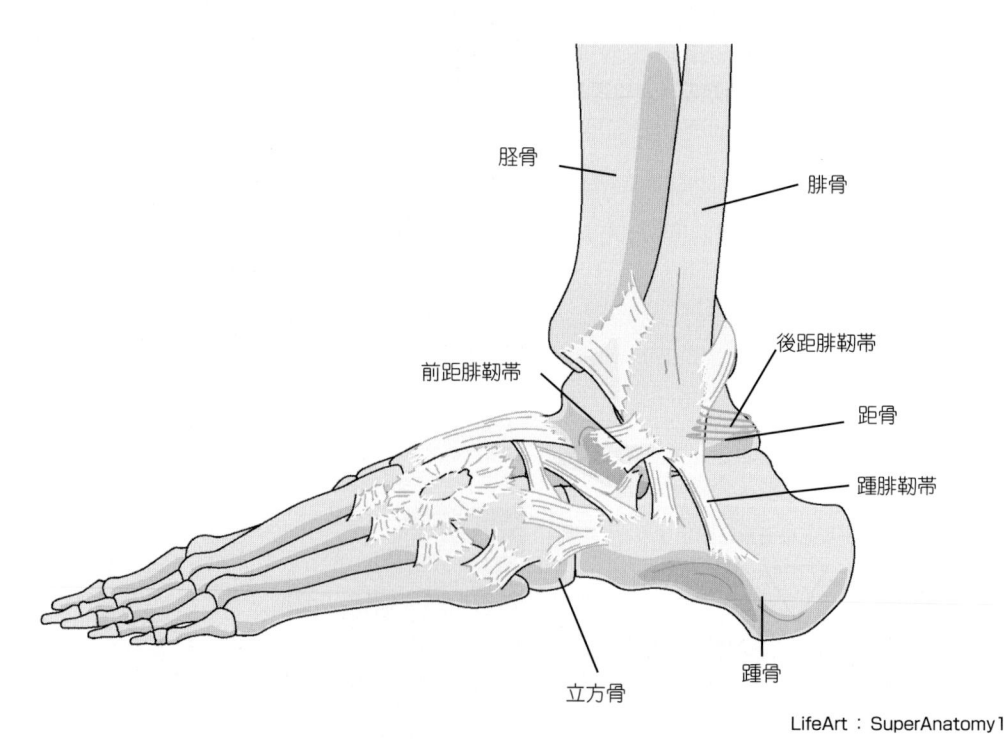

脛骨
腓骨
前距腓靭帯
後距腓靭帯
距骨
踵腓靭帯
立方骨
踵骨

LifeArt：SuperAnatomy1

図3-4：足部外側面

3. 足／足関節

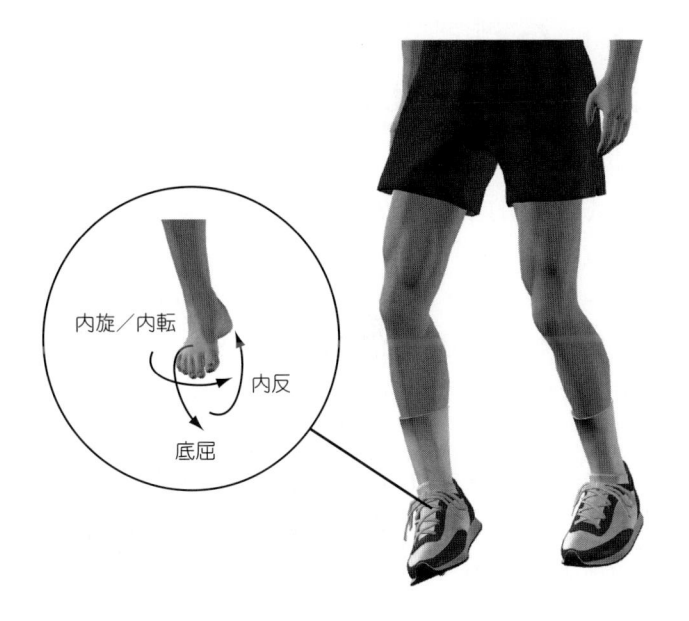

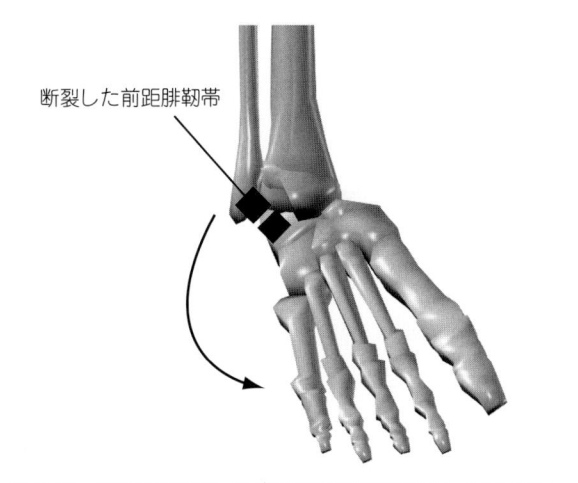

内旋／内転
内反
底屈

断裂した前距腓靱帯

図3-5：前距腓靱帯ならびに踵腓靱帯損傷のメカニズム

I. 腰・下肢

モートンテスト（Moton's squeeze test）& 中足骨痛のテスト（Metatarsal tap）

目 的	足部を触診、打診することで神経腫、中足骨痛の検査を行う。
患者のポジション	背臥位。
方 法	①モートンテスト：術者は、症状のある足の第一中足骨と第五中足骨に両側から力を加える（写真3-4、図3-6）。 ②中足骨痛のテスト：中足骨の骨頭を、反射ハンマーで軽く叩く（写真3-5、図3-7）。
検査結果の評価	①患者が中足、あるいは中足間関節に痛みを訴えれば、陽性。神経腫を疑う。 ②患者が中足骨に痛みを感じれば陽性。中足骨痛と考えられる。
臨床メモ	神経腫は、通常第三-四中足骨の間に起こることが多い（図3-8）。 中足骨痛は、診断名ではなく、中足骨に起こる症候群の俗称である。外反母趾と併発することが多く、足部のアーチの減少等、足部全般のバイオメカニクスの異常が原因となることが多い。

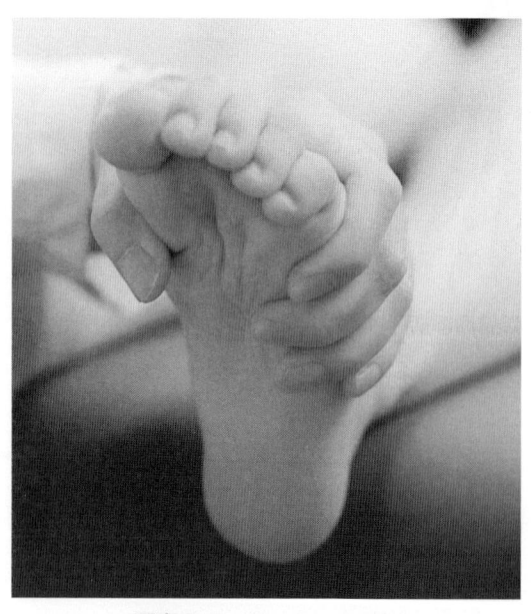

写真3-4：モートンテスト

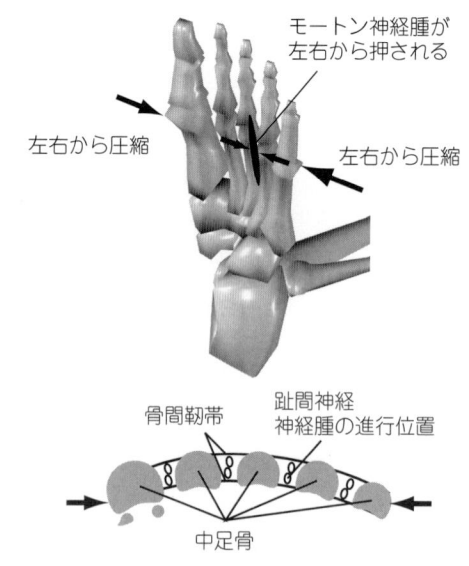

図3-6：モートンテストのメカニズムと足部（中足骨頭の位置）の断面図

3．足／足関節

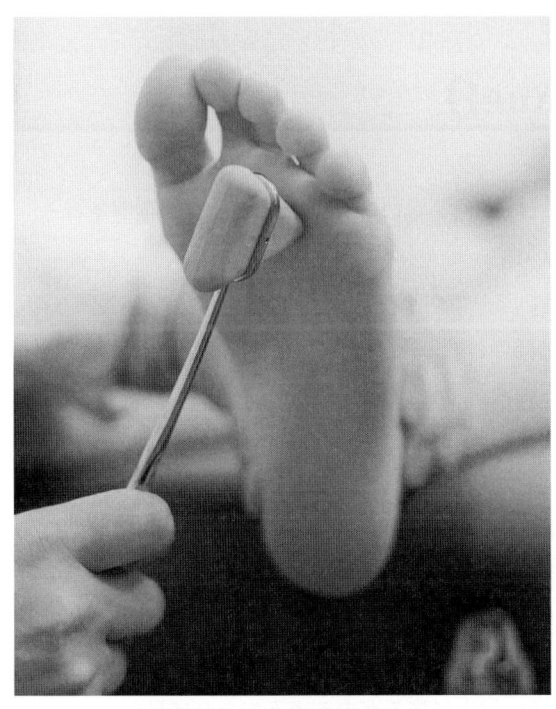

写真3-5：中足骨痛のテスト

ハンマーで軽く叩く

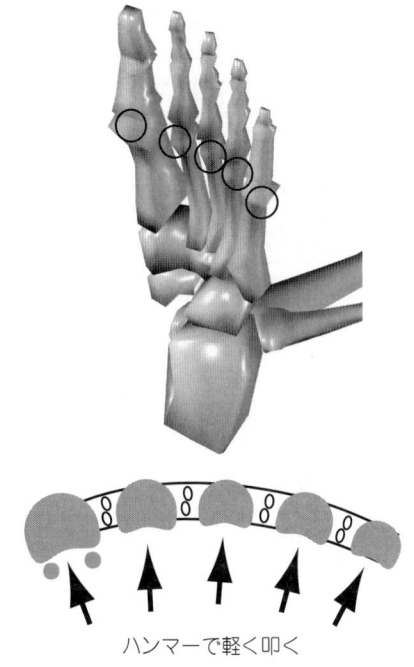

図3-7：マルで囲んだ部分を反射ハンマーで軽く叩く

モートン神経腫の進行する位置

総足底指神経

内側足底神経

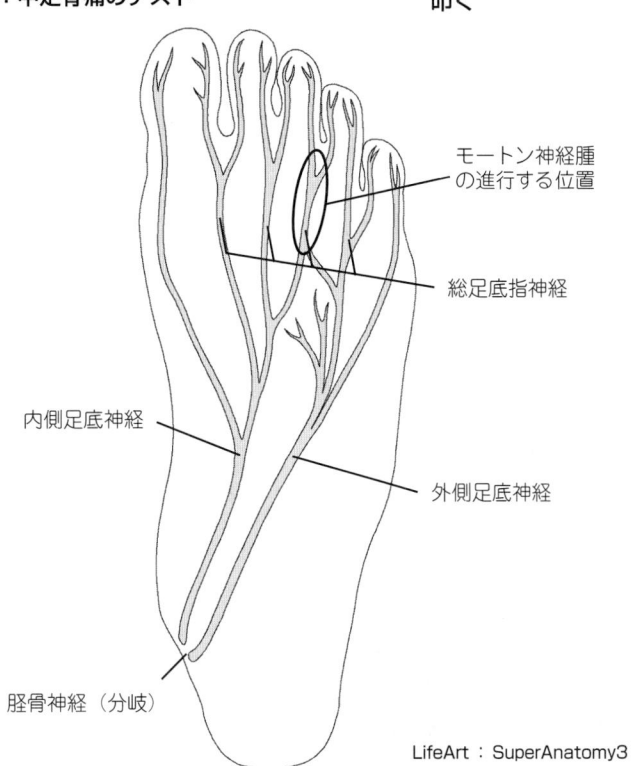

外側足底神経

脛骨神経（分岐）

LifeArt：SuperAnatomy3

図3-8：モートン神経腫の病巣　モートン神経腫は、第3・第4中足骨の間で進行することが多い

I. 腰・下肢

ティネル徴候 – 足根管
(Tinel's sign – Tarsal tunnel)

目 的	足根管を打診し、足根管症候群（Tarsal tunnel syndrome）の検査を行う。
患者のポジション	座位または、背臥位、腹臥位。
方 法	患者の足首を掴み、反射ハンマーで内果の後下方を軽く殴打する（写真3-6）。
検査結果の評価	患者が、足底（内側足底神経の神経支配の部位 – 図3-10）に、ヒリヒリ、チクチクする痛みを感じたら陽性。足根管症候群を疑う。
臨床メモ	足根管は、後脛骨神経を始め、後脛骨筋、長指屈筋、長母指屈筋の腱、後脛骨動脈が通り抜けている。いずれかが炎症を起こして腫れ上がると、他が圧迫され、疼痛や筋の弱化などの神経症状などが発生する（図3-9、10、表3-2）。踵内側や土踏まず内側に疼痛があり、長時間の歩行、立脚によって症状が悪化することが多い。臨床上は足底筋膜炎、脂肪パッド症候群（『図解 姿勢検査法』〔医道の日本社刊〕P64）、関節炎との鑑別が必要であろう。凹足や扁平足で、足首背屈＋母趾伸展で足底に痛みが走るようであれば足底筋膜炎を、踵中心部に限局された痛みであれば脂肪パッド症候群が疑われる。外傷が思い当たらず、両側性の疼痛であれば、慢性関節リウマチ等、関節炎を疑うとよいだろう。正確な鑑別診断には、血液検査や画像検査が必要となる。

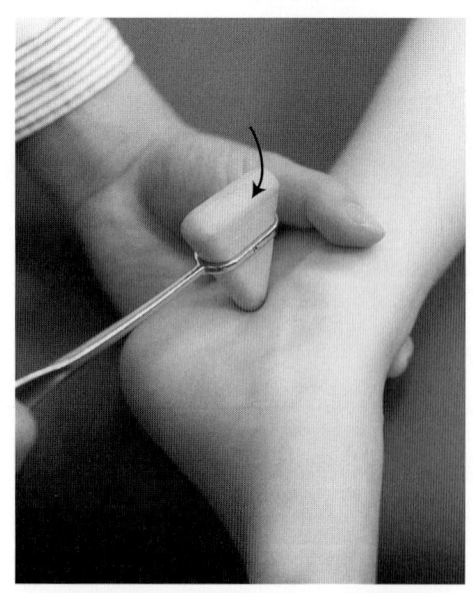

写真3-6：ティネル徴候 - 足根管

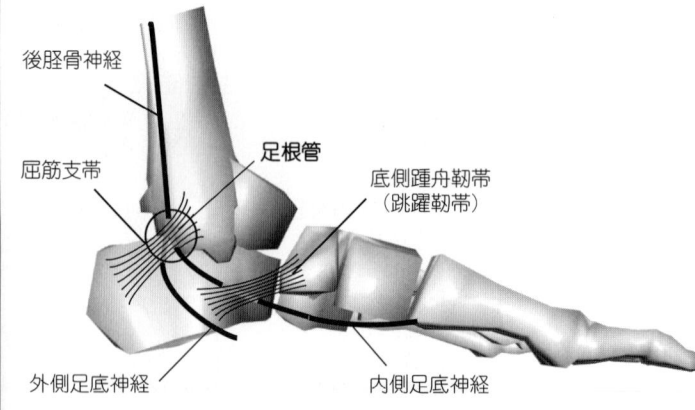

図3-9：後脛骨神経とその分枝の圧迫

3．足／足関節

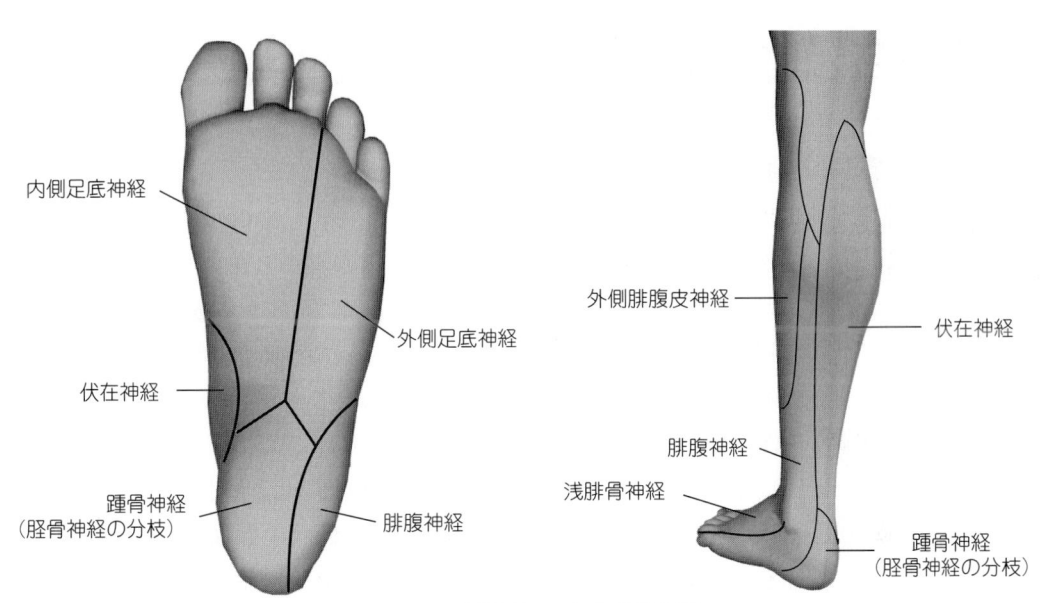

図3-10：末梢神経の皮膚感覚支配

神経枝と筋の名称	それぞれの筋の主な機能
内側足底神経	
虫様筋（第1）	第2指節関節の伸展、第2中手指節関節の屈曲
母趾外転筋	母趾の外転
短母指屈筋	第1中手指節関節の屈曲
短趾屈筋	第2～5の中手指節関節と近位指節関節の屈曲
外側足底神経	
足底方形筋	第2～5の遠位指節関節の屈曲
小指外転筋	第5指の外転
外側足底神経：深枝	
虫様筋（第2～4）	第3～5指節関節の伸展、第3～5中手指節関節の屈曲
母趾内転筋	母趾内転、横中足アーチの支持
背側骨間筋（第1～3）	第2、3指の外転
底側骨間筋（第1～3）	第3～5指の内転、第3～5指の中手指節関節屈曲
外側足底神経：浅枝	
短小指屈筋	第5指の屈曲
背側骨間筋（第4）	第4指の外転

表3-2：内側・外側足底神経によって支配される筋と主な機能
足根管症候群ではこうした足部内筋が機能低下を起こす

101

Ⅰ. 腰・下肢

ドッシェネー徴候（Duchenne's sign）

目 的	浅腓骨神経の損傷を検査する。
患者のポジション	背臥位。膝関節を伸展位に置く。
方 法	術者は一側の手で検査側の下腿遠位部（距腿関節の近位）をつかみ、検査台に固定する。他側の母趾を第1中手骨骨頭に足底からあて、圧力を加える（写真3-7左）。次に患者に足を底屈するように指示する（写真3-7右）。この時の足の様子を観察する。
検査結果の評価	陽性の場合、足部外側だけが底屈し、内側は背屈したままである。術者の母趾に背屈方向への運動が感じられない（写真3-8）。浅腓骨神経の損傷を疑う。
臨床メモ	坐骨神経の分枝のひとつである総腓骨神経は、さらに深腓骨神経と浅腓骨神経とに分岐する（P103、図3-11）。ドッシェネー徴候では、浅腓骨神経の損傷を検査する。浅腓骨神経は、長腓骨筋と短腓骨筋を支配する。この二つは、足の外かえしが主な機能であるが、補助的に足関節底屈も行う。

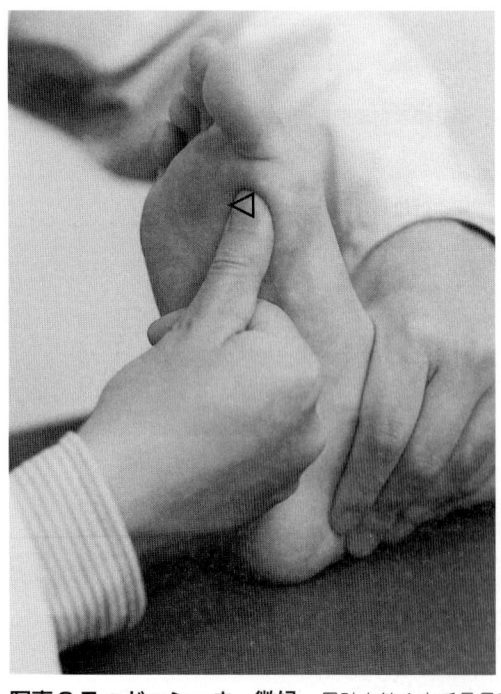

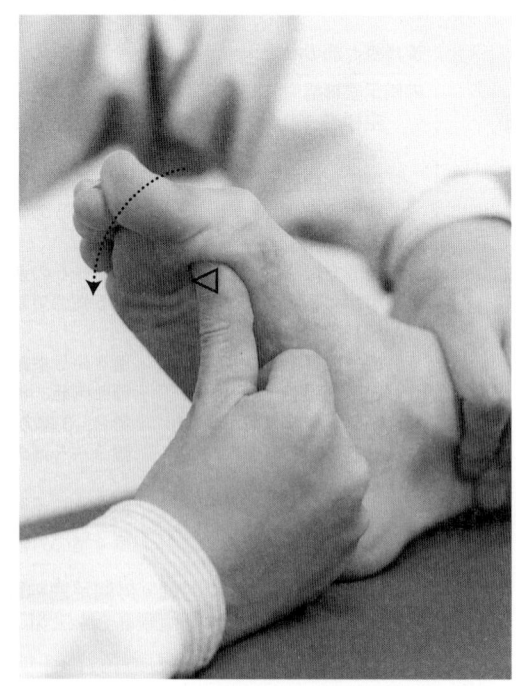

写真3-7：ドッシェネー徴候　母趾を第1中手骨骨頭に足底からあて、圧力を加える（左）、患者は足を底屈する（右）

3．足／足関節

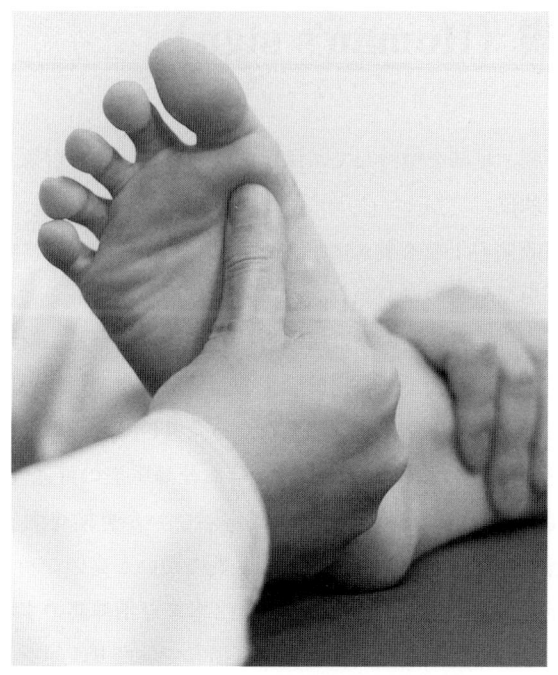

写真3-8：ドッシェネー徴候が陽性の場合

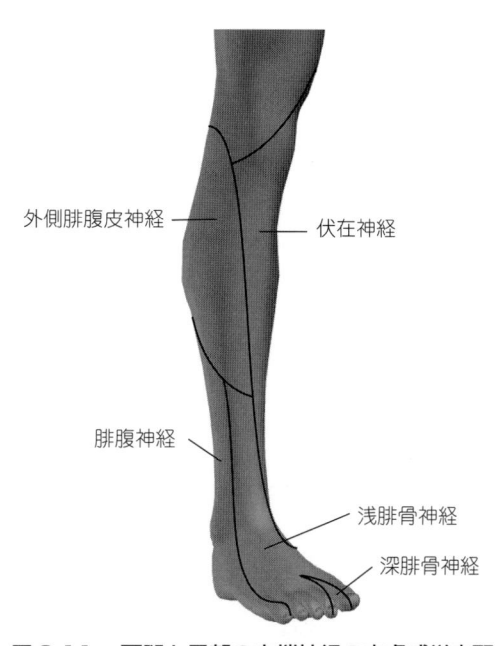

図3-11：下腿と足部の末梢神経の皮膚感覚支配

(ラベル：外側腓腹皮神経、伏在神経、腓腹神経、浅腓骨神経、深腓骨神経)

Ⅰ. 腰・下肢

ホーマン徴候（Homan's sign）

目　的	下腿、足部を触診して、深部静脈血栓症／血栓静脈炎の検査を行う。
患者のポジション	背臥位。
方　法	検査側の下肢を約45度持ち上げ、膝は伸展位におく。この位置でふくらはぎをやや強めにつかむ。次に検査側の足を背屈させる（写真3-9）。
検査結果の評価	ふくらはぎの奥深くに痛みを感じたら、深部静脈血栓症／血栓静脈炎を疑う。
臨床メモ	筋の捻挫／損傷と血栓静脈炎の鑑別は簡単ではない。ホーマン徴候で、ふくらはぎの痛みがすぐに消えなかったり、ズキズキと痛むようであれば筋の捻挫、痛みがすぐに緩和されれば血栓静脈炎の可能性が高い［Evans 1994］。足背動脈を触診して、脈に異常がないかを検査する（写真3-10、図3-12）。脈が感じられない時は血栓静脈炎の疑いが高い。 足背動脈は、写真のように、指3本を母指伸筋のすぐ外側におくと触診できる。稀に先天的に足背動脈が欠損していたり、足首より近位で枝分かれしていることがある［Bates 1991］。

3. 足／足関節

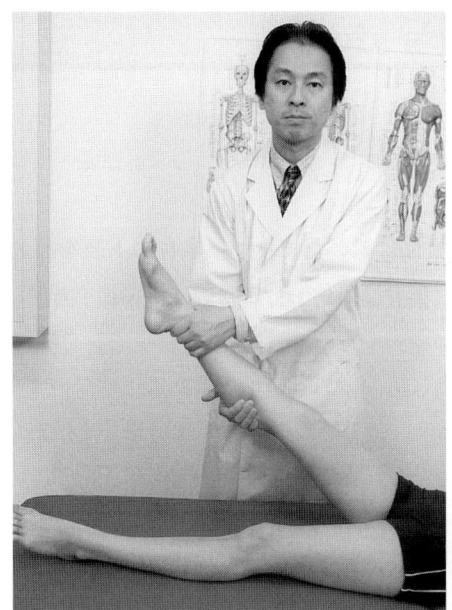

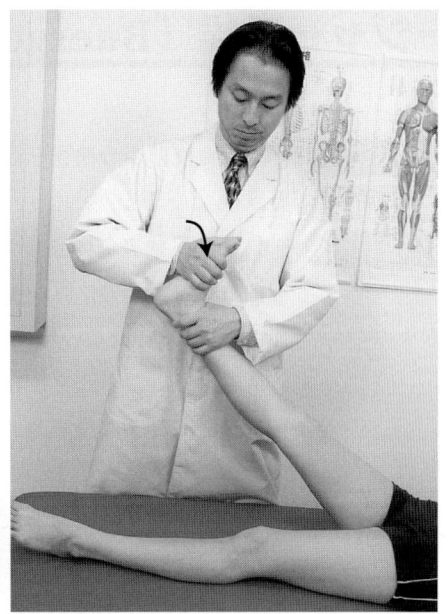

写真3-9：ホーマン徴候
検査側の下肢を約45度屈曲、膝を伸展位におき（左）、検査側の足を背屈（右）

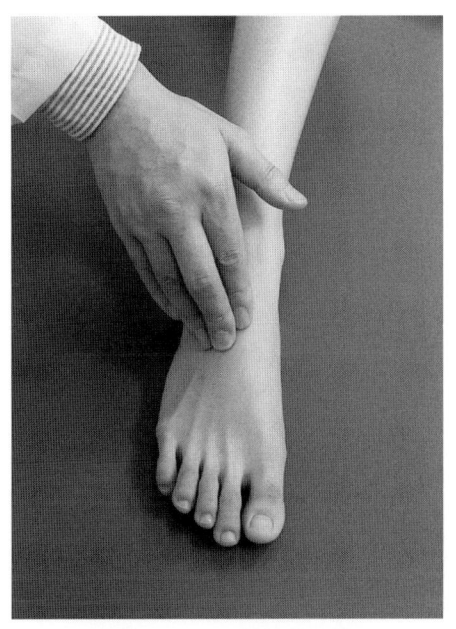

写真3-10：足背動脈の触診

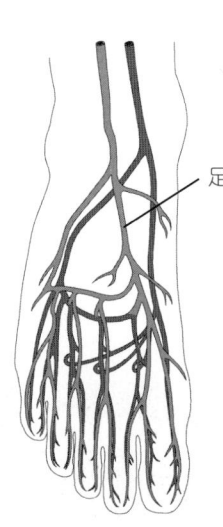

図3-12：足背動脈の位置

足背動脈

LifeArt：SuperAnatomy3

Ⅰ. 腰・下肢

バージャー徴候（Buerger's sign）

目 的	▶下肢の血液循環の検査を行う。
患者のポジション	▶背臥位。
方 法	▶①術者は、検査側の膝を伸展位に置いたまま、検査側の下肢を約45度まで屈曲させる。この位置から、患者は能動的／自動的に足関節を背屈、次に底屈させる。3分間この位置を保つ（写真3-11①）。 ②術者は患者の下肢を検査台に戻し、患者に足を地面に付けないようにして座位をとらせる（写真3-11②）。この時の検査側下肢の様子を観察、記録する。
検査結果の評価	▶①で、検査側下肢を持ち上げた途端に足背から血の気が消失し蒼白になり、主な表在静脈の虚脱が起った場合は陽性。 ②で、通常は、下肢を下ろすと同時に下肢全体に血の気が戻る。2分以上かかるようであれば、陽性と確定できる。 陽性の場合には、血管障害を疑うこと。
臨床メモ	▶表3-3に血管性跛行と神経性跛行を比較した。

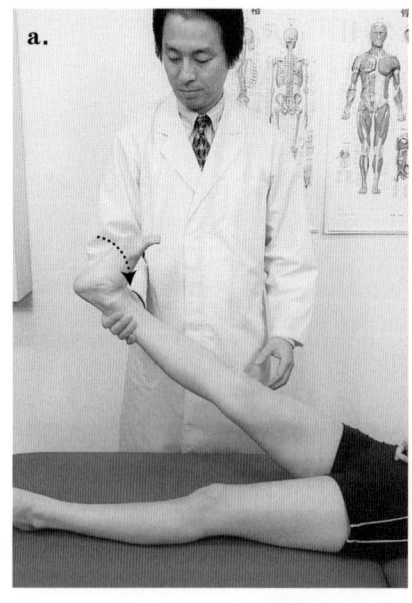

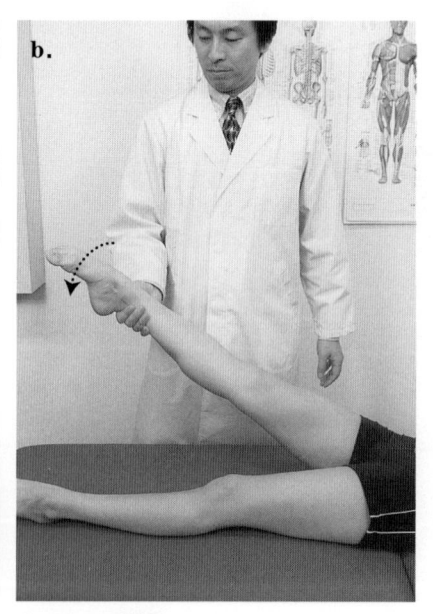

写真3-11①：バージャー徴候

3. 足／足関節

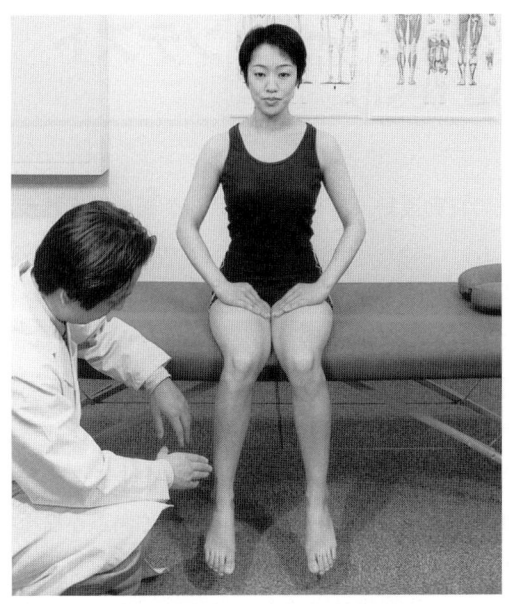

写真3-11②：バージャー徴候

	血管性	神経性
疼痛	両下肢	両下肢、一下肢のこともある
腰椎の位置との関係	無関係	屈曲位で痛みが減少し、伸展位で増加する
エクササイズとの関係	エクササイズで痛みが発生	エクササイズで痛みが増加
休憩	1〜5分の休憩で痛みが消える	横になると痛みが緩和される
脈	エクササイズ後に消去	エクササイズ後も変化なし
知覚の変化	一定ではない	皮膚分節に従う
反射	正常	エクササイズ直後に減少、1〜3分で正常に戻る
足部の肌	冷たく、乾燥した肌	正常

表3-3：跛行の比較

Ⅰ. 腰・下肢

跛行／クラウディケーションテスト
（Claudication test）

目　的	下肢の自動運動（歩行）をさせ、動脈の閉塞性疾患の検査を行う。
患者のポジション	立位。
方　法	患者は120歩／分のペースで、1分間、足踏みをする。トレッドミルを使用しても良い（写真3-12）。
検査結果の評価	ふくらはぎの筋の痙攣／クランプ、ズキズキする痛み、筋の疲労感などがおこれば陽性である。細動脈硬化症等の動脈閉塞性疾患を疑う。痙攣や皮膚の蒼白化でおおまかな閉塞の位置を限定できる。
臨床メモ	閉塞性疾患は、エクササイズによって痛みが発生し、休憩によって即座に痛みが消失する。エクササイズ中の腰椎のポジションとは無関係で、屈曲位で痛みが減少する神経性跛行との鑑別が行える（表3-3、P107）。

3. 足／足関節

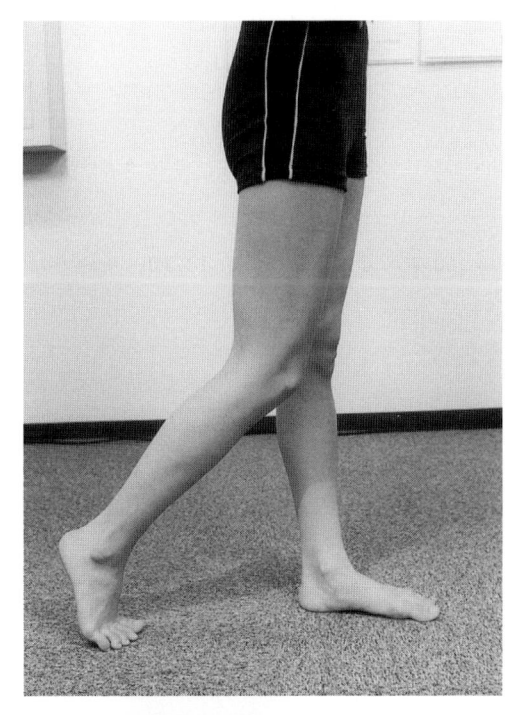

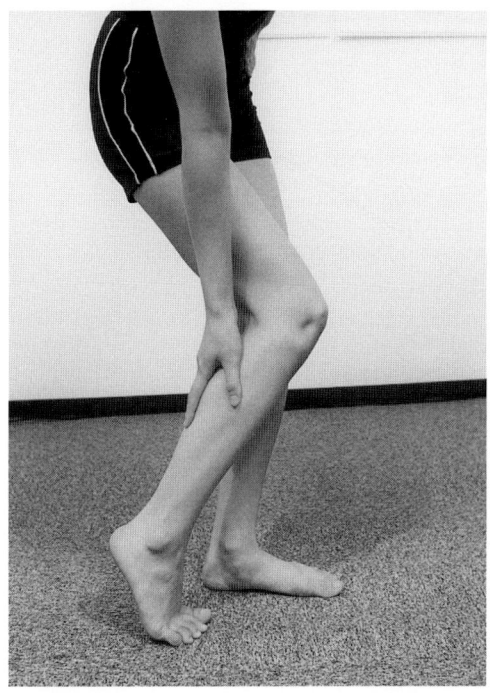

写真3-12：クラウディケーションテスト

II. 脊柱

第章 II

4. 胸椎

主な鑑別／判定の目的	テスト名	ページ
側弯症	●アダムポジション	114
	●サポーテッドアダムポジション	116
肋骨の骨折	●肋骨・胸骨圧迫テスト	118
強直性脊椎炎	●胸郭拡張テスト	120

Ⅱ. 脊柱

アダムポジション（Adam's position）

| 目　的 | ・構造的側弯症と機能的側弯症の鑑別。
・次項のサポーテッドアダムポジション（P116）と組み合わせて、骨盤・股関節および腰椎・胸椎の異常について鑑別、判定する。 |

患者のポジション　立位。両足を揃え、膝を曲げずに立つ。

方　法　立位の状態で患者の脊椎を触診し、側弯症のカーブの方向を記録する。腰からゆっくりと前傾（屈曲）するよう患者に指示をする。両手は自然に身体の前に垂らして構わない。屈曲姿勢の時の、脊椎の側弯、ろっ骨の左右対称、患者の訴える痛みなどを観察、記録する（写真4-1）。

検査結果の評価　側弯症が認められる場合、前屈姿勢で側弯のカーブが消えれば機能的側弯症、カーブが残れば構造的側弯症と判定する（『図解 姿勢検査法』〔医道の日本社刊〕P142〜143）。痛みが発生した場合は陽性とみなし、仙腸関節の脱臼／捻挫あるいは腰椎・胸椎の異常を疑う。この鑑別は次項のサポーテッドアダムポジションで行う（図4-1）。

臨床メモ　床から指の先までの距離で柔軟性が分かる。また距離を計測、記録することで、治療効果を数量化することが出来る。
患者が前傾姿勢の時に、反射検査用のハンマーを使って、棘突起を順番に叩いていく棘突起殴打テストを行うことができる（写真4-2）。深く、不快な痛みを感じた場合には、骨折、ヘルニア等の病理を疑う。

4. 胸椎

```
                側弯症、骨盤・股関節の異常と腰椎・胸椎の異常
                                ↓
側弯症が消えれば、機能的側弯症、   ┌──────────┐
残れば構造的側弯症と判断できる ←── │ アダムポジション │
                                └──────────┘
                        陽性 ↓         ↓ 陰性
                      (痛みの発生)
                    ┌──────────┐
                    │ サポーテッド  │      筋骨格系以外の原因を考える
                    │ アダムポジション │
                    └──────────┘
                  陽性 ↓    ↓ 陰性
                (痛みの発生)
        腰椎、胸椎の異常を疑う    骨盤、股関節の異常を疑う
```

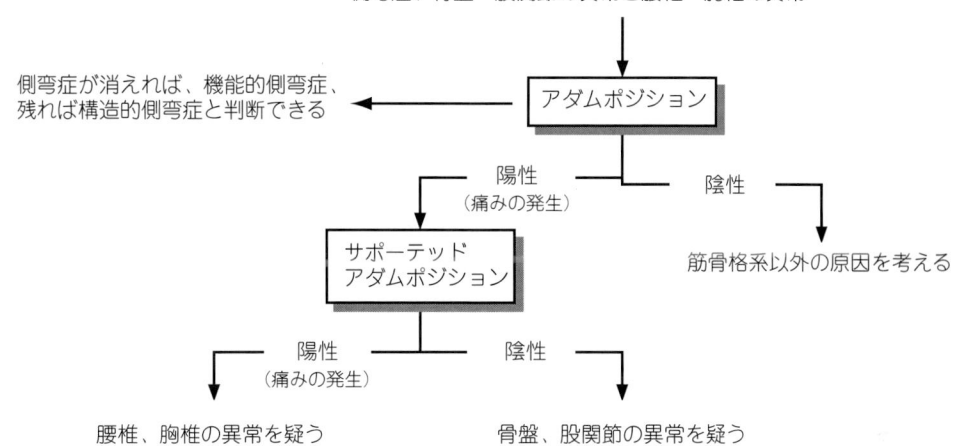

図4-1：アダムポジションの検査のフローチャート

写真4-1：アダムポジション　　**写真4-2：棘突起殴打テスト**

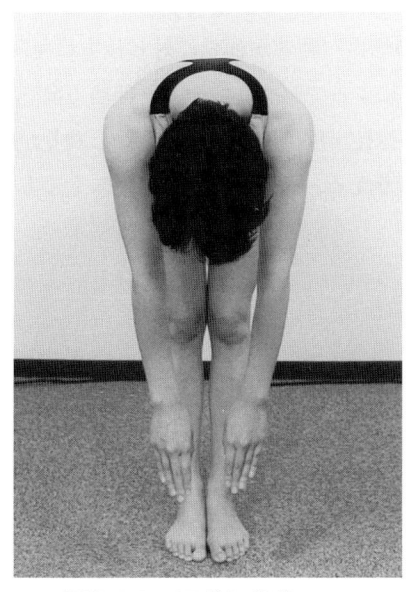

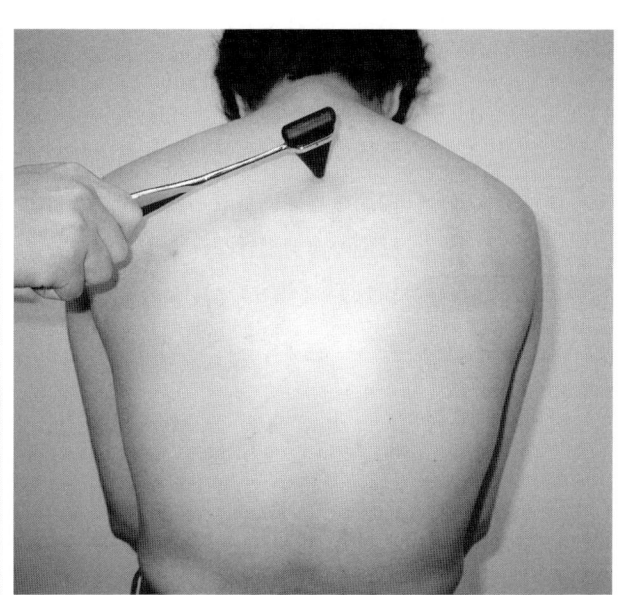

II. 脊柱

サポーテッドアダムポジション
（Supported Adam's position）

目 的	前出のアダムポジションの確証検査として、仙腸関節の異常と、腰椎・胸椎の異常とを鑑別する。
患者のポジション	立位。両足を揃え、膝を曲げずに立つ。
方 法	術者は患者の背後に立ち、両腕を患者の骨盤にまわし、しっかりと固定する（写真4-3①）。このポジションから、腰からゆっくりと前傾（屈曲）するように患者に指示をする（写真4-3②）。患者の訴える痛みなどを観察、記録する。
検査結果の評価	前出のアダムポジションで痛みが発生し、本項のサポーテッドアダムポジションで発生しなければ、仙腸関節の脱臼、捻挫が考えられる。本テストでも痛みが生じる場合（陽性）は腰椎、もしくは胸椎の異常を疑う。アダムポジションとの関係は、図4-1（P115）のフローチャートを参照する。
臨床メモ	仙腸靭帯（P45 図1-18）は強いので、仙腸関節の捻挫／脱臼は非常に稀である。それでも、大きな力が関節にかかると、靭帯が耐えきれず、脱臼、捻挫を起こすことがある。屈曲方向への捻挫（腸骨が仙骨に対し後方に脱臼、捻挫）は主にリフティングなどの動作によって起こる。一方、伸展方向への捻挫（腸骨が仙骨に対し前方に脱臼、捻挫）は、主に前方に転倒したり、股関節を過伸展させる動作によって起こりえる。P44の腸骨圧迫テストでも同靭帯の検査を行なうことができる。
別 名	Belt Testともいう。

4. 胸椎

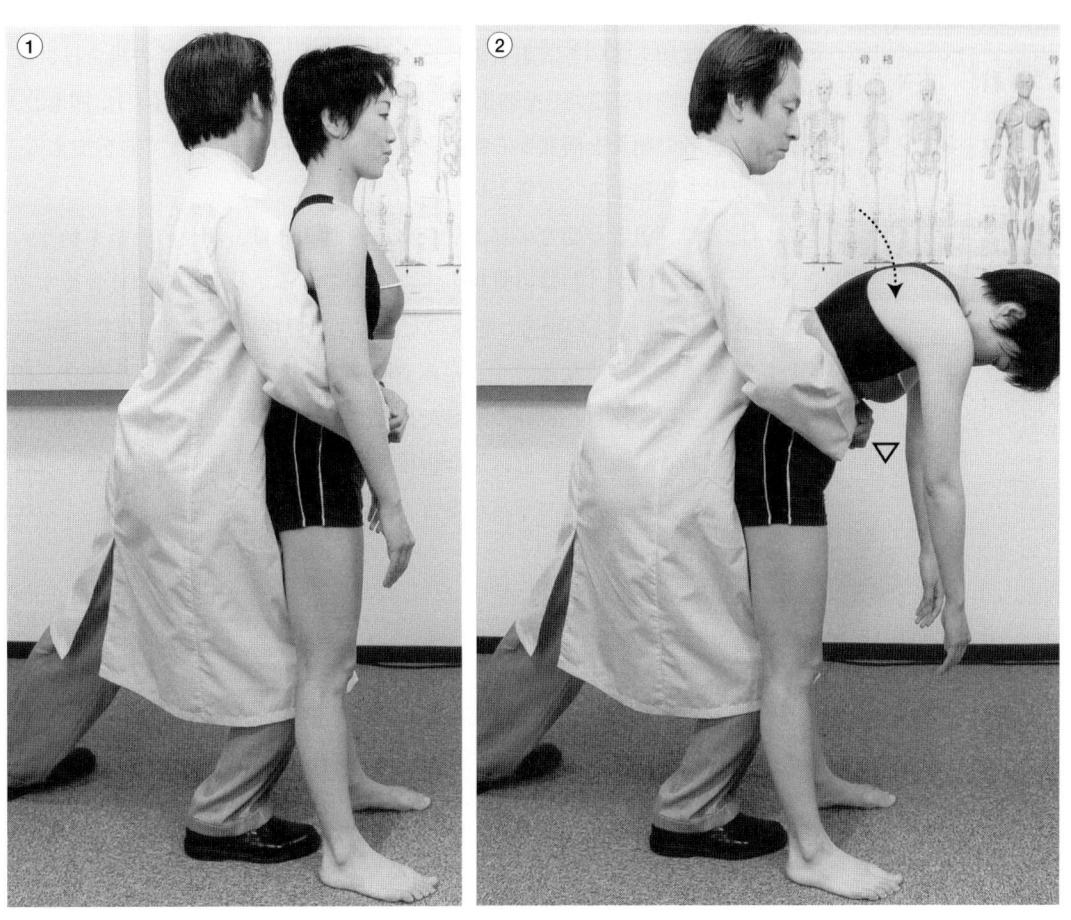

写真4-3：サポーテッドアダムポジション

Ⅱ. 脊　柱

肋骨・胸骨圧迫テスト
（Rib/Sternal compression test）

目　的	胸骨や肋骨を圧迫して、肋骨の骨折のスクリーンを行う。
患者のポジション	背臥位。
方　法	①術者は患者の胸骨に一側の手を置き、その上に他側の手を重ねる。下向きの力を徐々に加えていき、患者の反応を観察する。患者が女性の場合は、まず患者の手を胸骨に置き、その上に術者の手を置くこと（写真4-4①、図4-2）。②術者は患者の肋骨を両側から掴み、ゆっくりと中心に向かって力を加える。患者の反応を観察する（写真4-4②）。
検査結果の評価	①ないし②で、患者が肋骨の局部的な痛みを訴えれば、肋骨の骨折を疑う。
臨床メモ	患部への直撃打撲が、肋骨の骨折の主な原因である。複数の肋骨を骨折することは珍しくない。この場合、痛みのために深い呼吸が出来なくなり、浅く、早い呼吸をするようになる。くしゃみや咳をすると、激しい痛みを伴う。問診で打撲の位置を聞き、視診や触診で確認する。疑わしい場合には、画像検査が必要である。患者を座位に置き、術者の腕を後方にまわし、両側から絞りこむように力を加えるバリエーションもある。

4. 胸椎

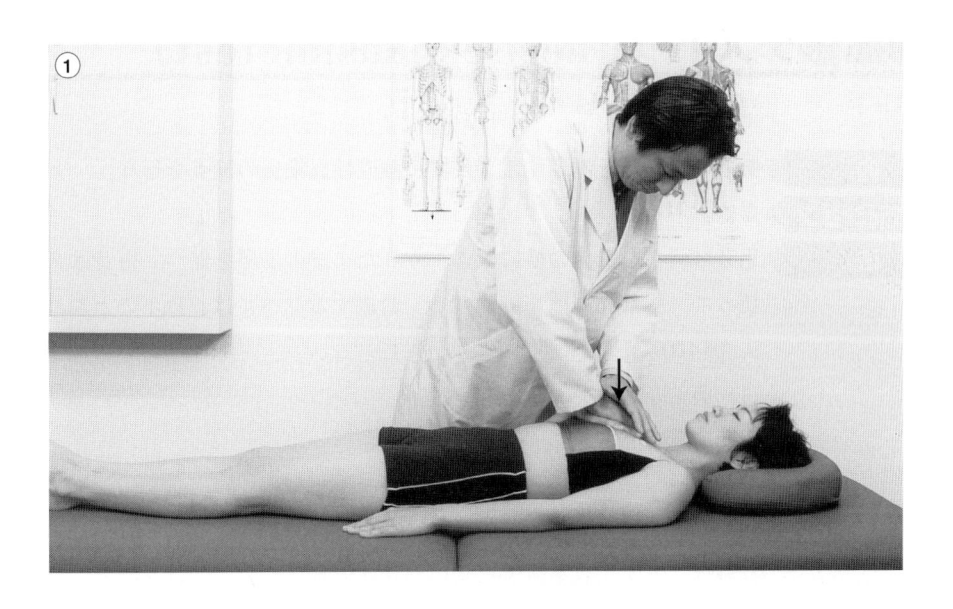

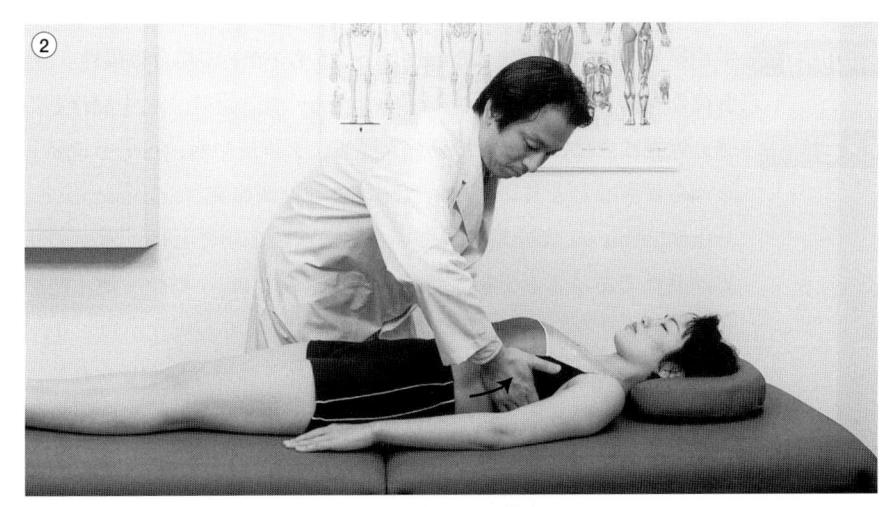

写真 4-4：肋骨・胸骨圧迫テスト
①胸骨を検査台に向かって押す、②肋骨を両側から中心に向かって押す

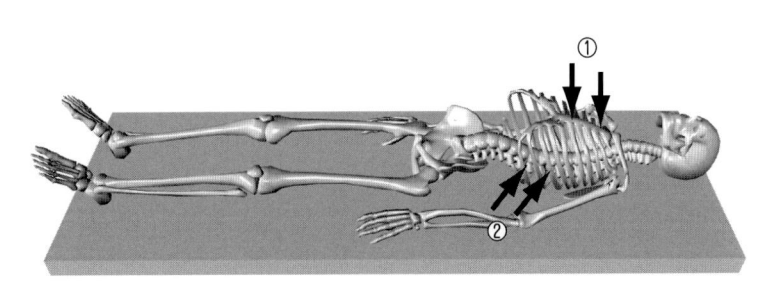

図 4-2：肋骨・胸骨圧迫テストの①のメカニズム

Ⅱ. 脊柱

胸郭拡張テスト（Chest expansion test）

目　的　　胸郭の運動量を測定することで、強直性脊椎炎の検査を行う。

患者のポジション　　立位。

方　法　　患者は両手を身体の横に置き、立ったままの姿勢を保つ。術者はメジャーを使って、胸部の周囲を計測する。計測するレベルは、以下のとおり（写真4-5、図4-3）。

(1) 第4肋骨間スペースの高さ
(2) 腋窩の高さ
(3) 乳頭（バスト）の高さ
(4) 第10肋骨の高さ

計測は、まず①息を最大に吐いた状態で行い、次に②息を最大に吸った状態で行う。この計測結果を比較する。

検査結果の評価　　計測結果の違いが5.7～7.6cm（1.5～3.0インチ）の場合は陽性。前弯の亢進、強直性脊椎炎を疑う。

臨床メモ　　強直性脊椎炎は、乾癬や潰瘍性大腸炎、クローン病、ベーチェット病やライター症候群などと共に、血清反応陰性脊椎関節炎（Seronegative spondyloarthropathies）に分類されている。血清反応陰性とは、血中のリウマチ反応が陰性であることを指す。強直性脊椎炎では、靱帯・腱・関節包が骨付着部分で炎症を起こし、やがて瘢痕組織となって石灰化が起こり、骨化する。初期症状として、脊椎の可動域制限や疼痛、強ばり感が見られる。胸郭拡張テストは高感度の検査法で、自覚症状が表れる前に、検査で陽性になる事も珍しくないと言われる。血液検査は、赤血球沈降速度の亢進、炎症反応（ＣＲＰ）陽性、ＨＬＡ＝Ｂ27陽性（患者の90％以上）である。胸部の拡張制限と、仙腸関節、腰椎のＸ線学変化によって診断が確定する。Ｘ線学変化としては竹状脊椎が知られているが、初期症状として、仙腸関節の軟骨下侵食、硬化、腰椎の無機質減少、四角化、靱帯の石灰化、靱帯結合の成長なども見逃せない徴候である。

4. 胸椎

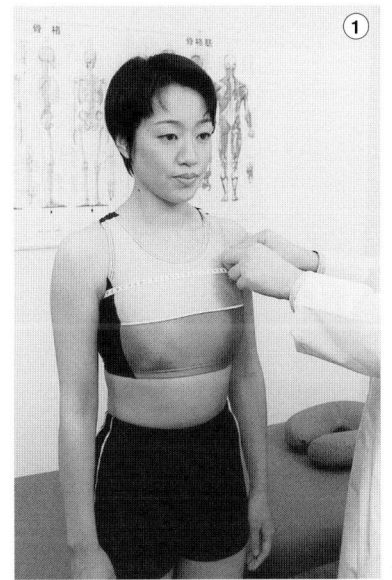

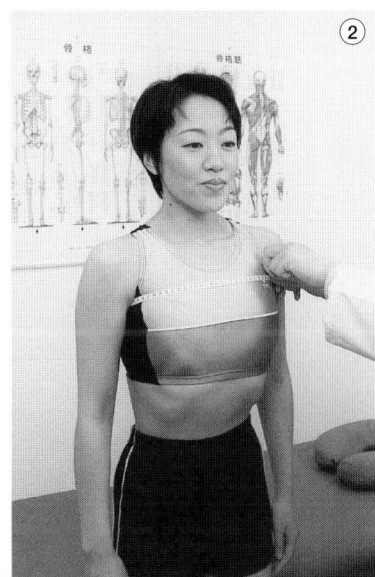

写真4-5：胸郭拡張テスト

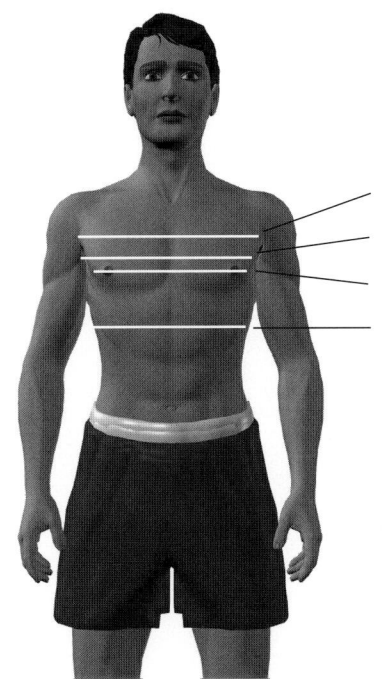

(2) 腋窩の高さ
(1) 第4肋骨間の高さ
(3) 乳頭の高さ
(4) 第10肋骨の高さ

図4-3：胸郭拡張テストの計測の位置

5. 頚椎

主な鑑別／判定の目的	テスト名	ページ
椎間孔の狭窄、神経根の圧迫	●頚椎圧迫テスト	124
	●頚椎の最大圧縮テスト	128
	●頚椎引き離しテスト	130
	●肩の圧迫テスト	132
	●バカディ徴候	134
腕神経叢ならびに上肢の末梢神経の圧迫、絞	●上肢神経伸張テスト1-正中神経	136
	●上肢神経伸張テスト2-橈骨神経	140
	●上肢神経伸張テスト3-尺骨神経	142
	●腕神経叢伸張テスト	144
脊髄の病変	●レルミッテ徴候	146
	●ソトホールテスト&ブルジンスキー徴候	148
椎骨動脈スクリーン	●椎骨動脈スクリーンテスト（VAS）	150
	●ホウタンテスト	154

頚椎圧迫テスト（Cervical compression test）

目　的	頚部を下方に圧迫して、後部椎間関節の異常や椎間孔の狭窄をスクリーニングする。
患者のポジション	座位。
方　法	術者は患者の背後に立ち、左右の指を組んで患者の頭に置く。ゆっくりと、下方への力を加える。以下の通り、いくつかのバリエーションがある。 ①患者の頚椎を中間位に置く（写真5-1a.） ②患者の頚椎を側屈位に置く（写真5-1b.） ③患者の頚椎を回旋位に置く ④患者の頚椎を屈曲位に置く（写真5-1c.） ⑤患者の頚椎を伸展位に置く
検査結果の評価	局部の痛みは、後部椎間関節の異常、椎間孔の狭窄を疑う。神経根症状が再現されれば、神経根の刺激、圧迫を疑う。
臨床メモ	神経根圧迫のレベルの判定には、神経学的検査を行う（表5-2、図5-3）。上肢の神経は図5-6（P138）、腕神経叢は図5-7（P139）を参照する。図5-2に、頚椎と脊髄の前額面断面図を掲載する。 頭の位置と椎間孔の状態の関係を表5-1に示した。
別　名	文献によって呼び方が異なるが、一般に、頚椎側屈位で行うものをスパーリングテスト（Spurling's test）、あるいはジャクソン圧迫テスト（Jackson compression test／写真5-1b.）と呼んでいる。頚椎側屈位＋伸展位で行うものをスパーリングテストとしたり、頚椎回旋位で行うものを特にジャクソン圧迫テストと呼んでいる文献もある。頚椎を伸展位＋回旋位において行うものは、共通して最大頚椎圧迫テスト（Maximum cervical compression test）と呼ばれている（次項）。

5. 頚椎

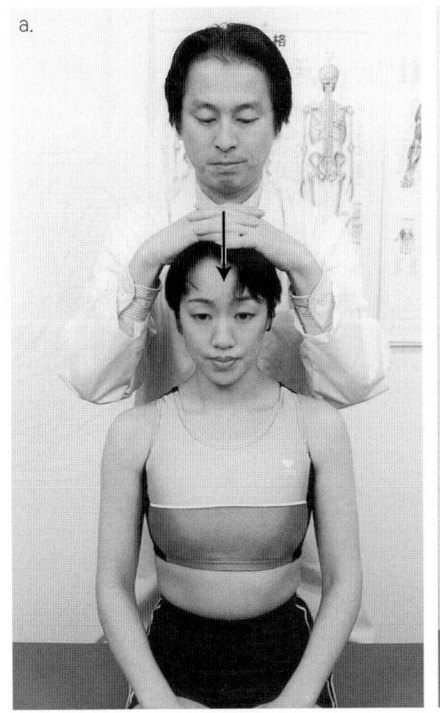

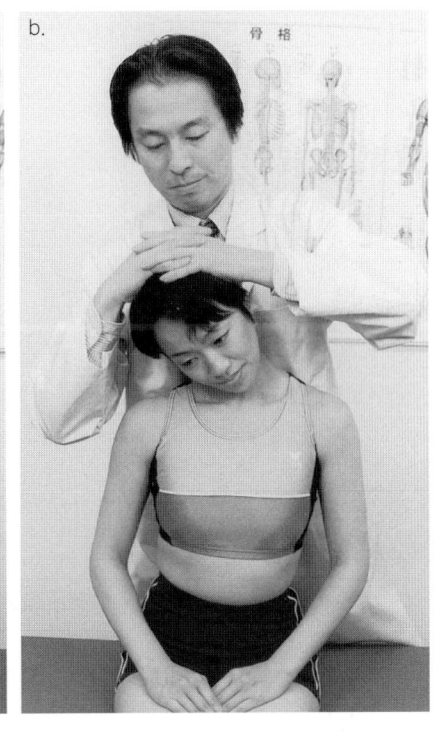

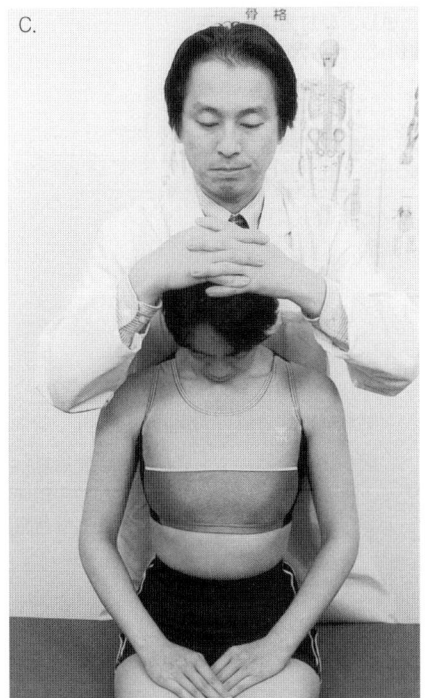

写真5-1：頚椎圧迫テスト
b. 頚椎を側屈させてのテスト、これを特に Jackson compression test と呼ぶ
c. 頚椎を屈曲させてのテスト

Ⅱ. 脊柱

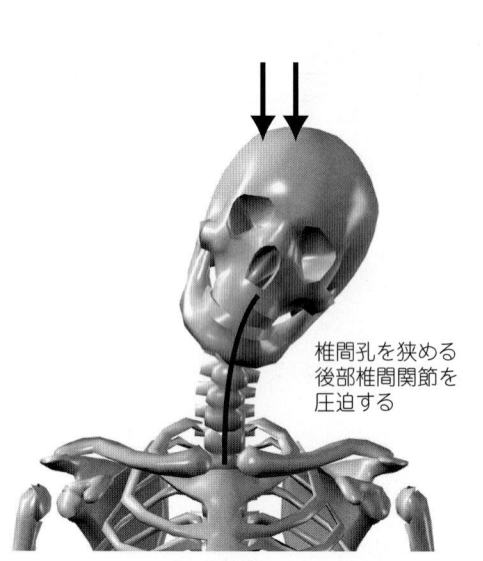

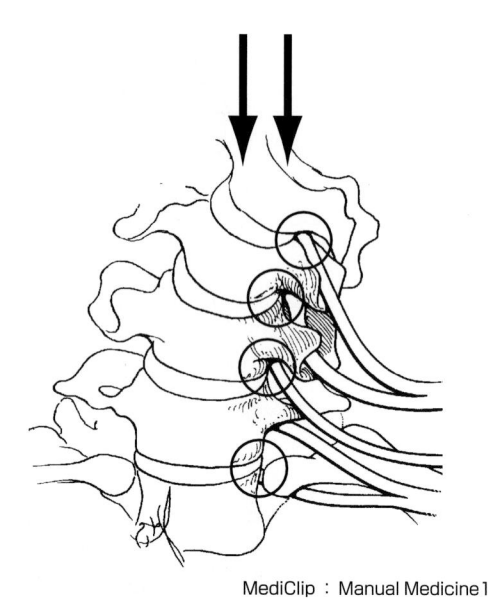

図 5-1：頚椎圧迫テストのメカニズム

椎間孔を狭める
後部椎間関節を
圧迫する

MediClip：Manual Medicine 1

頭の位置	椎間孔の状態
側屈	側屈側で縮小し、反対側は拡がる
回旋	回旋側で縮小し、反対側は拡がる
屈曲	変化なし
伸展	縮小
伸展＋回旋	両側で縮小：回旋側が顕著
屈曲＋回旋	回旋側で縮小し、反対側は拡がる

表 5-1：頭のポジションと椎間孔の状態
[Magee 1997]

レベル	反射	感覚（皮膚分節）	運動
C5	上腕二頭筋	図 5-3 を参照	三角筋（上部繊維）
C6	腕橈骨筋、（上腕二頭筋）		肘関節屈筋、手首伸筋
C7	上腕三頭筋、（腕橈骨筋）		肘関節伸筋、手首屈筋
C8	指関節筋、（上腕三頭筋）		母指伸筋
T1	なし		内筋

表 5-2：頚椎神経根レベル別の神経学的検査

5. 頚椎

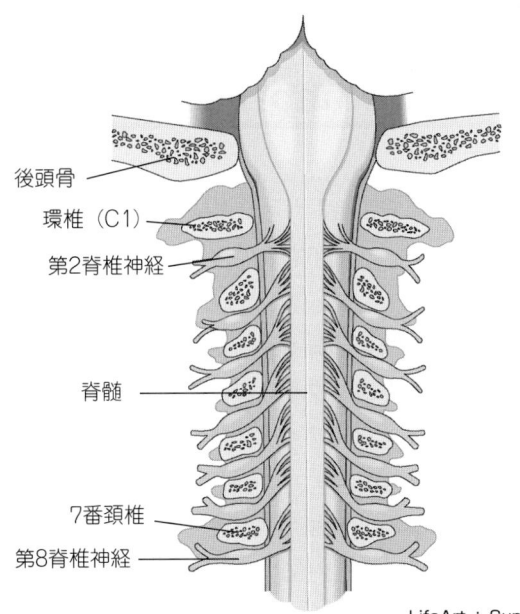

- 後頭骨
- 環椎（C1）
- 第2脊椎神経
- 脊髄
- 7番頚椎
- 第8脊椎神経

LifeArt：SuperAnatomy8

図5-2：頚椎の神経

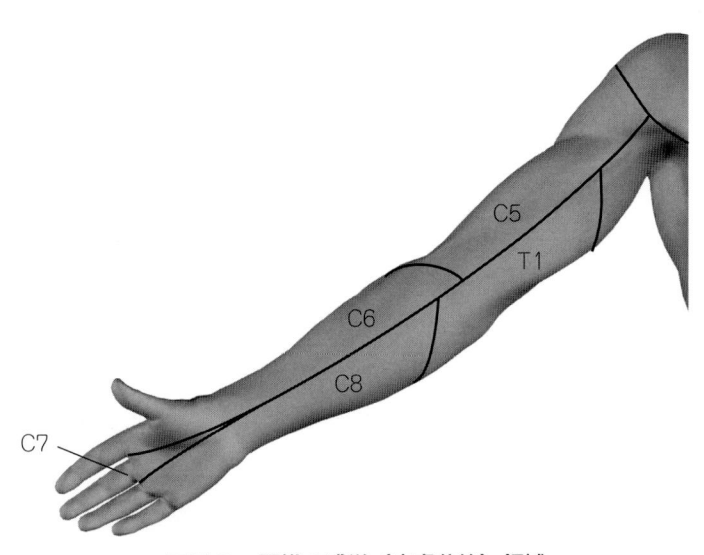

C5
T1
C6
C8
C7

図5-3：頚椎の感覚（皮膚分節）領域
実際には皮膚分節は大きく重なり合っている。また文献によっても文節の領域が大きく異なっている。本書では、簡略化して分かりやすく表現した

Ⅱ. 脊柱

頚椎の最大圧縮テスト
(Maximum cervical compression test)

目 的 ▶ 過伸展／屈曲と回旋を組み合わせた位置で、頚椎の圧迫テストを行い、椎間孔の狭窄をスクリーニングする。

患者のポジション ▶ 座位。

方 法 ▶ ①首を症状のある側に回旋させ、次に過伸展させる。症状が再現されたり、悪化するかどうかを観察する。この位置から前項の頚椎圧迫テスト（P124）のように、ゆっくりと下方への力を加えてもよい（写真5-2①）。一度、中間位に戻し、反対側を試す。この組み合わせは、椎骨動脈のスクリーンテストと同じ位置に頭部・上部頚椎を置くため、DeKleyn's test（P150「別名」参照）そのものである。P150、154の臨床メモを参照。

②首を症状のある側に回旋させ、次に屈曲させる。症状が再現されたり、悪化するかどうかを観察する。この位置から前項の頚椎圧迫テストのように、ゆっくりと下方への力を加えてもよい（写真5-2②）。一度、中間位に戻し、反対側を試す。

検査結果の評価 ▶ ①この位置では両側の椎間孔を狭窄するが、回旋側がより顕著と考えられている（P126 表5-1）。凹側に局部的な痛みが出れば後部椎間関節の異常、神経根症状が出現すれば骨棘などによる神経根の刺激／圧迫を疑う。凸側に痛みが出れば、頚椎の筋の捻挫／筋違いを疑う。

②この位置では、回旋側の椎間孔が狭窄し、反対側は拡がると考えられる（P126 表5-1）。凹側に神経根症状が出現すれば、骨棘などによる神経根の圧迫を疑う。

臨床メモ ▶ 名称通り、椎間孔に最大の圧力をかけるポジションでの検査法。患者が回旋と伸展を自動運動で行うと紹介している文献もある。関節に慢性的なストレスがかかると、滑膜や関節面が器質的変化を起こす。関節面の軟骨は薄くなり、関節の機能に変化が生じる。やがて、関節包や骨膜にもおよび、骨棘が形成され、椎間孔を狭窄することになる。

5. 頚椎

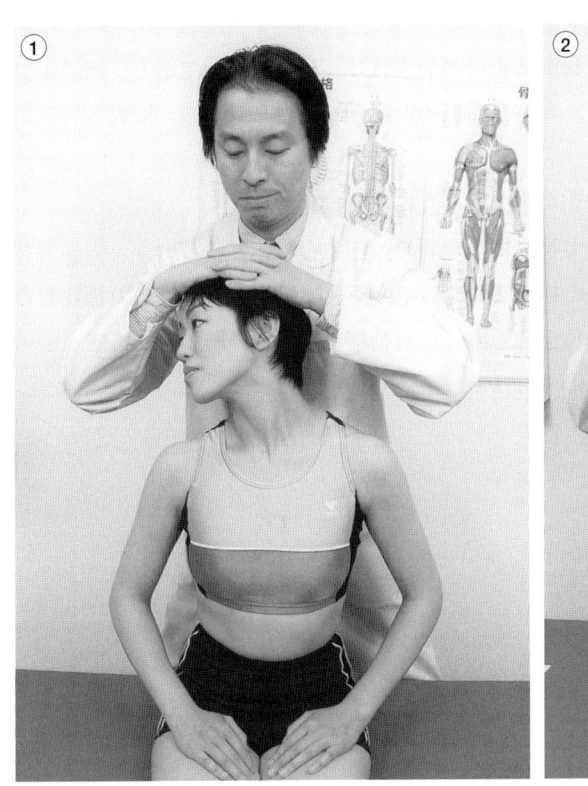

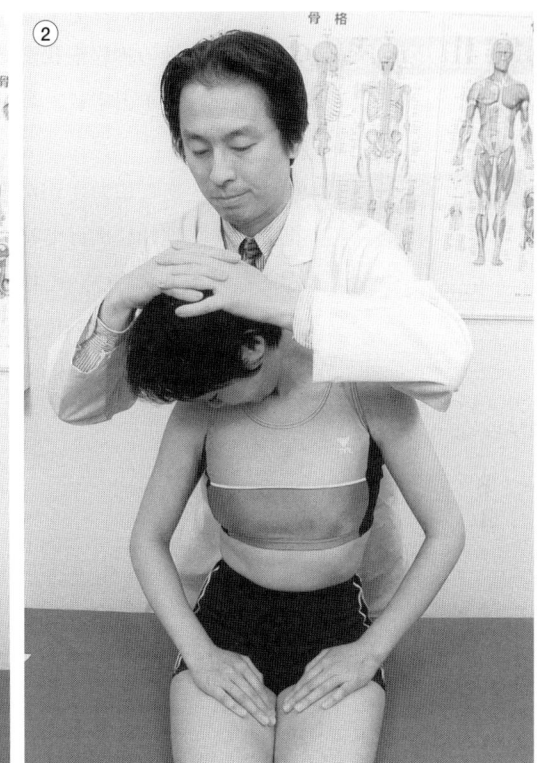

写真5-2：頚椎の最大圧縮テスト

Ⅱ. 脊 柱

頚椎引き離しテスト（Cervical distraction test）

目 的	頭部を上方に牽引して、椎間孔の狭窄、並びに筋や関節包の損傷を鑑別する。
患者のポジション	座位。
方 法	術者は患者の背後に立ち、左右の手で患者の頭部を挟むように掴む。母指を後頭骨に、残りの四指を側頭骨に置くと操作しやすい。頭を身体から離すように、ゆっくりと上方に向かって牽引する（写真5-3、図5-4）。この位置を約30～60秒間保つ。
検査結果の評価	牽引中に根性の神経症状が緩和、消失すれば、検査は陽性である。神経根の圧迫を疑う。牽引中に、頚椎に局所的な痛みが感じられたら、筋のスパズムを疑う。
臨床メモ	操作中に、あごに力がかからないように注意する。 椎間孔を物理的に広げて神経根への刺激／圧迫を緩和するという、病理解剖学的な考え方に基づいた検査法の一つである。実際には、腰椎での神経根の刺激／圧迫と同様に、化学的刺激による神経根の炎症、膨脹も、疼痛などの症状を引き起こしているのではないかと考えられる。P6の臨床メモを参照。

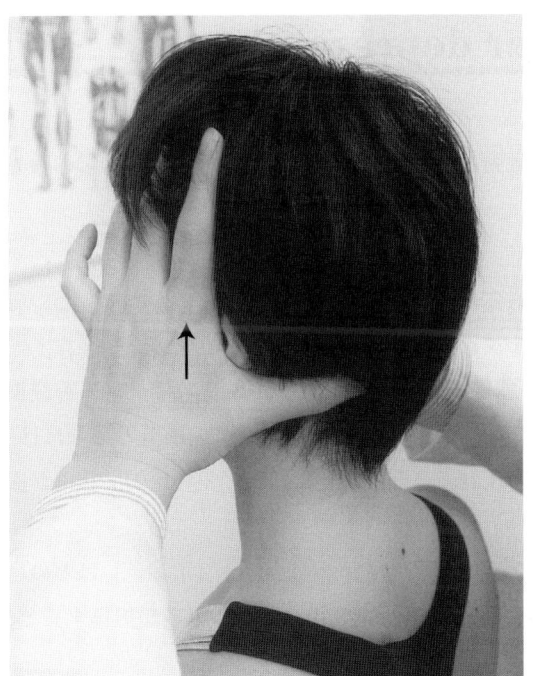

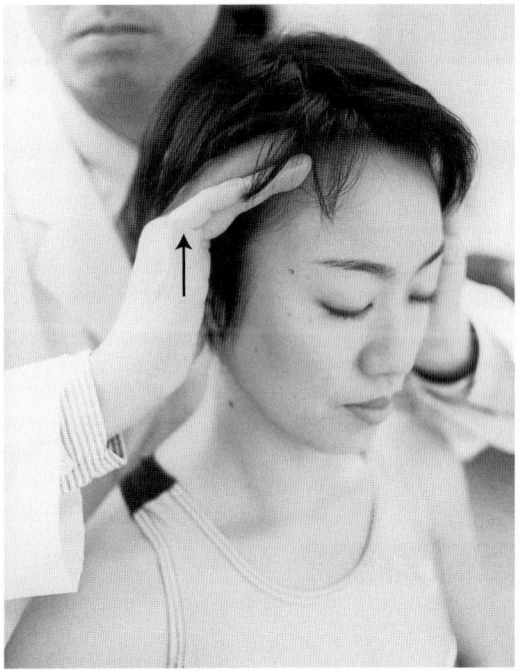

写真5-3：頚椎引き離しテスト
（右）顎関節（TMJ）に力がかからないように注意する

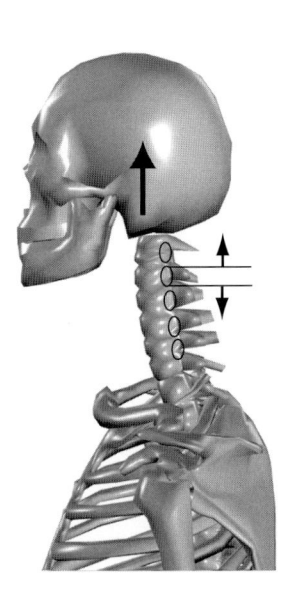

図5-4：頚椎引き離しテストのメカニズム

Ⅱ. 脊柱

肩の圧迫テスト（Shoulder depression test）

目 的	頭と肩を引き離すことで、硬膜スリーブ、神経根、腕神経叢等の癒着の検査を行う。
患者のポジション	座位。
方 法	術者は、一側の手を患側の肩に、他側の手を側頭部に置く。ゆっくりと、肩を押し下げると同時に、頭を反対方向に側屈させる（写真5-4）。
検査結果の評価	神経根症状が再現、または悪化したら陽性である。硬膜スリーブ、神経根（図5-5）、腕神経叢などの癒着を疑う。腕神経叢の圧迫、損傷の場合には、複数の皮膚分節に神経症状が現れることで、特定の神経根の圧迫／損傷／癒着と区別することが出来る。
臨床メモ	神経根は固定されておらず、通常約6〜13mm（1/4〜1/2インチ）ほどの可動性を持っている。ところが、打撲や骨棘など、付近の組織が損傷すると、瘢痕組織が出来、これが癒着の原因となる。

5. 頚椎

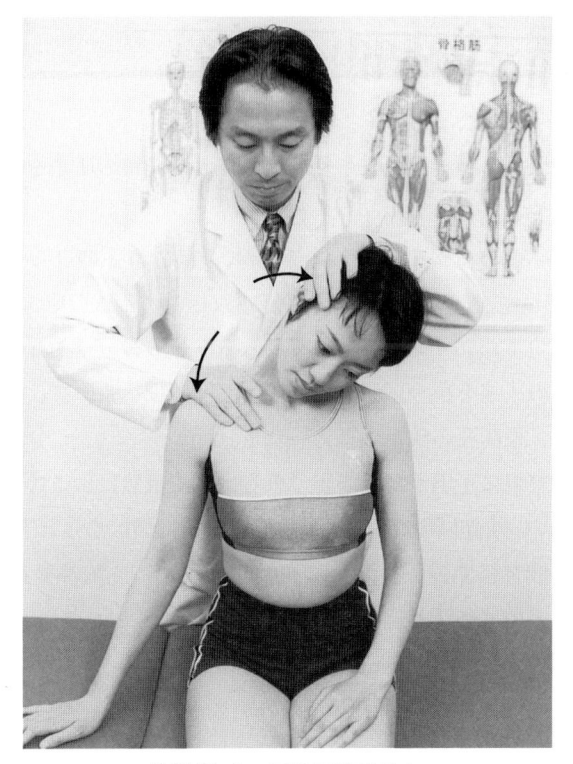

写真5-4：肩の圧迫テスト

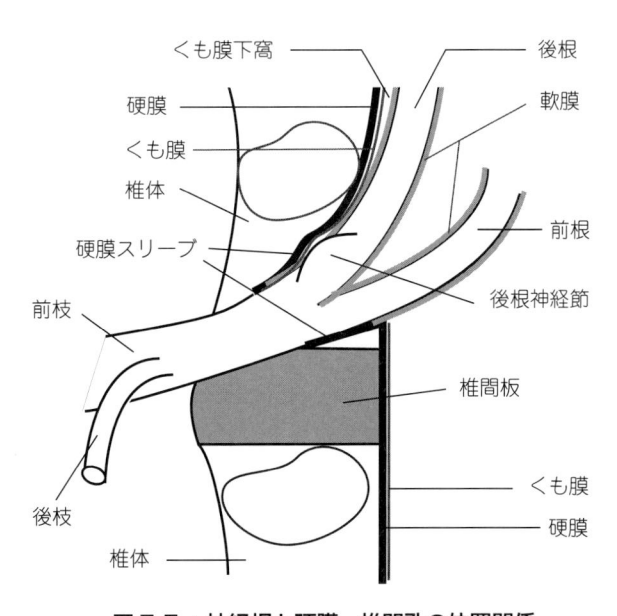

図5-5：神経根と硬膜、椎間孔の位置関係
（この図は特に頚椎をモデルにしたものではないので、脊椎全部にあてはめられる）

II. 脊柱

バカディ徴候（Bakody's sign）

目　的	上肢への神経を弛緩させることで、神経根の圧迫を検査する。
患者のポジション	座位。
方　法	症状のある腕を持ち上げ（外転、外旋）、手のひらを頭の上に乗せる（写真5-5）。
検査結果の評価	このポジションで、手の痺れ、痛み等の神経学的症状が緩和されれば、神経根の圧迫を疑う。原因としては、椎間板ヘルニア、退行性関節疾患などによる、椎間孔の狭窄が考えられる。
臨床メモ	神経根に圧迫がある場合、患者はごく自然に、この姿勢を取っていることが多い。検査の最終位置では、上肢への神経はもっとも緩んだ位置に置かれる。上肢神経伸張テスト（P136、140、142）／腕神経叢伸張テスト（P144）とは逆の検査法と言える。
別　名	肩外転テスト（Shoulder abduction test）ともいう。ただし、ローテーターカフ症候群を検査するためのテスト（P182）も同名で呼ばれているので混同しないこと。

5. 頚椎

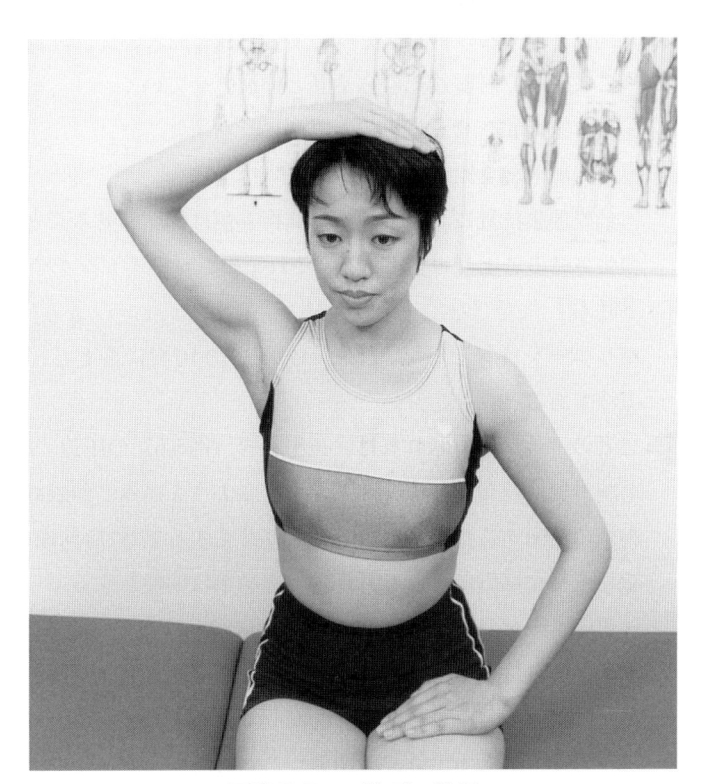

写真5-5：バカディ徴候

Ⅱ. 脊柱

上肢神経伸張テスト 1 - 正中神経
(Upper limb tension test 1 - median nerve)

目　的　　正中神経を伸張させて、同神経への刺激・圧迫をスクリーニングする。

患者のポジション　背臥位。

方　法
①背臥位の患者の検査側に立つ。まず肩を下制させて固定し、肩甲上腕関節の外転0度の位置で、肘関節を最大屈曲位に置く（〜⑥まで写真5-6）。
②次に、肘関節の屈曲を保ったまま上腕を最大外旋、約110度外転位に置く。
③ここから、肘関節をゆっくりと伸展させていく。
④手首を背屈させ、指を伸展方向に反らす。
⑤最後に前腕を回外させる。
⑥最終伸張位置において頚椎を非検査側に側屈させることで、神経をさらに伸張させることが可能となる。これをセンシタイジングテスト（感作テスト）と呼ぶ。

バリエーションとして、上腕の外転を約10度に落とし、同様の操作を行う方法もある。

検査結果の評価　患者の主訴が再現されれば、正中神経（図5-6）の圧迫／刺激を疑う。肘窩、前腕外側（橈側）前面のズキズキするような痛み、伸張感覚、伸張する末梢神経の支配する指のひりひり／ちくちくする感じ、肩前面の伸張感覚などは、全て正常な反応であると考え、検査結果は陰性とする。

臨床メモ　伸張テストのステップの順序は文献によって異なる。Mageeは神経の伸張テストにおける原則として、関節可動域の最も大きな関節を最後に操作することで、圧迫／刺激の度合いが測りやすいとしている［Magee 1998］。正中神経の伸張テストでは、肘関節がこれにあたる。ここでは、操作が行いやすいように、まず肘関節を伸展させ、次に手首や指を伸展させるステップを紹介している。大切なのは、ステップ毎に症状の再現を常に観察することと、最終的な上肢のポジション（P142 表5-3）である。

正中神経に加えて、前骨間神経、10度外転のバリエーションでは筋皮神経と腋窩神経を伸張できる［Magee 1997］。腕神経叢は、図5-7を参照する。

5. 頚椎

写真5-6：上肢神経伸張テスト1 - 正中神経

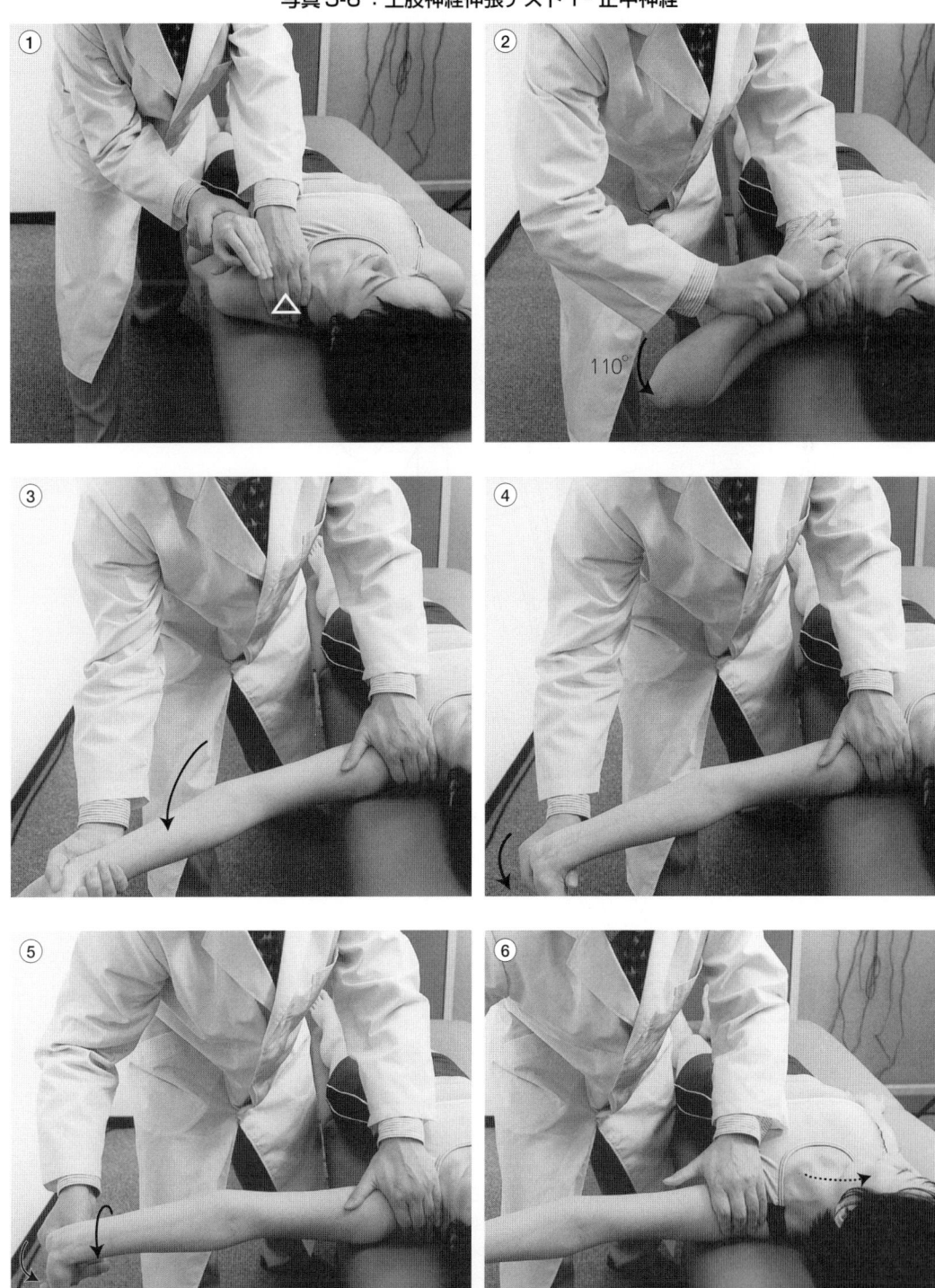

Ⅱ. 脊 柱

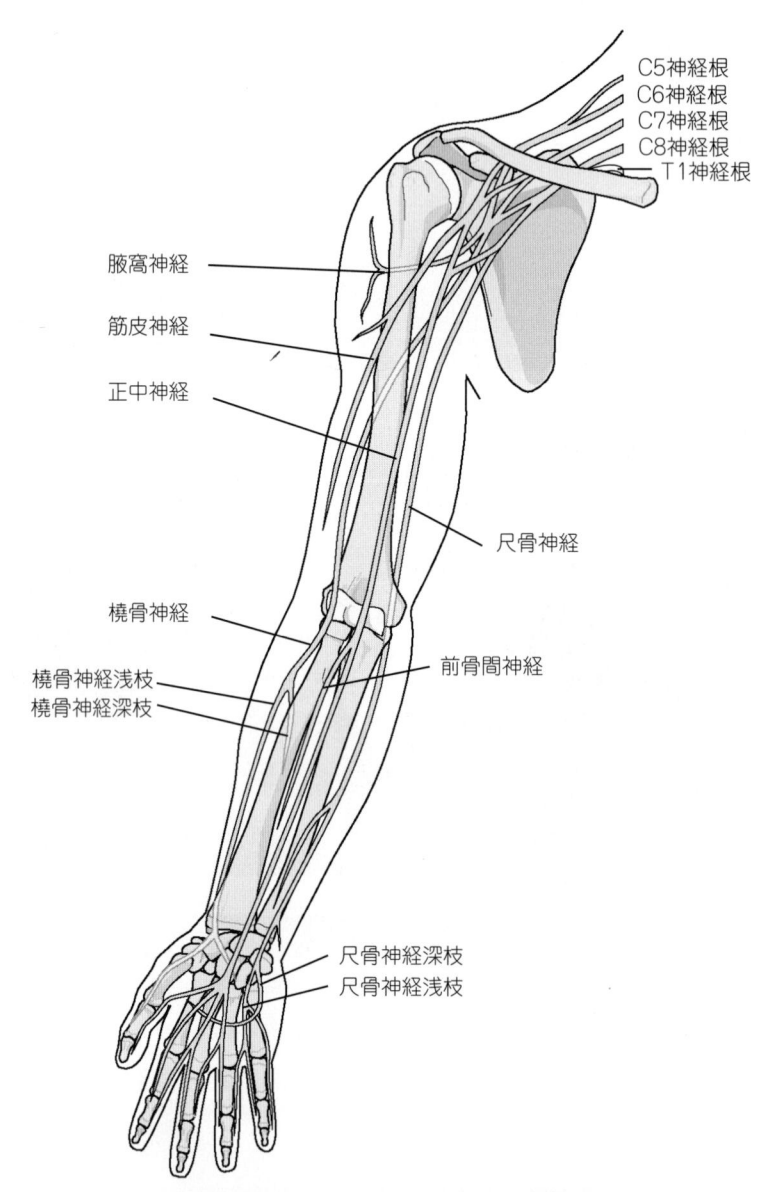

図 5-6：上肢の神経（右腕を前方／腹方から）
腕神経叢は図 5-7 を参照
LifeArt：SuperAnatomy8

ラベル：
- C5神経根
- C6神経根
- C7神経根
- C8神経根
- T1神経根
- 腋窩神経
- 筋皮神経
- 正中神経
- 尺骨神経
- 橈骨神経
- 橈骨神経浅枝
- 橈骨神経深枝
- 前骨間神経
- 尺骨神経深枝
- 尺骨神経浅枝

5. 頸椎

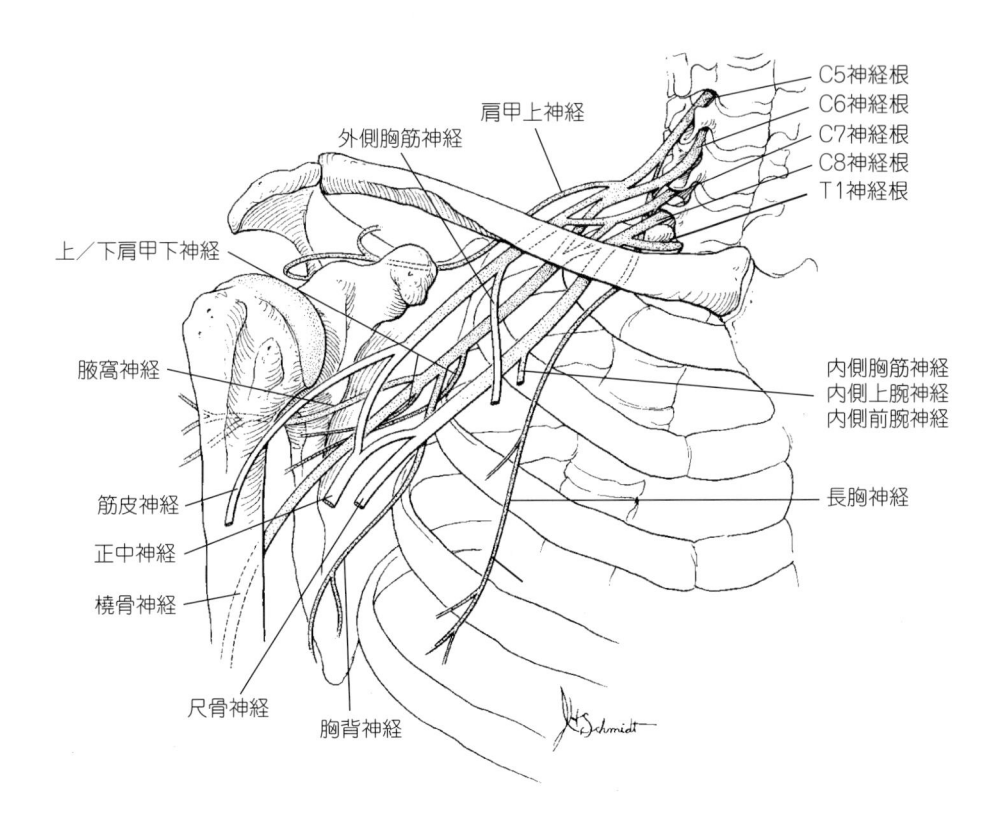

図5-7：腕神経叢

MediClip ： Manual Medicine 1

Ⅱ. 脊柱

上肢神経伸張テスト2-橈骨神経
(Upper limb tension test 2-radial nerve)

目的 ▶ 橈骨神経を伸張させて、同神経への刺激・圧迫をスクリーニングする。

患者のポジション ▶ 背臥位。

方法 ▶ ①背臥位の患者の検査側に立つ。まず肩を下制させて固定し、肩甲上腕関節の外転0度の位置で、肘関節を最大屈曲位に置く（〜⑥まで写真5-7）。
②次に、肘関節の屈曲を保ったまま、上腕を約10度外転位に置く。
③ここから肘関節をゆっくりと伸展すると同時に、上腕の内旋と前腕の回内を加える。
④手首を掌屈させる。
⑤さらに指を屈曲させていく。
⑥最終伸張位置において頚椎を非検査側に側屈させることで、神経をさらに伸張させることが可能となる。

検査結果の評価 ▶ 患者の主訴が再現されれば、陽性。橈骨神経（P138の図5-6）の圧迫／刺激を疑う。肘窩、前腕外側（橈側）前面のズキズキするような痛み、伸張感覚、伸張する末梢神経の支配する指のひりひり／ちくちくする感じ、肩前面の伸張感覚などは、全て正常な反応であると考え、検査結果は陰性とする。

臨床メモ ▶ ここでも操作性を考慮して、肘関節の動きを先に行った。詳しくは、上肢神経伸張テスト1-正中神経（P136）の臨床メモを参照のこと。最終的な上肢のポジションはP142の表5-3を参照する。

5. 頚椎

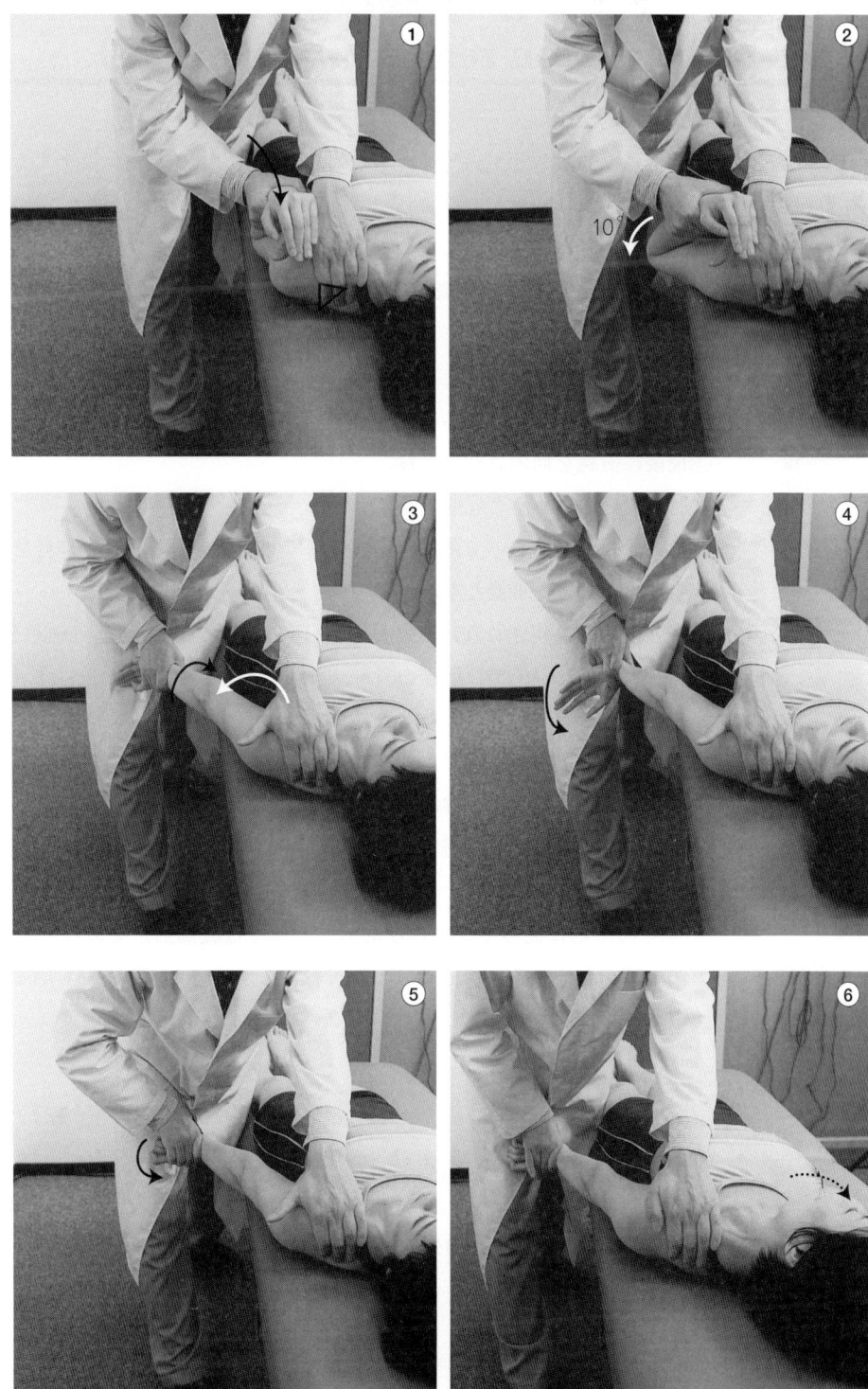

写真5-7：上肢神経伸張テスト2- 橈骨神経

Ⅱ. 脊柱

上肢神経伸張テスト3- 尺骨神経
(Upper limb tension test 3-ulnar nerve)

目的 ▶ 尺骨神経を伸張させて、同神経への刺激・圧迫をスクリーニングする。

患者のポジション ▶ 背臥位。

方法 ▶ ①背臥位の患者の検査側に立つ。まず肩を下制させて固定し、肩甲上腕関節を90度外の位置で、肘関節を最大伸展位に置く。さらに上腕を最大外旋に置く（〜⑤まで写真5-8）。
②肘関節を伸展位においたまま、手首、ならびに指（中手指節関節と指節間関節）を伸展＋撓屈させる。
③最後に前腕を回内させながら、
④肘関節をゆっくりと屈曲させていく。
⑤最終伸張位置において頚椎を非検査側に側屈させることで、神経をさらに伸張させることが可能となる。

検査結果の評価 ▶ 患者の主訴が再現されれば、尺骨神経（P138 図5-6）の圧迫／刺激を疑う。肘窩、前腕外側（撓側）前面のズキズキするような痛み、伸張感覚、伸張する末梢神経の支配する指のひりひり／ちくちくする感じ、肩前面の伸張感覚などは、全て正常な反応であると考え、検査結果は陰性とする。

臨床メモ ▶ 末梢神経（ここでは尺骨神経）の刺激／圧迫だけでなく、C8（頚椎第8脊髄神経）とT1（胸椎第1脊髄神経）の神経根への刺激／圧迫の検査法としても有効とされている。
Mageeの原則に従って、大きな関節（ここでは肘関節）を最後に操作する方法を紹介している。詳しくは上肢神経伸張テスト1- 正中神経（P136）の臨床メモを参照。

	パート1- 正中神経	パート2- 撓骨神経	パート3- 尺骨神経
肩甲骨の位置	下制	下制	下制
上腕肩甲関節	110度外転＋外旋	10度外転＋内旋	90度回転＋外旋
膝関節	伸展	伸展	屈曲
前腕	回外	回内	回内
手首／指	背屈、伸展	掌屈、屈曲	背屈＋撓屈、伸展
頚椎	反対側に側屈	反対側に側屈	反対側に側屈

表5-3：上肢神経伸張テストでの最終ポジションの比較

5. 頚椎

写真5-8：上肢神経伸張テスト3- 尺骨神経

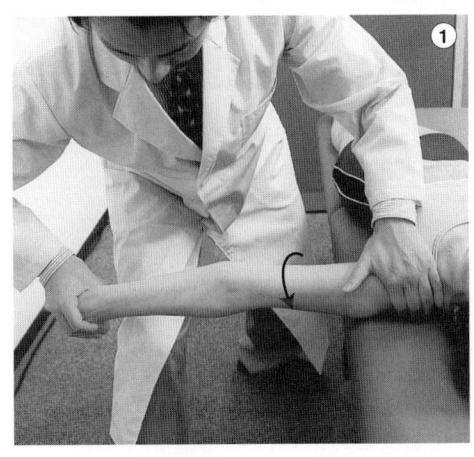

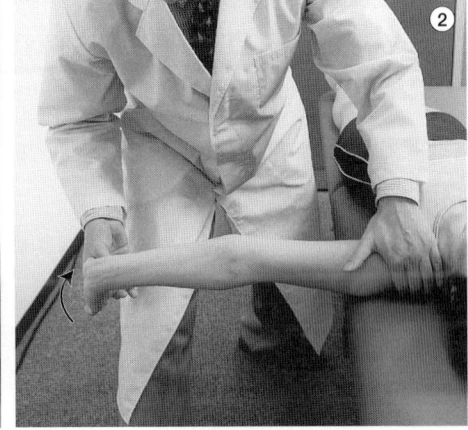

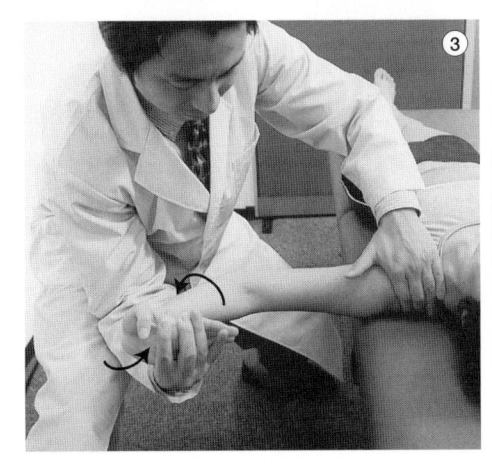

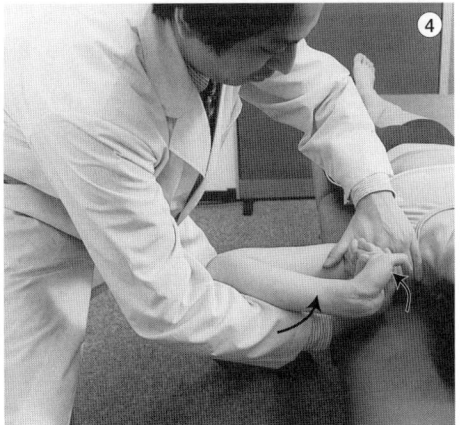

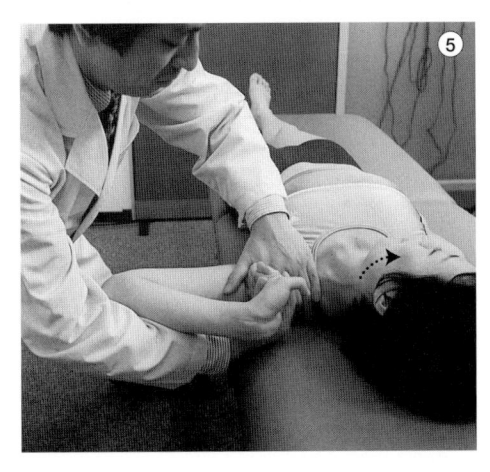

Ⅱ. 脊 柱

腕神経叢伸張テスト
(Brachial plexus tension test)

目 的	腕神経叢を伸張させて、神経の圧迫を検査する。
患者のポジション	座位。
方 法	①患者は、両腕を外転させる。肘は屈曲させない。術者は患者の背後に立ち、患者の腕を支える（〜④まで写真5-9）。 ②持ち上げた手を最大まで外旋させるよう患者に指示をする。 ③肘を屈曲させるよう指示をする。 ④首を屈曲させるよう指示をする（センシタイジングテスト）。
検査結果の評価	①から④のいずれかで痛みが再現されれば、神経根症候群を疑う。特にC5（頸椎第5脊髄神経）の神経根に異常があることが多い。
臨床メモ	この検査法は、腕神経叢を最大にストレッチする。EvansはC5の神経根に負荷がかかるとし、一方、MageeはC8、T1ならびに尺骨神経を伸張するとしている。陽性の場合は、C5を触診し、神経根症状が発生するかどうかを確かめる。C5の神経根症状では、三角筋付近の痛みも含まれる。肩からくる症状との鑑別が必要となる。

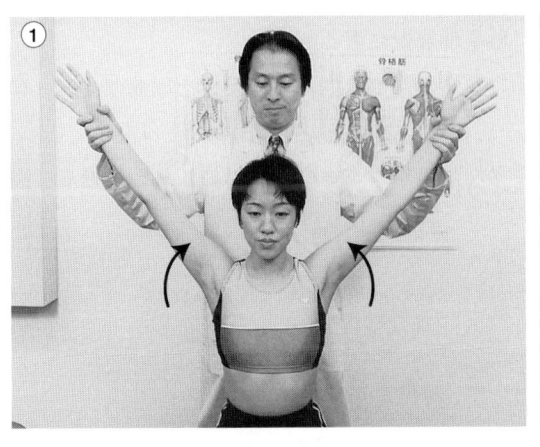

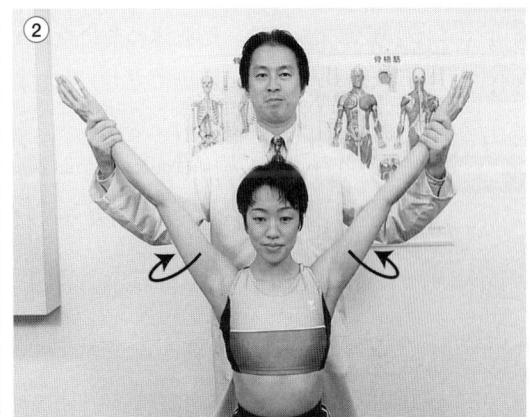

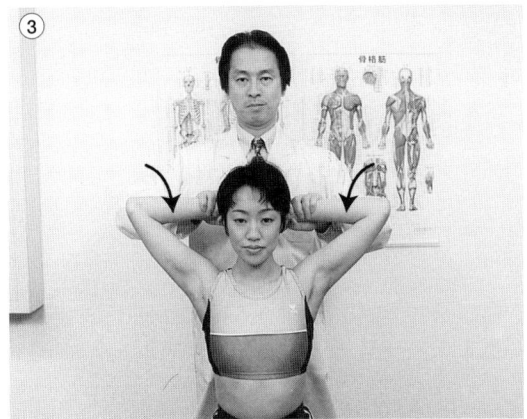

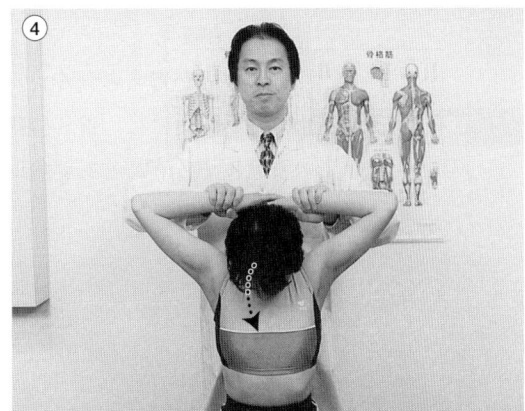

写真5-9：腕神経叢伸張テストの4ステップ

II. 脊柱

レルミッテ徴候（L'hermitte's sign）

目　的	頚椎を屈曲させて脊髄を伸張させることで、脊髄障害の検査を行う。
患者のポジション	座位。足を体の前に投げて、膝を伸展位に置く。
方　法	術者は背後に立ち、左右の手で患者の頭部を掴んで、頚椎を屈曲させる（写真5-10）。
検査結果の評価	陽性では、電気ショックのような痛みが、脊椎や四肢のいずれかに走る（図5-8）。脊髄障害を疑う。

1. 多発性硬化症
2. 脊髄の損傷
3. 椎間板ヘルニア
4. 腫瘍
5. ビタミンB_{12}不足
6. くも膜炎

等の原因が考えられる。

臨床メモ	陽性の場合には、電気診断や画像診断が必要。背臥位で行うことも可能。

5. 頚椎

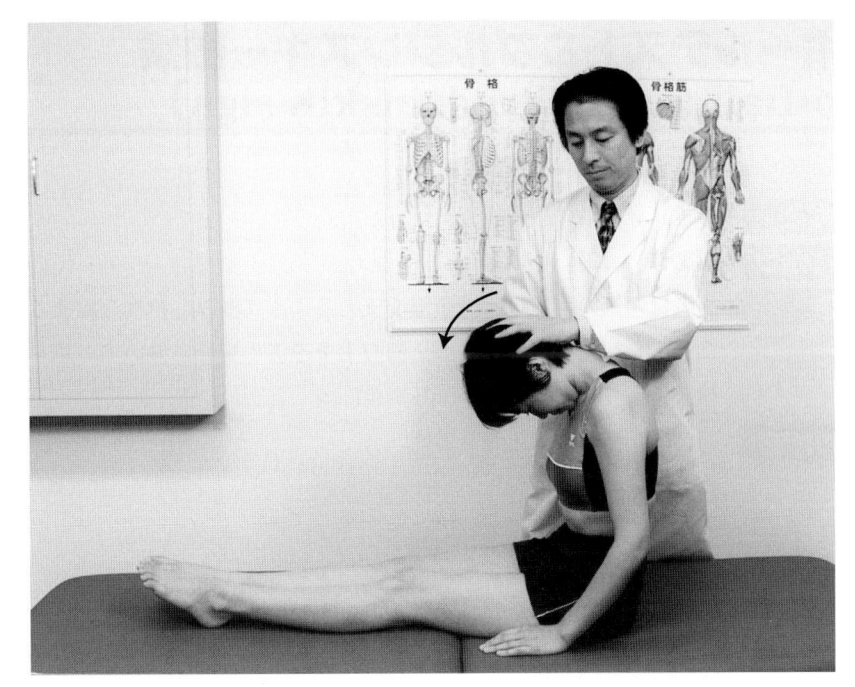

写真5-10：レルミッテ徴候

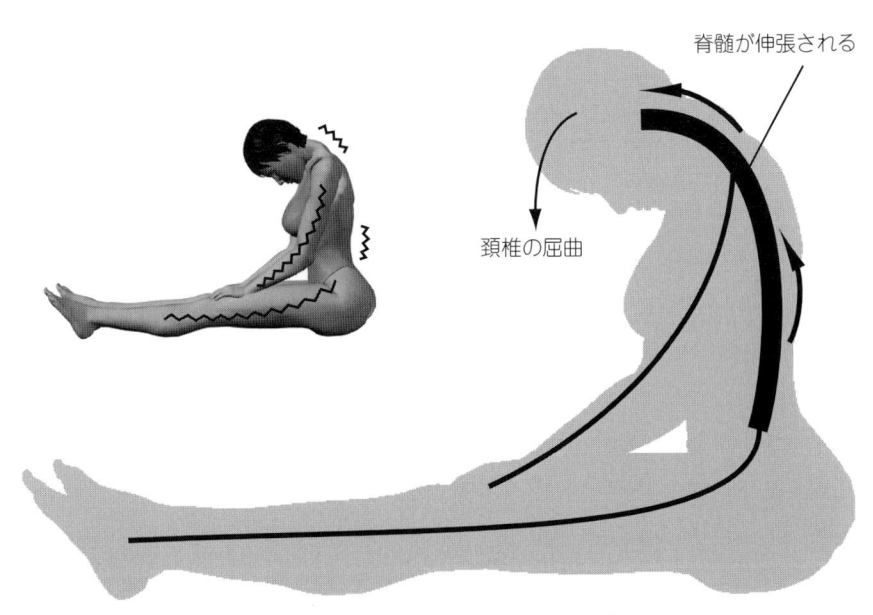

図5-8：レルミッテ徴候のメカニズム

II. 脊柱

ソトホールテスト&ブルジンスキー徴候
（Soto-Hall test & Brudzinski's sign）

目 的　脊椎、脊髄の障害の検査を行う。

患者のポジション　背臥位。

方 法　術者は両側の手で患者の頭部を支えるように掴み、頸椎を屈曲させる。患者の反応を観察する。術者は一側の手を患者の胸骨に置いて、患者の上半身を検査台に固定しても良い（写真5-11）。

検査結果の評価　局部的な痛みを訴えたら陽性。
1. 骨折／脱臼
2. 外骨腫症
3. 椎間板ヘルニア
4. 椎間関節の捻挫、筋や靭帯の損傷
5. 髄膜炎

等の病理が考えられる。

臨床メモ　操作に伴って患者が膝や股関節を屈曲することを、ブルジンスキー徴候（Bruzinski's sign）と呼ぶ（図5-9）。髄膜の炎症、刺激状態を疑う。患者の意識がしっかりし、神経学的な異常がほとんどみられないとしても、わずかでも発熱していれば、感染による髄膜炎を第一に疑うべきである。専門医に転医させ、脳脊髄液の検査が必要。

別 名　背臥位から、患者が能動的に頸椎を屈曲させるテストをソトホール・テスト（Soto-Hall test）と呼ぶ資料もあり、ネーミングに関しては非常に紛らわしい［Magee 1998］。どちらも同様の評価を行う。患者が能動的に頸椎を屈曲させる方法を、SLR等のテストと組み合わせることが出来る。これをセンシタイジングテストと呼び、テスト結果の確証の方法として使える（P6参照）。

5. 頚椎

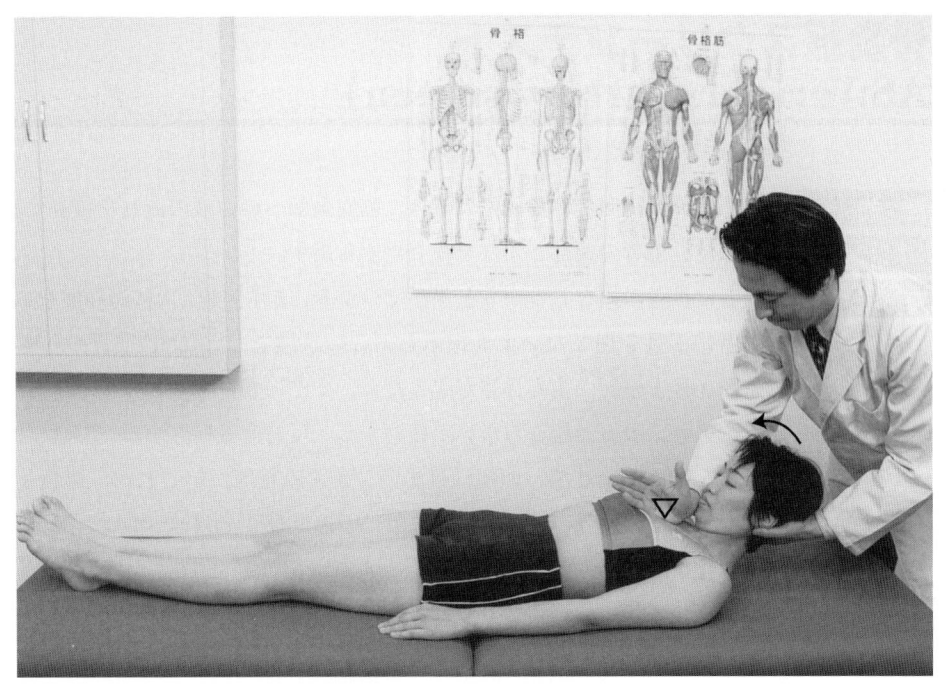

写真5-11：ソトホールテスト

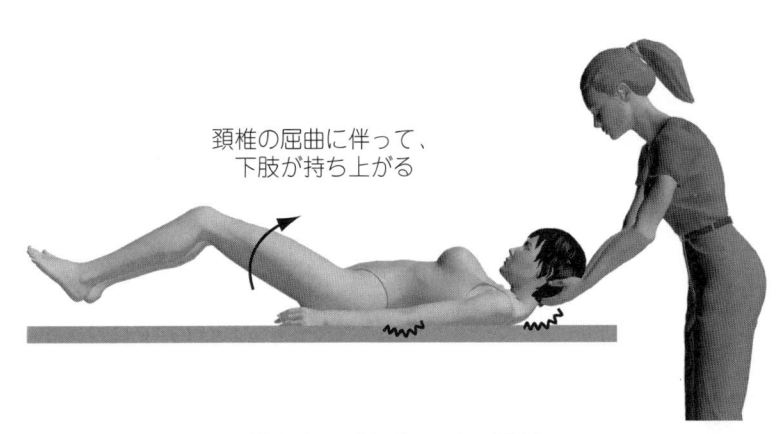

頚椎の屈曲に伴って、
下肢が持ち上がる

図5-9：ブルジンスキー徴候

II. 脊柱

椎骨動脈スクリーンテスト
（VAS:Vertebral artery screen）

目的 ▶ 頭部を伸展、回旋、側屈位に置き、脳底動脈への血液の流れを検査する。

患者のポジション ▶ 背臥位。患者の頭部と頚部を検査台から出す。

方法 ▶ 術者は患者の頭をしっかりと両手でつかみ、まず回旋、次に過伸展を加える。患者に、目を閉じないよう指示し、この状態を15～60秒間保つ。嘔吐感、頭痛、目まい、かすみ目等が起きたら、すぐに報告するよう指示する。術者は、患者に眼振が起こらないか観察する。反対側も検査する（写真5-13）。

検査結果の評価 ▶ 眼振を始め、嘔吐感、頭痛、目まい、かすみ目等が起これば、陽性とする。頚椎動脈と頚動脈（図5-10）の狭窄、圧搾を疑う。頚椎へのマニピュレーションは禁忌となる。

臨床メモ ▶ 頚椎マニピュレーションの前に行なう椎骨動脈のスクリーニングとして推奨されているテストである。カイロプラクターを始めとするマニュアルメディスンの臨床家にとって、頚椎へのマニピュレーションに伴う後マニピュレーション症候群（Postmanipulative syndrome）のリスクは無視できない。その頻度は、75,500回に1回から130万回に1回まで、文献によって差が大きい［Rivette et al 1999］。一般的に、回旋と伸展の組み合わせによって椎骨動脈が圧迫され、脳底動脈への血流が減少し、目まい、かすみ目などの原因になるとされる。特に環椎と軸椎の間の脊椎動脈が影響を受けやすい（図5-11）。最近の研究報告では、血流の減少と発症とが必ずしも一致しないことから、陽性の場合には脳底動脈への副行循環が悪いためと考えられる。ところが、テストのポジションは、頚椎の関節や筋にストレスを加えるため、反射性／頚性眩暈による目まい、かすみ目等、疑陽性が出やすいとも考えられる。反対に、副行循環が正常なためテストは陰性でも、椎骨血管の病変などによるリスクは皆無とは言えない。頚椎マニピュレーション（特に軸椎環椎関節）を行なう際、出来るだけ回旋位、伸展位、あるいは回旋＋伸展位を避けること。側屈位が椎骨動脈への影響が最も少ないという報告もある。［Rivette et al 1999］ 次項ホウタンテスト（P154）の臨床メモを必ず参照のこと。

別名 ▶ DeKleyn's test／Hallpike maneuverともいう。Evansは、伸展と回旋だけの操作法をDeKleyn's test、側屈を加えたものをHallpike maneuverと区別している［Evans 1994］。Mageeは、DeKleyn's testを座位で行うと紹介している［Magee 1997］。

5. 頚椎

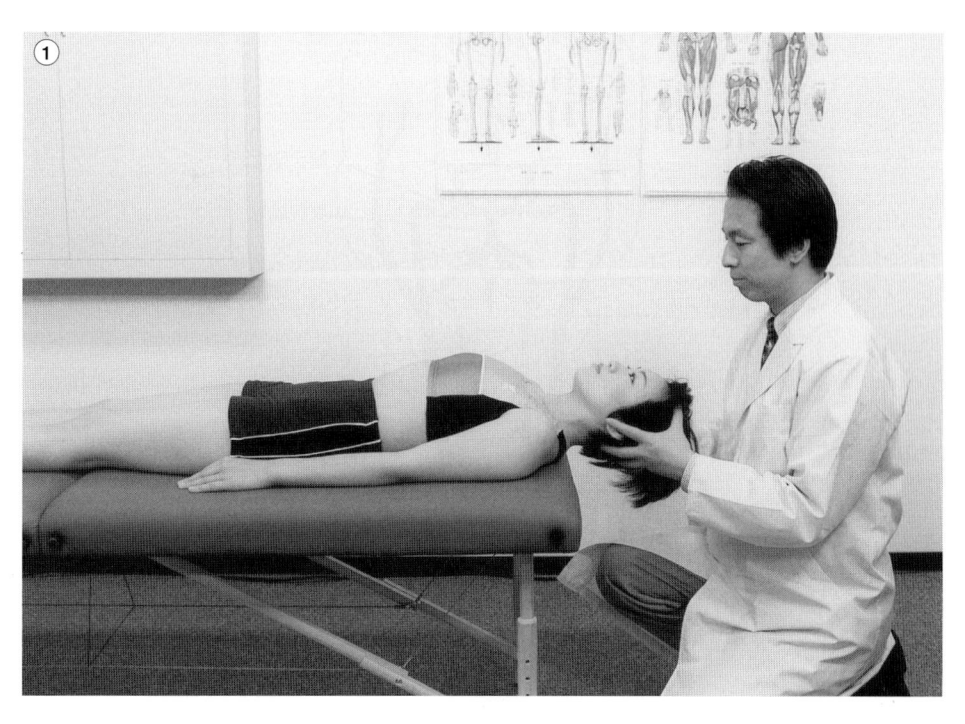

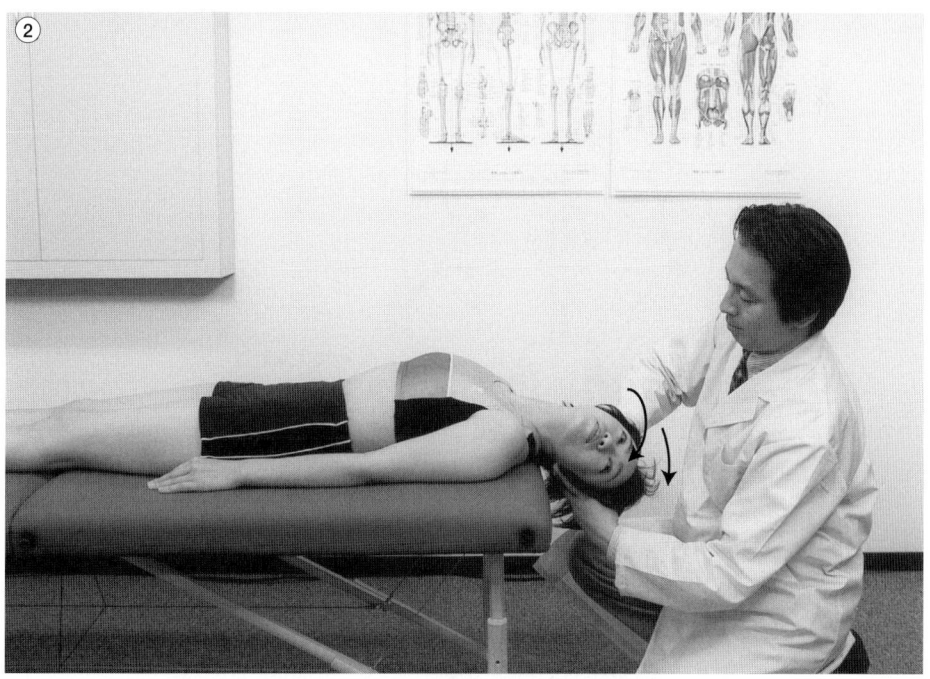

写真5-13：椎骨動脈スクリーンテスト

II. 脊柱

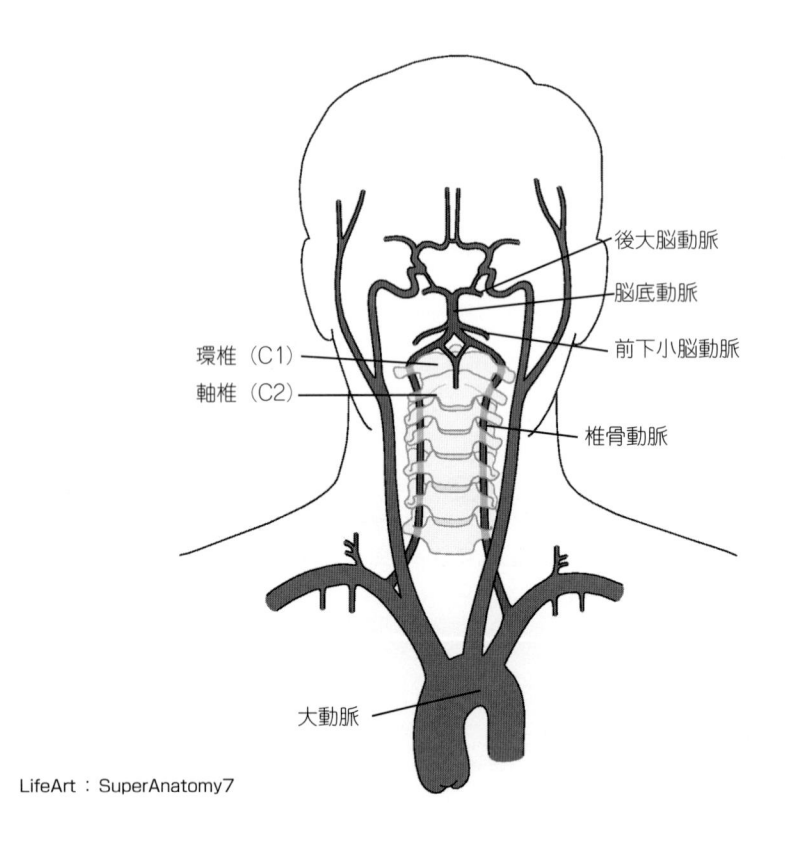

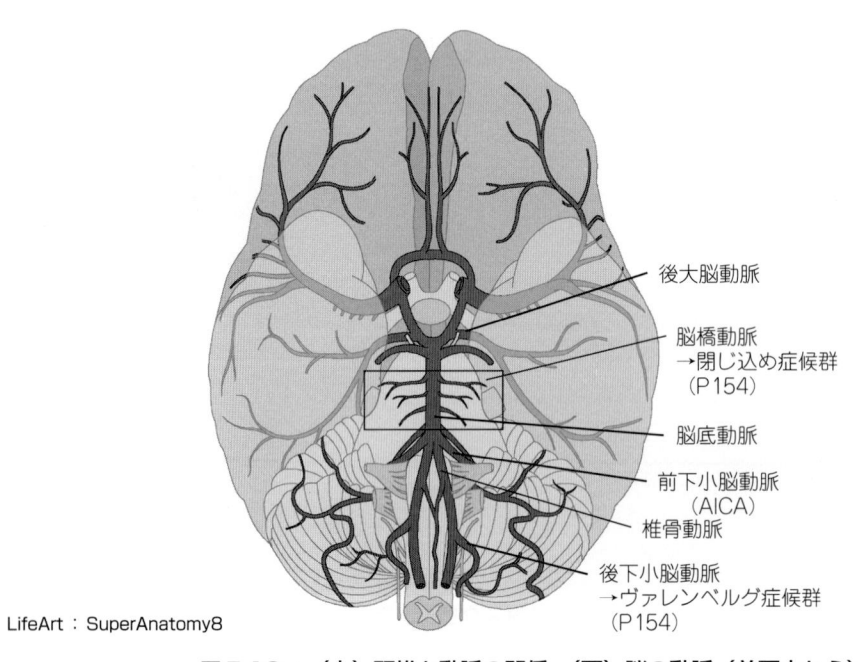

図5-10：（上）頚椎と動脈の関係、（下）脳の動脈（前下方から）

5. 頚椎

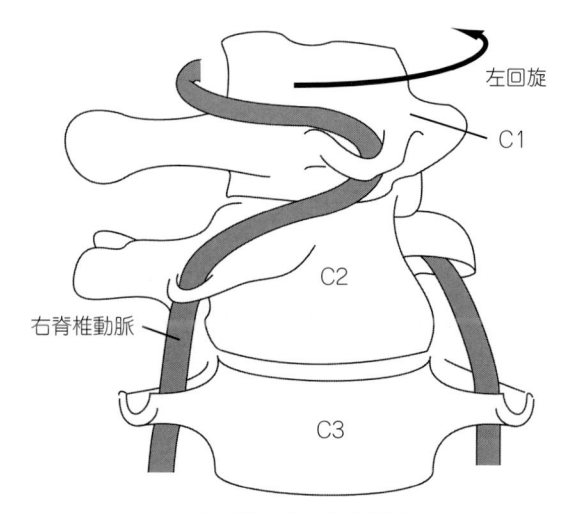

図5-11：左回旋に伴う右脊椎動脈の伸張

1. C1横突起とC2横突起の間の脊椎動脈が過伸張される（図5-11）
2. 非回旋側のC3上関節突起が脊椎動脈を背方から圧迫
3. C1横突起が内頚動脈を圧迫
4. C4-5、C5-6間では、回旋側の脊椎動脈がルシュカ関節によって圧迫
5. C1とC2の横突孔の間で、下頭斜筋が脊椎動脈を圧迫
6. C1後弓と大後頭孔の間で、C1-C2の関節包（腹方）／環椎後頭膜が伸展時に椎骨動脈を圧迫
7. 椎骨動脈がC6横突孔を通過する直前に頚長筋によって圧迫される
8. 回旋時に、第二脊髄神経前枝によって椎骨動脈が圧迫

表5-4：圧迫が起こると考えられている部分

非回旋側がより顕著と考えられているが回旋側も同様に血流減少が起こるという研究報告もある［Evans 1994、Haldeman 1990 ch. 32］

Ⅱ. 脊柱

ホウタンテスト（Hautant's test）

目 的	屈曲させた上肢を指標として、脳底動脈への血液の流れを検査する。
患者のポジション	立位。
方 法	①座位から両側の腕を90度屈曲させ、手のひらを上に向ける。患者に目を閉じるように指示を与える。 ②患者は一度目を開け、頚部を伸展・回旋位に置く。この位置でもう一度目を閉じる。反対側への回旋位で検査を繰り返す（写真5-14）。
検査結果の評価	①この状態で腕が落ちるようであれば、頚椎の関節の可動性が制限されていることを疑う。関節の可動性が制限されると固有受容器からの求心性インパルスが減少する。 ②この状態で腕が落ちるようであれば、椎骨動脈の圧迫を疑う。
臨床メモ	前出の椎骨動脈スクリーンテスト、本項のホウタンテストの前には、必ず頚動脈、鎖骨下動脈を聴診し、脈動や血管雑音が無いかを確かめる（図5-12）。患者に息を止めるよう指示し、聴診を行う。病歴や血圧にも注意したい。 後マニピュレーション症候群は、一過性の脳幹の欠血を始め、軽度の神経科学的欠損、あるいは高度の後遺症を残すものまである。椎骨動脈の脈管内膜が破壊されると、血栓症による血管閉塞、内膜下血腫、動脈の切離、疑似動脈瘤などが形成されやすくなる。後下小脳動脈（P152 図5-10）の閉塞では延髄背側梗塞が起こる。これを外側脳髄症候群またはヴァレンベルグ症候群（Wallenberg's syndrome）と呼ぶ。患側の顔面と健側（反対側）の躯幹、上・下肢の痛覚・温覚が消失し、小脳失調やホルネル症候群を伴う。脳底動脈（P152 図5-10）が閉塞を受けると、意識は鮮明だが、全身麻痺（ただし瞬きのみ可能）閉じ込め症候群（Locked-in syndrome）または大脳延髄脊髄分離症候群（Cerebromedullospinal disconnection syndrome）が起こる。

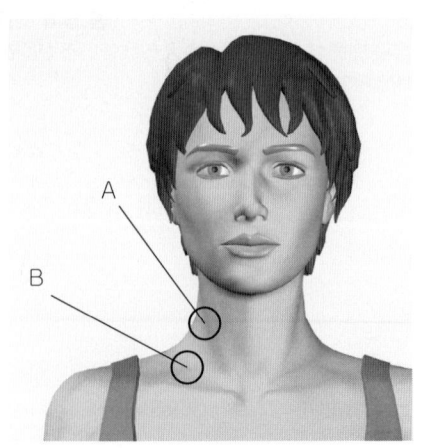

図5-12：動脈の聴診位置
A.頚動脈、B.鎖骨下動脈

5. 頚椎

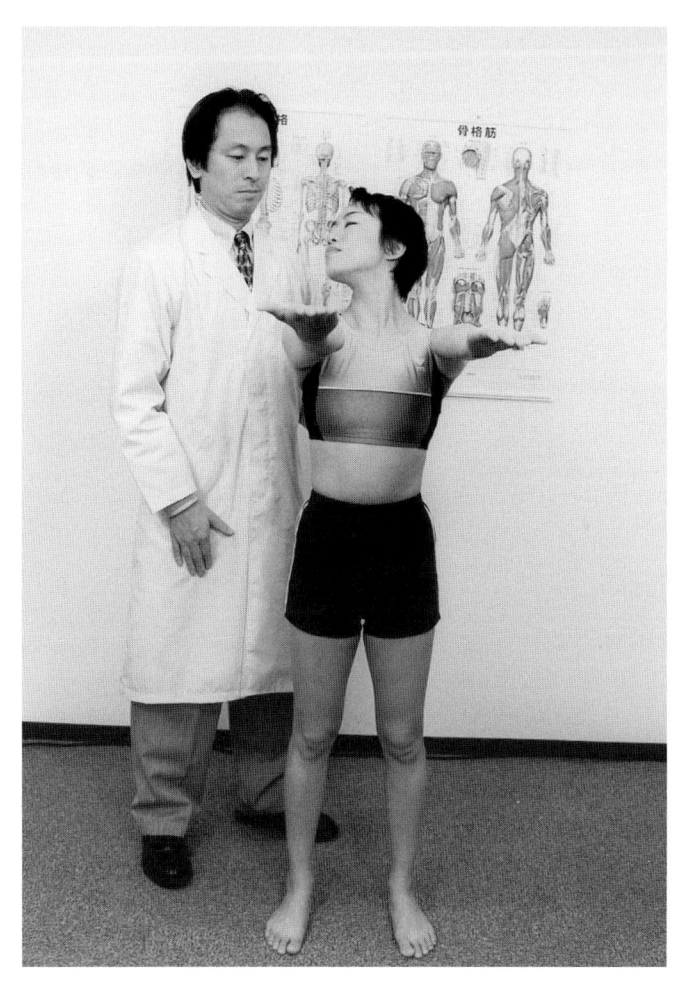

写真5-14：ホウタンテスト（②）

Ⅲ. 肩・上肢

6. 肩

主な鑑別／判定の目的	テスト名	ページ
不安定性／脱臼	●不安定性テスト‐肩：前方圧迫	160
	●不安定性テスト‐肩：後方圧迫	164
	●ロード＆シフトテスト	166
	●ロックウッドテスト	168
	●デューガス徴候	170
上腕二頭筋長頭の腱の検査	●アボットサンダーテスト	172
	●スピードテスト	176
	●ヤーガソンテスト	178
ローテーターカフ症候群／Impingement syndrome	●アプレイの引っ掻きテスト	180
	●肩関節外転テスト	182
	●腕の落下テスト	186
	●棘上筋衝突テスト	188
	●棘上筋テスト	190
滑膜炎	●ダウバーン徴候	192
胸郭出口症候群（TOS）	●EAST：Elevated arm stress test	194
	●アドソンテスト	196
	●肋骨‐鎖骨圧迫テスト	198
	●ライトテスト	200
頚椎からくる関連痛‐椎間板異常、椎間孔の狭窄、神経根の圧迫	→頚椎の章を参照（P123）	

不安定性テスト - 肩：前方圧迫
(Apprehension test-shoulder : anterior instability)

| 目 的 | 上腕骨頭を前方に圧迫して、肩甲上腕関節の不安定性をスクリーンする。 |

| 患者のポジション | 座位または立位。 |

| 方 法 | 検査側の腕を90度外転、外旋位、肘を90度屈曲位におく。術者は患者の斜め後方に立ち、一側の手で持ち上げた側の肩関節に後方からコンタクト、他側の手で持ち上げた手首を掴む。手首の位置はそのままで、肩を前方にゆっくりと押していく（写真6-1、図6-1）。患者の表情を観察する。 |

| 検査結果の評価 | 患者が痛みを訴えたり、「肩が外れる感じ」がすれば陽性。習慣的脱臼や過去の脱臼、関節包の損傷を疑う。 |

| 臨床メモ | 肩甲上腕関節は、人体中最大の可動性を示す球関節（3軸性関節）である。関節窩に対し、上腕骨頭は曲率が2～3倍大きく、そのため関節の適合性が悪い。これを補うのが関節唇である。関節包は緩く、関節上腕靭帯がこれを補強する（図6-2）。さらに回旋筋腱板／ローテーターカフ筋（Rotator cuff muscles）が副靭帯としての働きをする（図6-3、表6-1）。
肩甲上腕関節の脱臼は腹方／前方が95～99％と圧倒的に多く（図6-4）、背方／後方は比較的まれである（次項を参照）。脱臼時には、腋窩動脈や腕神経叢の損傷を伴うケースが多い。 |

6. 肩

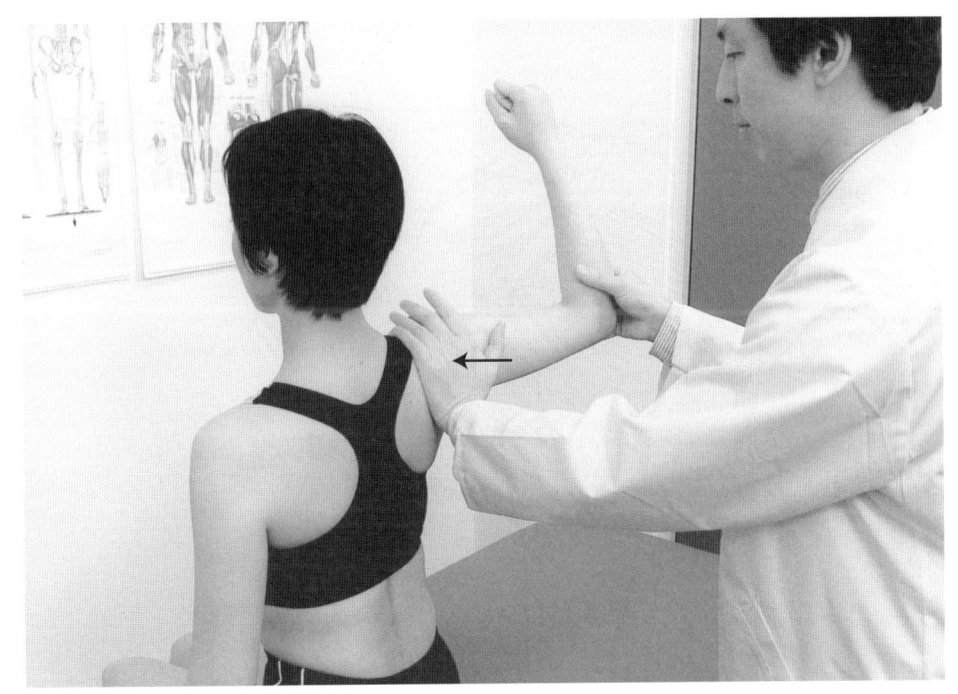

写真6-1：不安定性テスト - 肩：前方圧迫

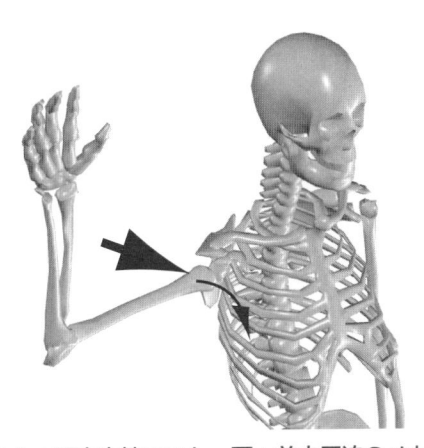

図6-1：不安定性テスト - 肩：前方圧迫のメカニズム

Ⅲ. 肩・上肢

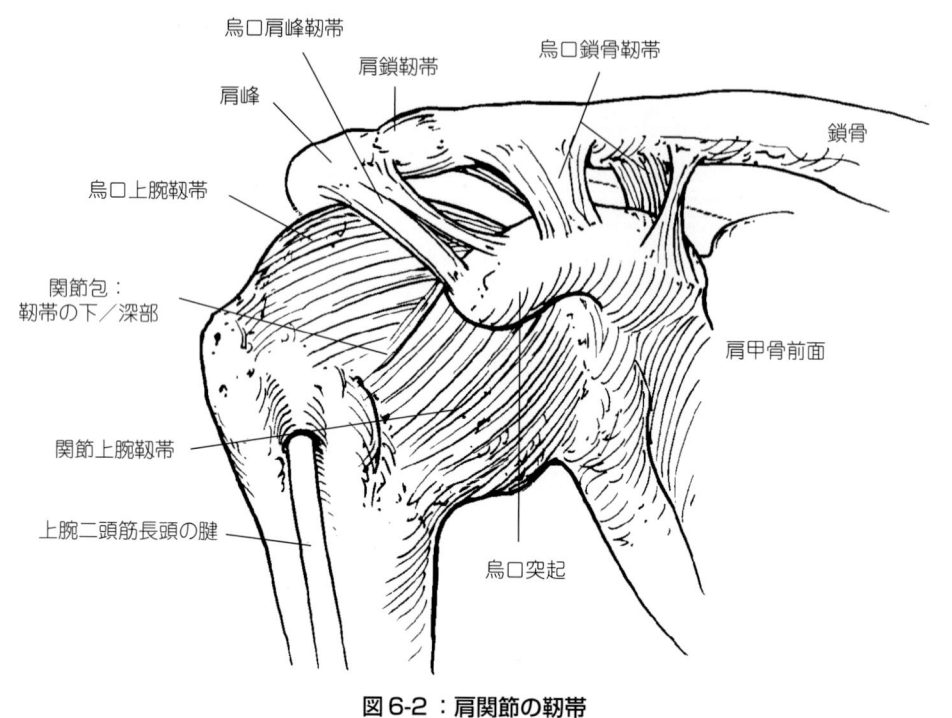

図6-2：肩関節の靭帯
MediClip : Manual Medicine 1

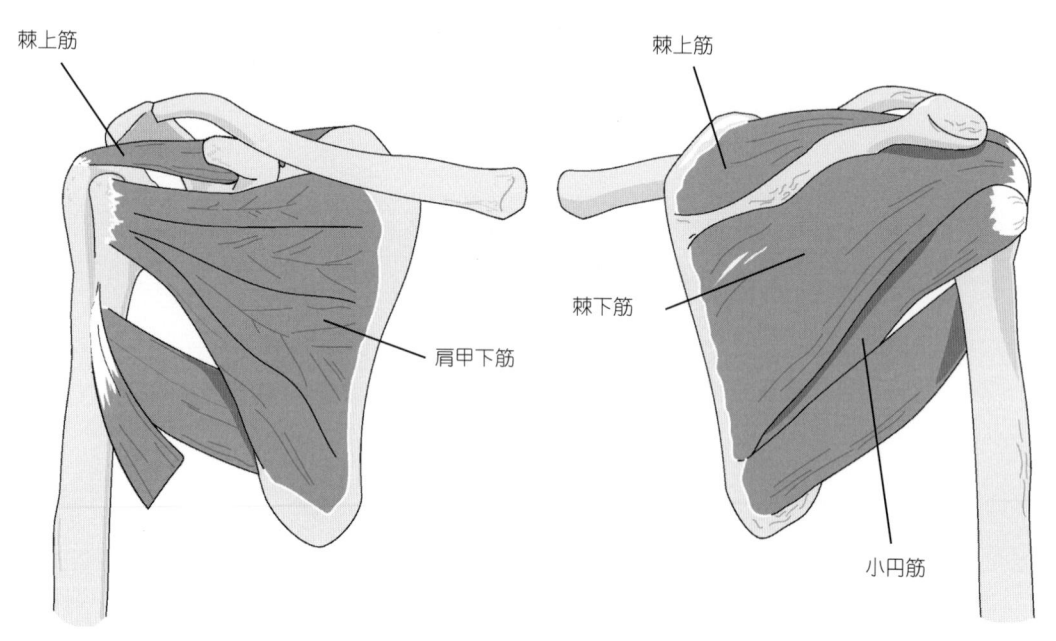

図6-3：回旋筋腱板／ローテーターカフ筋
（左）肩甲骨腹方から、（右）肩甲骨背方から
LifeArt : Super Anatomy 1

6. 肩

筋の名称	起始	停止／付着	機能
棘上筋	肩甲骨棘上窩の内側2/3、棘上筋膜	上腕骨大結節（上部）	肩甲上腕関節外転、外旋
棘下筋	肩甲骨棘下窩の内側2/3、棘下筋膜	上腕骨大結節（中部）	肩甲上腕関節外旋
小円筋	肩甲骨腋窩縁背面近位2/3	上腕骨大結節（最下部）ならびに上腕骨体近位	肩甲上腕関節外旋、内転
肩甲下筋	肩甲骨の肩甲下窩と腋窩縁に沿う溝	上腕骨の小結節ならびに肩甲上腕関節関節包前部	肩甲上腕関節内旋
（上腕二頭筋長頭）	関節上結節	橈骨粗面	肩関節屈曲、肩関節外旋時には外転を助ける

表6-1：回旋筋腱板／ローテーターカフ筋
どの筋も上腕骨頭を肩甲骨窩に圧迫し、安定させる機能を持つ。上腕二頭筋長頭は一般的には回旋筋腱板には含まれないが、関節包の上部を補強する筋として、機能的には回旋筋腱板の一つに含むことが出来る

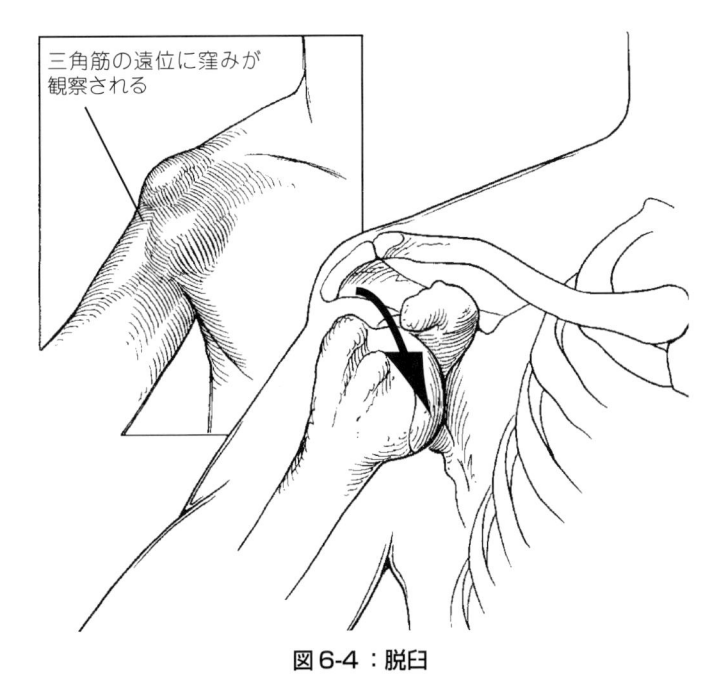

図6-4：脱臼
MediClip：Manual Medicine 1

不安定性テスト - 肩：後方圧迫
（Apprehension test-shoulder : posterior instability）

目　的	上腕骨頭を後方に圧迫して、肩関節の不安定性を検査する。
患者のポジション	背臥位。
方　法	術者は検査側の肩関節を90度屈曲、内旋位に置く。この位置で、検査側の屈曲させた肘にコンタクトし、検査台の方向へ上腕を（肩を）圧迫する（写真6-2）。
検査結果の評価	患者が痛みを訴えたり、「肩が外れる感じ」がすれば陽性である。陽性の場合、術者が力を加えようとすると、患者は脱臼を恐れて抵抗する。肩甲上腕関節の後方脱臼を疑う。
臨床メモ	肩甲上腕関節の後方脱臼は、前方脱臼（前項）と比較すると、非常に稀にしか見られない。事故直後の触診では、烏口突起の出っ張りが大きく感じられる。正確な診断には画像検査が不可欠である。
別　名	Tests of Gerber and Ganz ともいう。

6. 肩

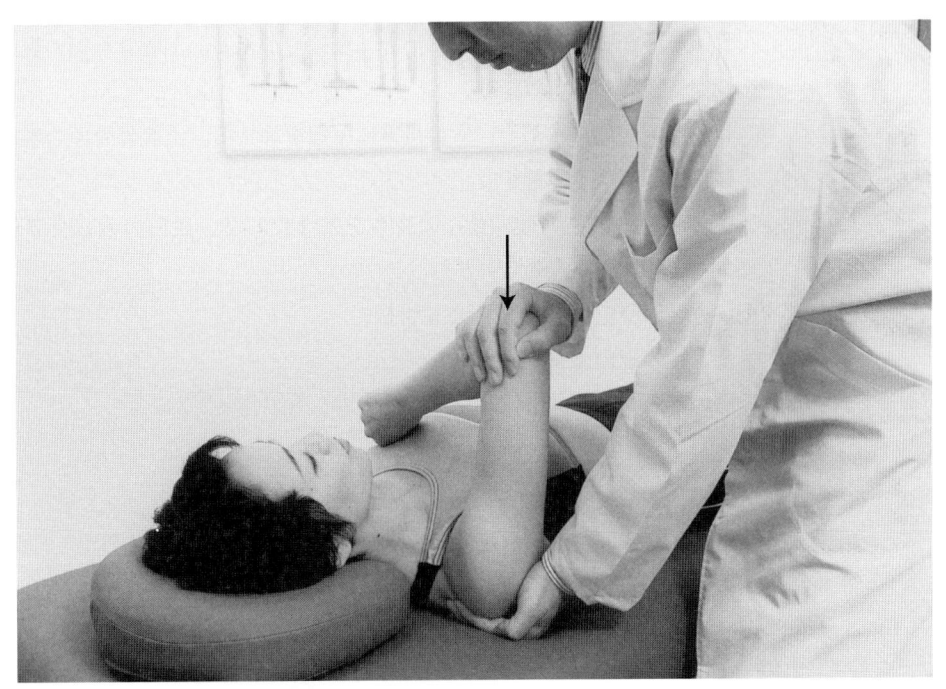

写真6-2：不安定性テスト‐肩：後方圧迫

ロード&シフトテスト（Load & Shift test）

目　的	上腕骨頭の前方と後方への移動量を計測することで、肩関節の不安定性を検査する。
患者のポジション	座位。
方　法	検査側の上肢を体幹の横に、手は膝の上に置く。術者は一側の手で肩鎖関節遠位部を上から挟むようにして固定し、他側の母指と四指で前腕骨骨頭を側方から挟む（写真6-3）。 ①骨頭を関節窩に圧迫し、次に前方に圧迫を加える。上腕骨骨頭の脱臼の量を観察、記録する（図6-5）。 ②骨頭を関節窩に圧迫し、次に後方に圧迫を加える。上腕骨骨頭の脱臼の量を観察、記録する（図6-5）。
検査結果の評価	上腕骨骨頭の前後（腹-背）の長さを基準にして、脱臼の割合で評価する（図6-5、表6-2）。 ①前方への脱臼は25％以内が正常値 ②背方への脱臼は50％が正常値
臨床メモ	前出の不安定性テスト - 肩を参照（P160、164）。

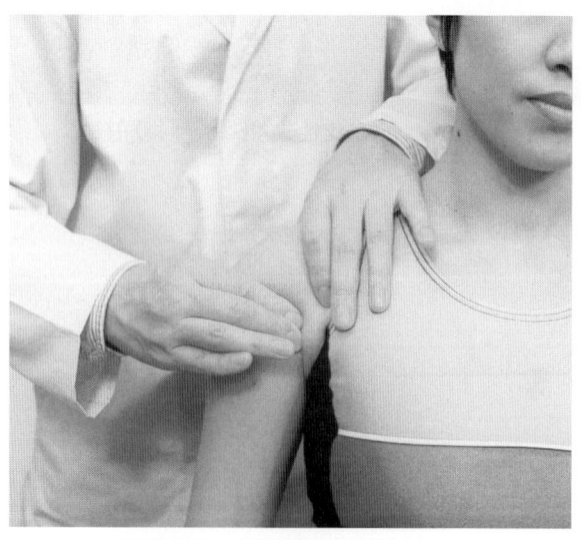

写真6-3：ロード&シフトテスト

6. 肩

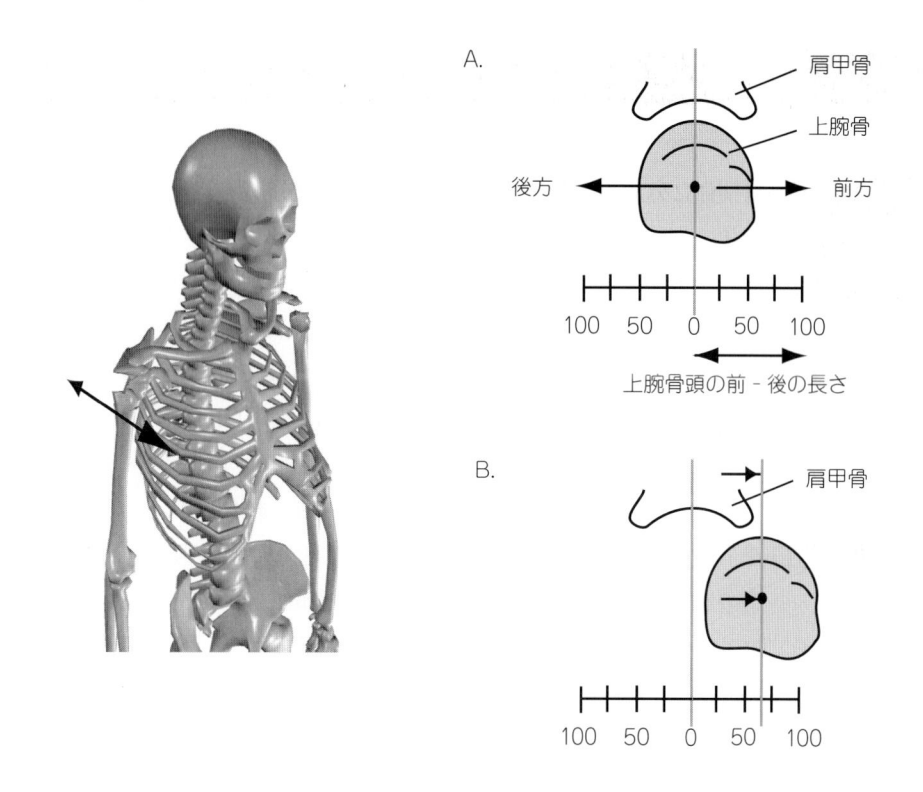

図6-5：脱臼の計測
A. 上腕骨頭の長さを基準とする、B. 上腕骨頭が70％前方に滑った例。表6-2に習って、前方への2度の脱臼とする

分類	変位の量（%）	評価
正常	0-25	正常
1度	25-50	不安定な肩甲上腕関節（低度）
2度	50-75	不安定な肩甲上腕関節（中度）
3度	75-100	不安定な肩甲上腕関節（高度）

表6-2：肩甲上腕関節の脱臼の分類

III. 肩・上肢

ロックウッドテスト（Rockwood's test）

目　的	肩関節に外旋のストレスをかけて、肩関節の不安定性を検査する。
患者のポジション	座位。
方　法	①肩甲上腕関節を体側に置き（0度外転）、肘関節を90度屈曲させる。術者は患者の後方に立ち、一側の手で肘関節を支え、他側の手で検査側前腕を後方に引いて肩甲上腕関節を外旋させる（～④まで写真6-4）。 ②肩甲上腕関節を45度外転位において検査を繰り返す。 ③肩甲上腕関節を90度外転位において検査を繰り返す。 ④肩甲上腕関節を120度外転位において検査を繰り返す。
検査結果の評価	患者が痛みを訴えたり、「肩が外れる感じ」がすれば陽性。習慣的脱臼や過去の脱臼、肩甲上腕靱帯／関節包前方の損傷を疑う。

6. 肩

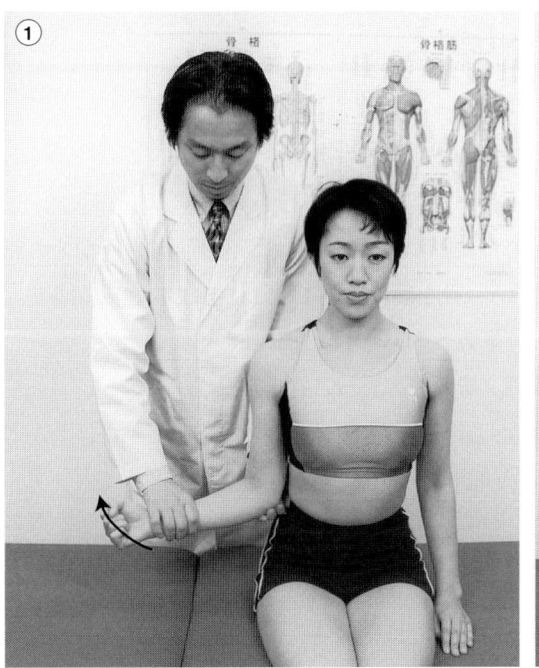

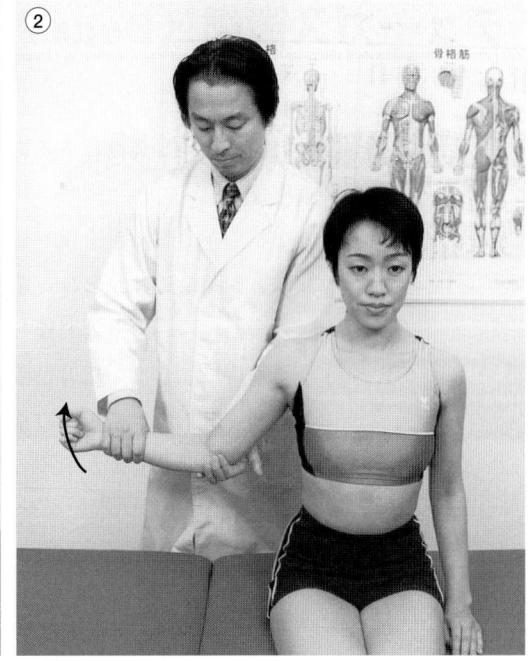

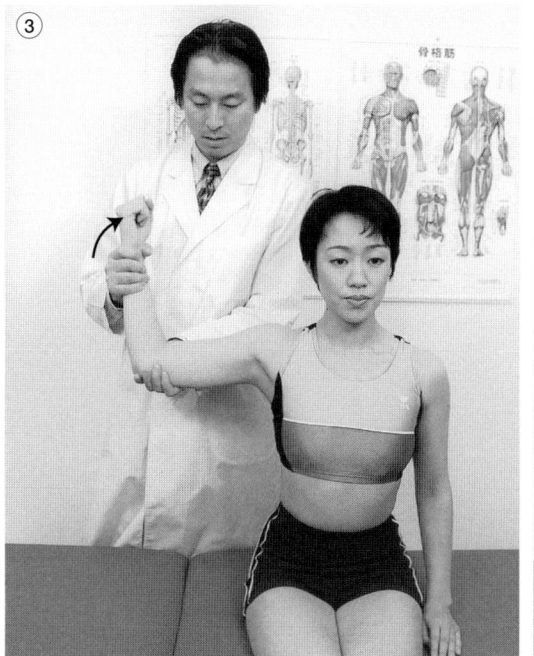

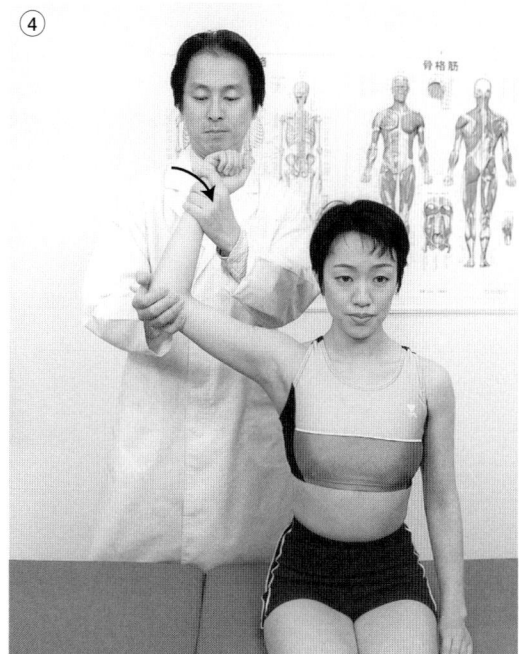

写真6-4：ロックウッドテスト

Ⅲ．肩・上肢

デューガス徴候（Dugas' sign）

目　的	肩関節の自動運動による同関節の脱臼、骨折の検査。
患者のポジション	座位。
方　法	症状のある側の手を反対側の方に置く（肩関節外転、水平内転、肘関節の屈曲、写真6-5①）。その位置から、肘を胸に付けるように下げる（写真6-5②）。術者が、ゆっくりと、優しく下方への力を肘関節に加えてもよい。
検査結果の評価	肘が胸に届かない場合は陽性。肩関節の脱臼、骨折を疑う。
臨床メモ	脱臼、骨折のふるい分け検査。肩関節の脱臼は、前下方へのものがほとんどである。前腕骨頭が肩甲骨関節窩から外れると、骨頭は中心部へと引きずられる（P163 図6-4）。肩峰の先端と外側上顆が縦に直線で結べれば、骨頭の脱臼と考えられる（これをHamilton's testという）。

6. 肩

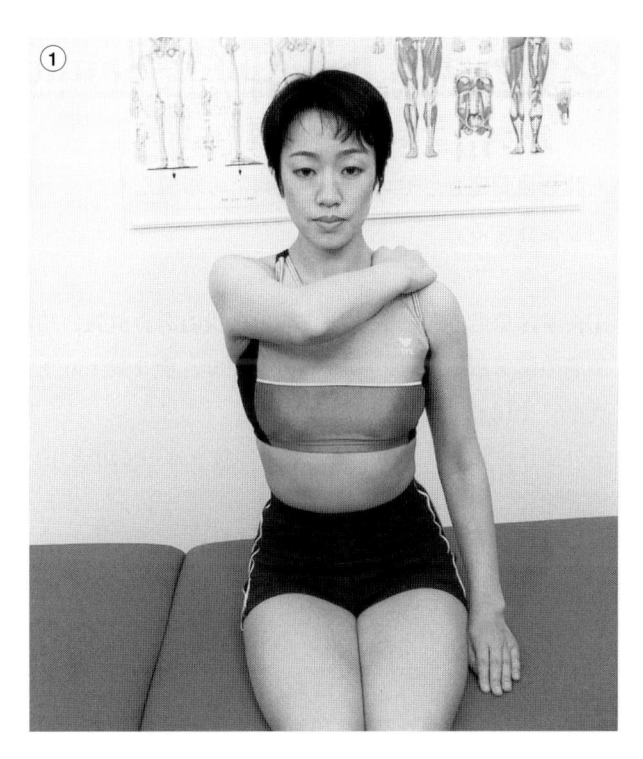

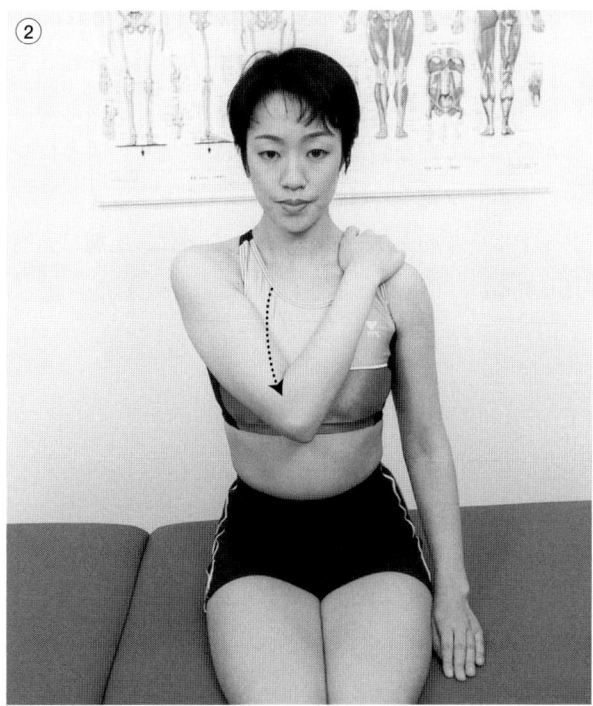

写真6-5：デューガス徴候

Ⅲ. 肩・上肢

アボットサンダーテスト（Abbot-Saunder's test）

目　的	上肢を他動運動させて、横上腕靭帯の断裂ならびに上腕二頭筋長頭の腱の脱臼を検査する。
患者のポジション	座位。
方　法	①術者は患者の斜め後方に立ち、症状のある前腕の結節間溝を触診、上腕二頭筋の腱を触診する。もう一方の手で、腕を約150度外転、外旋させる（写真6-6、図6-6）。 ②外旋位にホールドしたまま、その腕をゆっくりと下げる（写真6-7、図6-7）。
検査結果の評価	検査中に、腱の脱臼が触診できたり、「ピシッ、パチッ」という音が聞こえれば陽性である。
臨床メモ	上腕二頭筋長頭は一般的には回旋筋腱板には含まれないが、機能的には肩甲上腕関節関節包の上部を補強する筋として、回旋筋腱板のひとつと考えることができる（P163、表6-1）。上腕二頭筋長頭の腱は大結節と小結節の間に位置する結節間溝を通って関節包上部に融合する。結節間溝には横上腕靭帯が横方向に走り、長頭の腱／腱鞘が溝内から外れるのを防いでいる（図6-8）。この腱／腱鞘が機械的なストレスにより炎症を起こすと、結節間溝内での腱の滑りが阻害され、痛みを発する。上腕二頭筋長頭は棘上筋の腱と同様に血管が発達していないため、他の回旋筋腱板のように退行性変化を起こしやすい。スポーツ選手、特に野球のピッチャー、テニスプレーヤー、アメリカンフットボールのクォーターバックなどに、上腕二頭筋長頭の腱の障害が多く見られる。

6. 肩

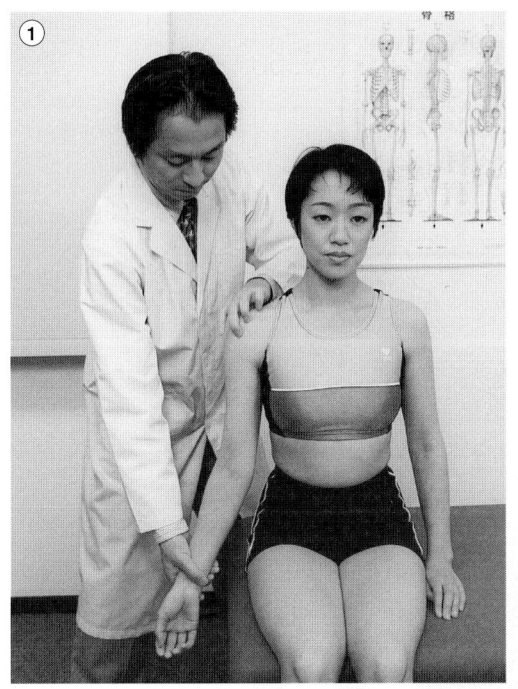

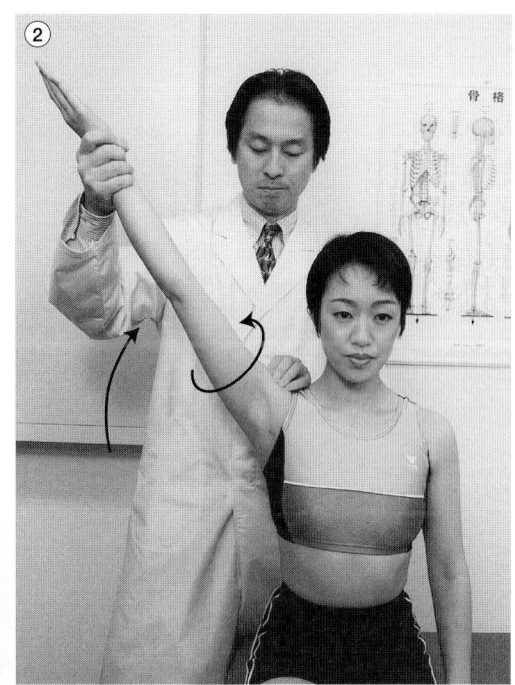

写真6-6：アボットサンダーテスト（①）

正常な上腕二頭筋（長頭）
の腱の位置

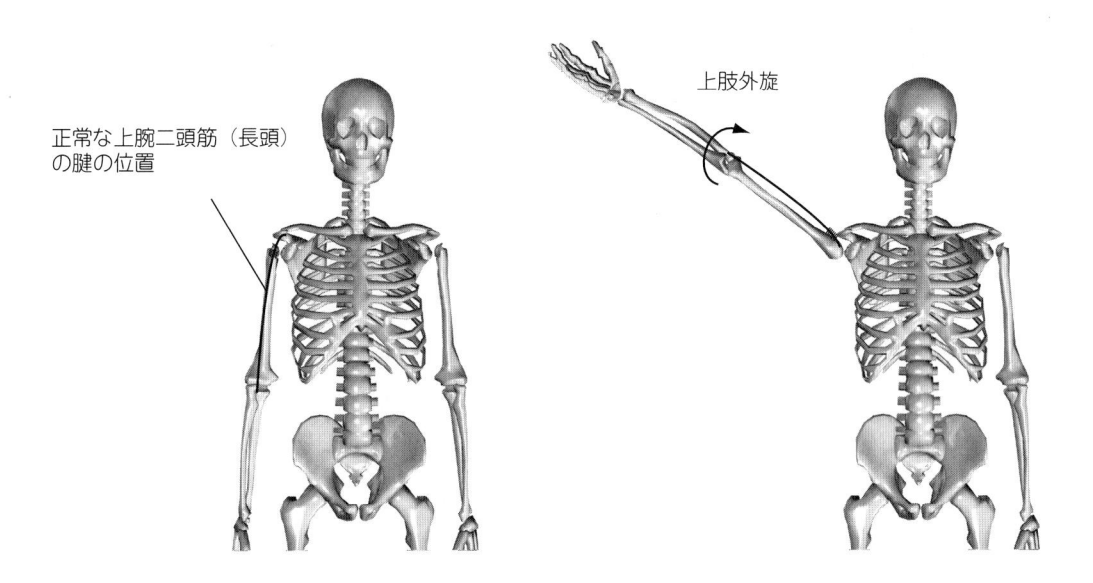

上肢外旋

図6-6：アボットサンダーテスト（①）のメカニズム

173

Ⅲ．肩・上肢

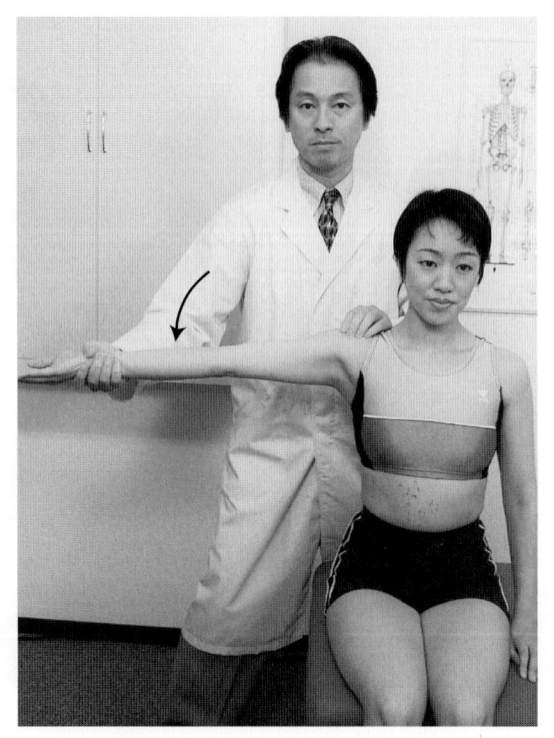

写真6-7：アボットサンダーテスト

結節間溝から上腕二頭筋
（長頭）が外れた状態

正常な上腕二頭筋（長頭）
の腱の位置

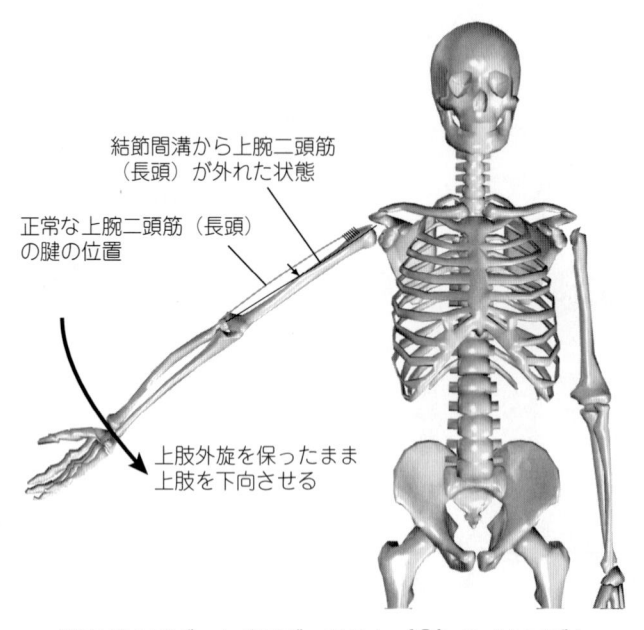

上肢外旋を保ったまま
上肢を下向させる

図6-7：アボットサンダーテスト（②）のメカニズム

6. 肩

横上腕靭帯

結節間溝

上腕二頭筋
（長頭）

上腕二頭筋
（短頭）

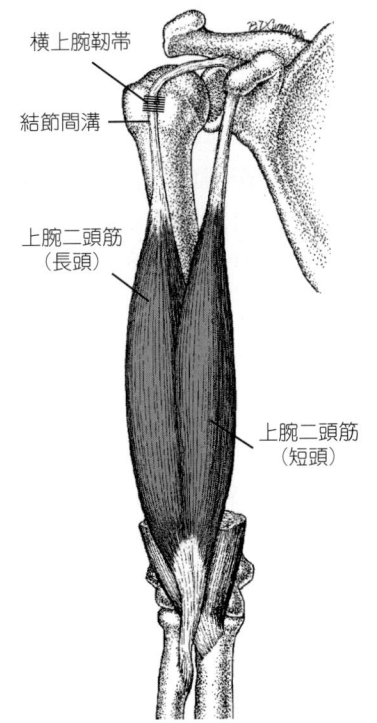

図6-8：上腕二頭筋（長頭）と上腕靭帯
MediClip：Manual Medicine 1

Ⅲ. 肩・上肢

スピードテスト（Speed's test）

目 的	上腕二頭筋を等尺性伸縮させ、上腕二頭筋長頭の腱／腱鞘炎を検査する。
患者のポジション	座位。
方 法	検査側の肩関節を90度屈曲位におく。肘は最大伸展位に置き、前腕を回外させて手の平を上に向かせる。術者は、前腕遠位部に対し、下方への力を加える。患者はこれに対し抵抗する（写真6-8、図6-9）。術者は検査側の結節間溝を触診してもよい。
検査結果の評価	結節間溝に痛みが出れば、陽性。上腕二頭筋の腱／腱鞘炎を疑う。棘上筋腱鞘炎との鑑別はP178の臨床メモを参照のこと。 前腕の回外が保てない場合には、上腕二頭筋遠位部の断裂を疑う。
臨床メモ	上腕二頭筋長頭は肩関節屈曲と前腕の回外を行う。この位置で遠心性収縮を起こさせることで、長頭の腱が結節間溝の中をスライドし（実際には腱の上を上腕骨が滑る）、この個所の腱／腱鞘炎の有無を検査する事ができる（図6-9）。 スピードテストで肩甲上腕関節上方に痛みが発生した場合、関節唇の損傷を疑われる。腕を伸ばしたまま手のひらで着地したり、肩甲上腕関節が90度屈曲した状態から、水平外転＋外旋方向に無理やり力がかかったときに起こりやすい。最大屈曲／外転時にぴしっ／ぱしっという異音がする。診断テストとしては、O'Brien testが有効である［O'Brien 1998］。立位の患者の検査側の上肢を90度屈曲＋10〜15度水平内転＋最大内旋位に置く。術者は検査側の上肢を下方に押し、患者はこれに抵抗する。この時の痛みの発生の位置と程度を患者に尋ねる。次に、検査側上肢を外旋させ、テストを繰り返す。やはり痛みの発生の位置と程度を尋ねる。内旋位で激しい痛みが発生し、外旋位で和らげば、テストは陽性。痛みが関節内部なら関節唇の損傷、関節上部なら肩鎖関節の損傷と判断する。正確な診断にはMRI撮影が必要。

6. 肩

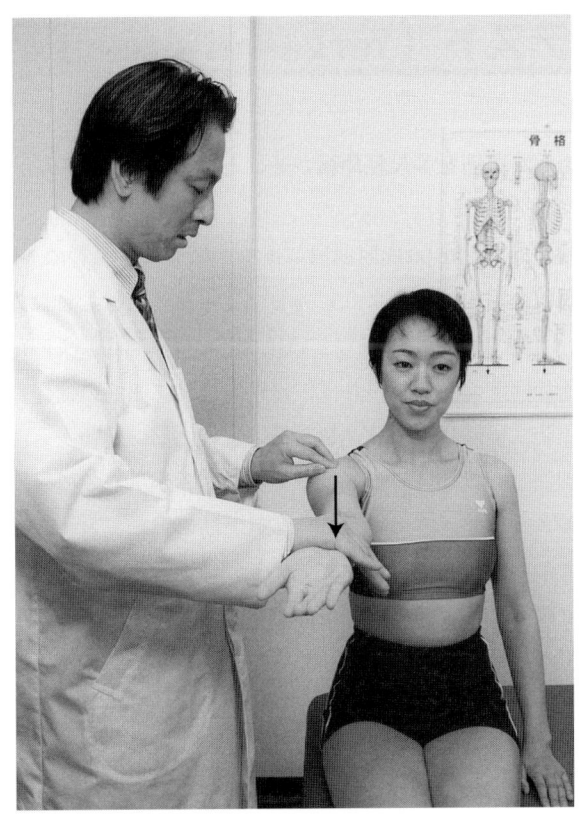

写真6-8：スピードテスト

上腕二頭筋長頭
の腱
術者の加える力
回外
屈曲

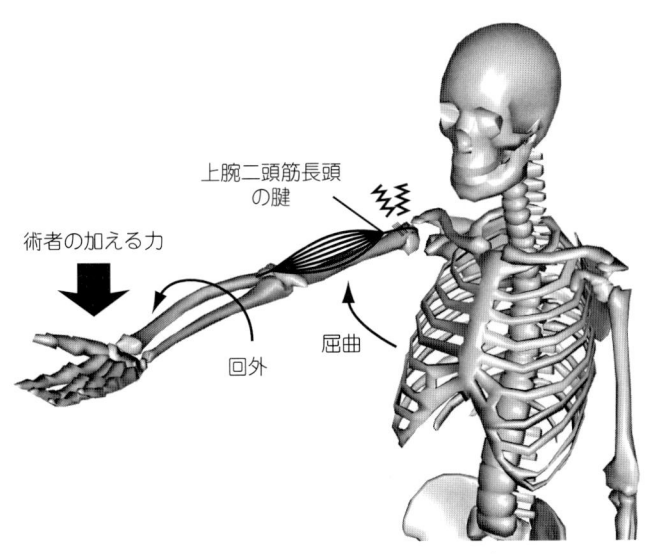

図6-9：スピードテストのメカニズム

ヤーガソンテスト（Yergason's test）

目的	上腕二頭筋を等尺性伸縮させ、上腕二頭筋長頭の腱／腱鞘炎を検査する。
患者のポジション	座位。
方法	検査側の肘を90度屈曲位に置く。術者は、患者の前腕をつかみ、腕を内旋、前腕を回内させるように力を加える。患者はこれに対して抵抗する（写真6-9、図6-10）。
検査結果の評価	結節間溝に痛みが出れば、陽性。上腕二頭筋の腱鞘炎を疑う。
臨床メモ	上腕二頭筋長頭の腱／腱鞘炎は、棘上筋の腱鞘炎と混同しやすい。簡単な鑑別法としては、肩の外転＋外旋で痛みが生じるのが上腕二頭筋の腱鞘炎、外転＋内旋で痛みが生じるのが棘上筋の腱鞘炎と言われている。棘上筋衝突テスト（P188）を行って正しく鑑別する。 文献によっては、前腕に伸展（＋回内）方向の力を加え、患者に抵抗させる方法をすすめている。どちらの方法にせよ、長頭の腱を伸張させることに変わりはない。

6. 肩

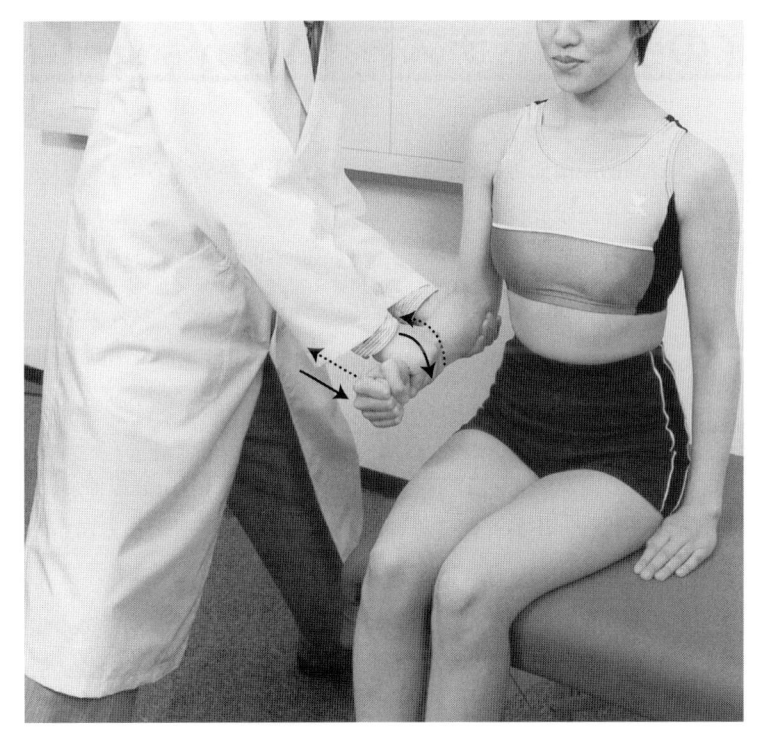

写真6-9：ヤーガソンテスト

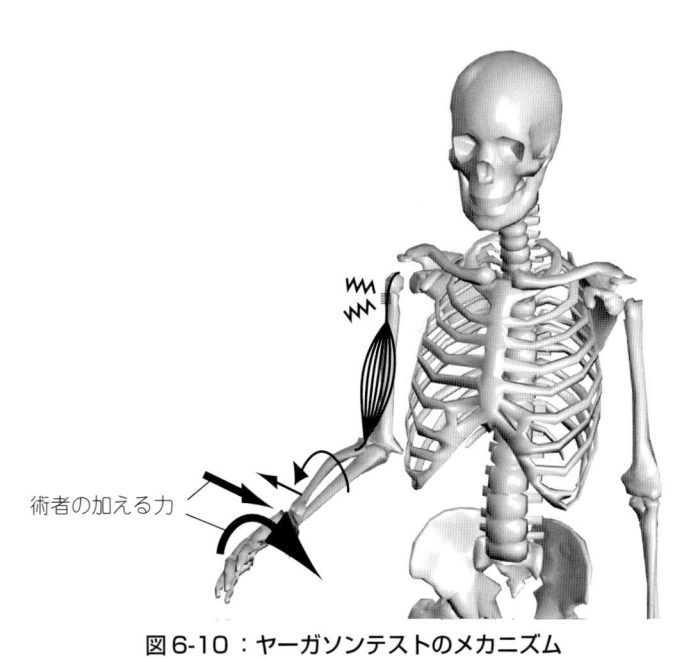

図6-10：ヤーガソンテストのメカニズム
細い矢印は患者が力を入れる方向（肩関節外旋＋肘関節回外）。太い矢印が術者の加える力の方向（肩関節内旋＋肘関節回内）を示す

術者の加える力

アプレイの引っ掻きテスト（Apley's scratch test）

目 的	肩関節の関節可動性、棘上筋の腱鞘炎を検査する。
患者のポジション	座位または立位。
方 法	①患者は頭の後ろに手を延ばし、肘を曲げて、反対側の肩甲骨を触る（写真6-10①） ②患者は背中に手を回し、肘を曲げて、反対側の肩甲骨を触る（写真6-10右②）
検査結果の評価	肩の痛みが再現されれば、回旋筋腱板／ローテーターカフ筋の腱（特に棘上筋）の腱鞘炎を疑う。背中に手が回せない（肩関節の伸展、内旋ができない）場合には、癒着性包炎の可能性が高い。肩甲骨に手が届かない場合は、肩関節、肘関節の可動性減少が考えられる。
臨床メモ	この方法は、肩関節、肘関節の可動性の検査に便利である。①では肩関節の外転、外旋、肘関節の屈曲、②では肩関節の伸展、内旋、肘関節の屈曲を検査している。

6. 肩

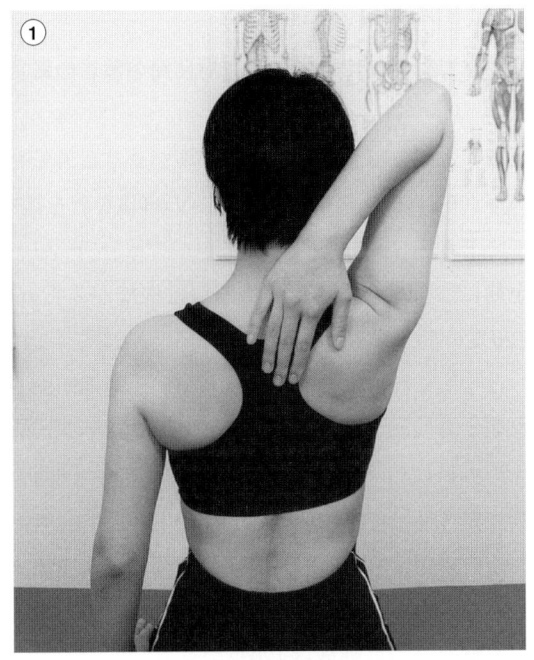

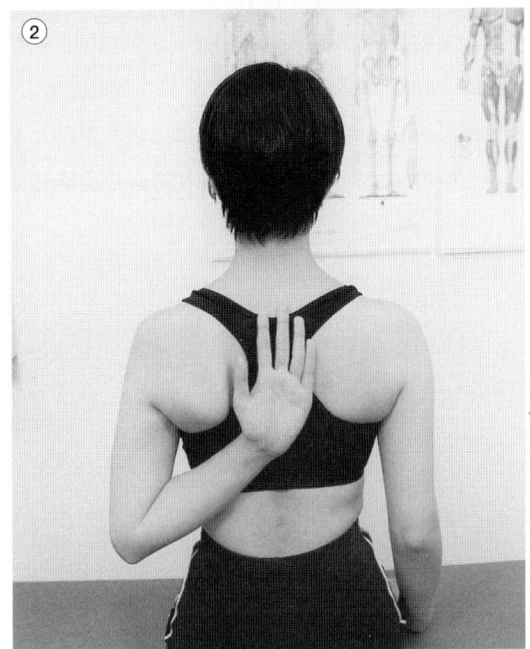

写真6-10：アプレイの引っ掻きテスト

181

III. 肩・上肢

肩関節外転テスト（Shoudler abduction test）

目　的	肩関節を自動運動で外転させ、肩関節の障害の鑑別を行う。
患者のポジション	座位。
方　法	検査側の上肢を可動域の限界までゆっくりと外転させるように患者に指示する（写真6-11）。上肢の運動、痛みの再現などを観察、記録する。
検査結果の評価	図6-11をもとに鑑別を行う。
臨床メモ	棘上筋に断裂等の構造異常あるいは短縮がみられる場合、肩関節の外転60～120度の間に痛みが生じる（P189　表6-3）。これは、肩峰下のスペースがもっとも狭くなる角度で、炎症している組織があると、外転時に圧迫され痛みを発する（棘上筋衝突症候群 P189　図6-14）。完全な断裂では、肩甲上腕関節の外転は出来なくなる（P187　図6-13）。肩鎖関節のリウマチ性関節炎や機能異常は、120度以上の外転時に発生する（図6-11）。 肩関節の運動は肩甲上腕関節、肩鎖関節、胸鎖関節、肩甲胸郭関節（滑膜関節ではない）の複合運動である。肩関節の外転は180度であるが、このうち肩甲上腕関節の可動域は120度であり、残りの60度は肩甲胸郭関節が行う。つまり、上腕関節：肩甲胸郭関節＝2：1の比率で運動する。これを肩甲上腕リズムと呼ぶ（図6-12）。ところが、文献によっては、3：2に近い比率とするものもあり、さらにこの比率には個人差が大きいとされている。肩関節の診断、治療には、この肩甲上腕リズムを理解しておくことが大切である。

6. 肩

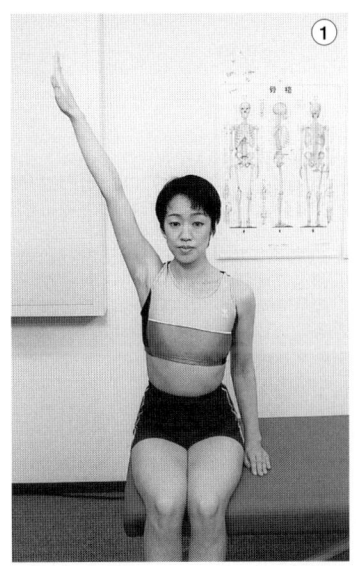

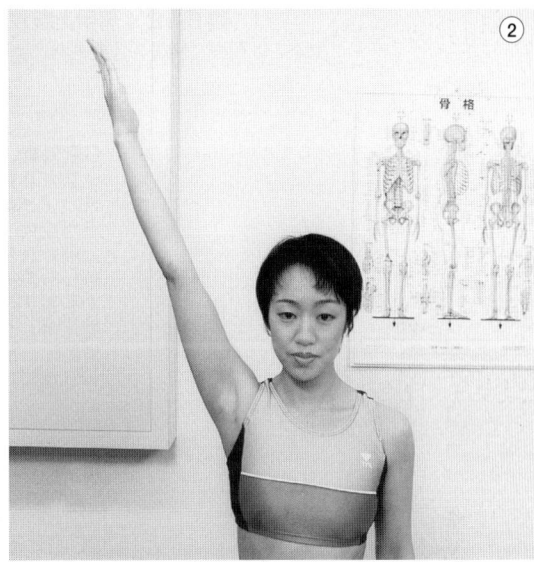

写真6-11：肩関節外転テスト

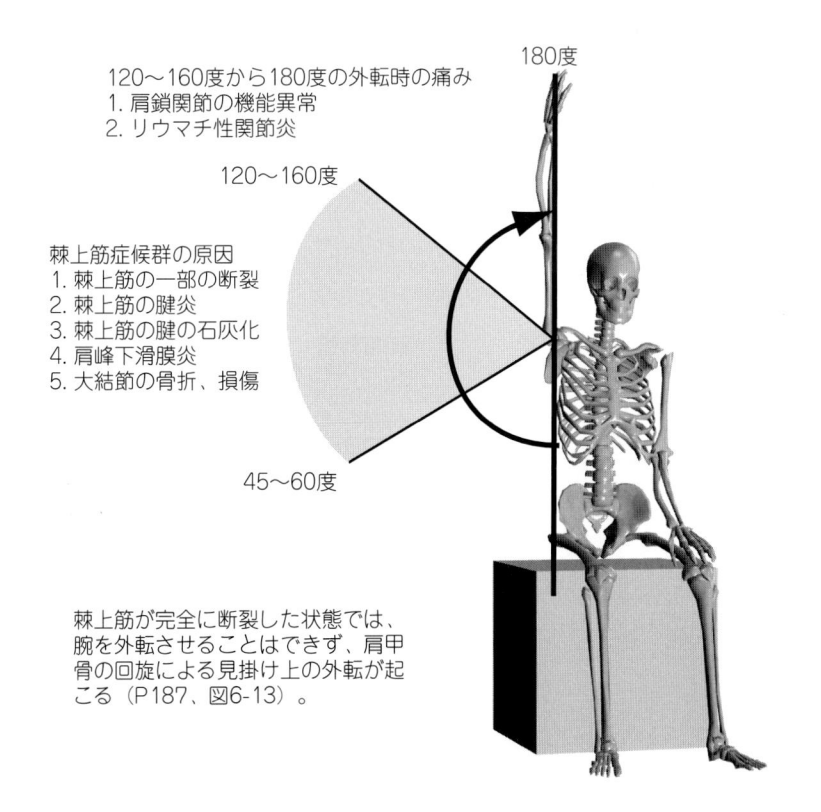

図6-11：painful arcと鑑別
肩関節外転の運動は図6-12を参照すること

120～160度から180度の外転時の痛み
1. 肩鎖関節の機能異常
2. リウマチ性関節炎

120～160度

棘上筋症候群の原因
1. 棘上筋の一部の断裂
2. 棘上筋の腱炎
3. 棘上筋の腱の石灰化
4. 肩峰下滑膜炎
5. 大結節の骨折、損傷

45～60度

180度

棘上筋が完全に断裂した状態では、腕を外転させることはできず、肩甲骨の回旋による見掛け上の外転が起こる（P187、図6-13）。

183

Ⅲ. 肩・上肢

図6-12：肩甲上腕リズム
実際には頚椎、胸椎の運動も伴うが、ここでは省略

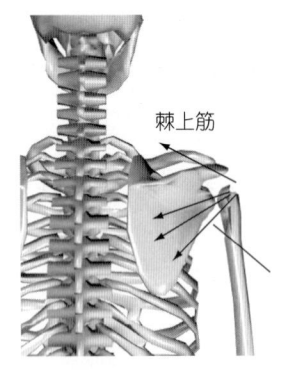

0度外転：
上肢が体幹の横に置かれた状態では、上肢は烏口上腕靱帯と上部関節包によって支えられる。必要に応じて棘上筋が収縮し、靭帯の働きを補完する。
上肢が外転を始めるには、まず上部三角筋と棘上筋が収縮し、同時に残りの回旋筋腱板／ローテーターカフ筋である棘下筋、肩甲挙筋、小円筋が働いて、上腕骨を関節面に押し付ける。加えて上・下僧帽筋と上・下前鋸筋が連動し、肩甲骨を胸郭に安定させる働きを行う（30度外転を参照）。

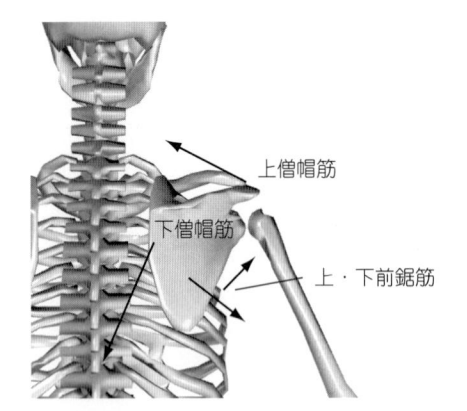

30度外転：
肩甲骨の動きはほとんどなく、上部三角筋と棘上筋、回旋筋腱板／ローテーターカフ筋の働きで肩甲上腕関節の30度外転が起こる（0度外転を参照）。上・下僧帽筋と上・下前鋸筋が働いて、肩甲骨の運動を準備する段階であると考えられる。

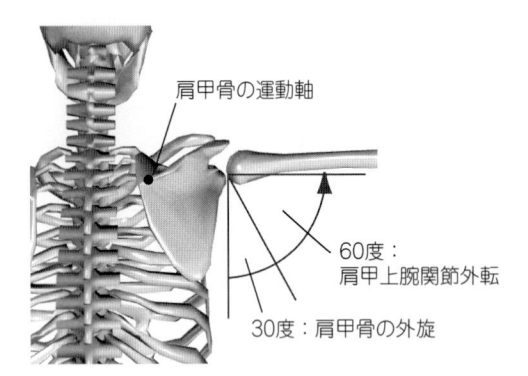

90度外転：
30〜90度外転は、肩甲骨の運動：肩甲上腕関節の運動＝1：2の比率で行われる。上・下僧帽筋と上・下前鋸筋による肩甲骨の外旋が30度（肩甲胸郭関節）、三角筋と回旋筋腱板／ローテーターカフ筋による上腕骨外転が60度（肩甲上腕関節）、合計90度の肩関節コンプレックスの外転が起こる。肩甲骨の運動は肩甲棘の近位部分が回転軸となって起こり、胸鎖関節で肩甲骨が約30度挙上する。肩鎖関節での運動はほとんど起こらない。

6. 肩

120度：
肩甲上腕関節外転

肩甲骨の運動軸

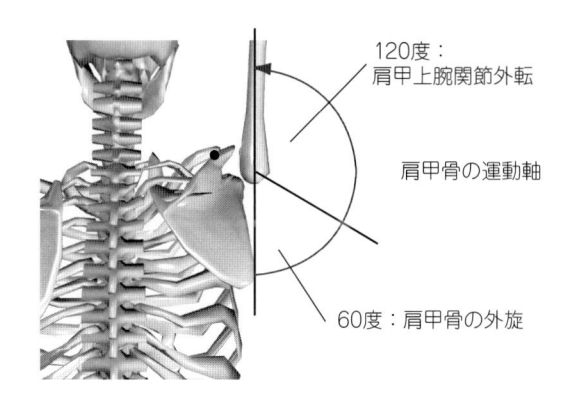

60度：肩甲骨の外旋

180度外転：
90〜180度外転は、引き続き肩甲骨の運動：肩甲上腕関節の運動＝1：2の比率で行われる。胸鎖関節における鎖骨の挙上は30度以上は起こらず、代わって鎖骨が後方に軸回旋する。この間の肩甲骨の外旋運動は肩鎖関節が回転軸となる。上・下僧帽筋と上・下前鋸筋は連動して肩甲骨をさらに30度外旋させる。同時に三角筋と回旋筋腱板／ローテーターカフ筋が連動して、上腕を外転させる。結果として、180度外転のうち、肩甲胸郭関節での肩甲骨の運動が60度、肩甲上腕関節での上腕骨の運動が120度起こる。

Ⅲ. 肩・上肢

腕の落下テスト（Drop-arm test）

目 的	自動運動で肩関節を内転させ、回旋筋腱板／ローテーターカフ筋の断裂を検査する。
患者のポジション	座位。
方 法	①術者は症状のある側の腕を外転方向に、直角より少し上まで持ち上げる。手の平は下を向いたままにする。患者の手を放し、患者にゆっくりと腕を下げていく（内転させる）ように指示をする（写真6-12①）。腕の動きを観察・記録する。患者が問題なく腕を内転させることができるようであれば、次のステップに進む。 ②以上の検査を、検査側上肢に対し内転方向への抵抗を加えながら、繰り返す（写真6-12②）。
検査結果の評価	患者が、腕をゆっくりと下げられなかったり、肩の周囲に激しい痛みを訴えたりしたら、検査は陽性である。回旋筋腱板／ローテーターカフ筋の断裂を疑う。特に棘上筋の断裂の可能性が高い。
臨床メモ	棘上筋の完全な断裂は、60歳以上の男性に多い。患者は0〜90度まで腕を能動的に外転させることが出来ない。ただし、肩甲骨自体が外旋することで、見かけ上、45度前後の外転が出来るように見える（図6-13）。90度からの外転は三角筋の働きによって可能である。関節の可動性は正常であるから、受動運動による外転は問題がない。 一方、癒着性包炎の場合は、能動、受動運動ともに関節可動性が90度以下に制限されるので、鑑別の助けとなる。
別 名	Codman's signともいう。

6. 肩

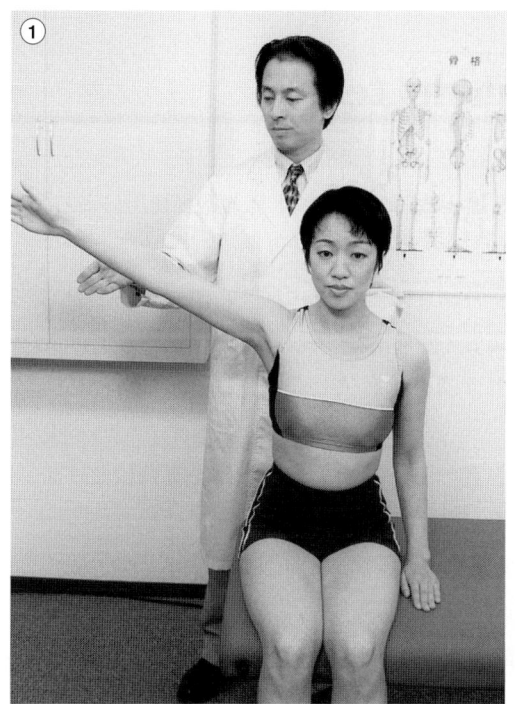

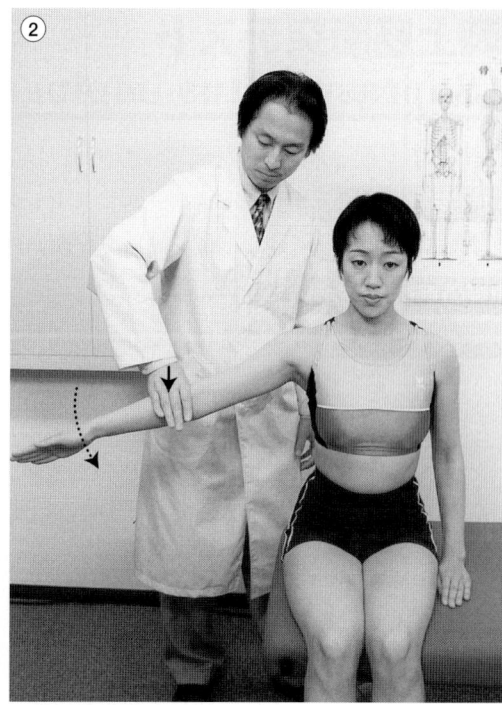

写真6-12：腕の落下テスト

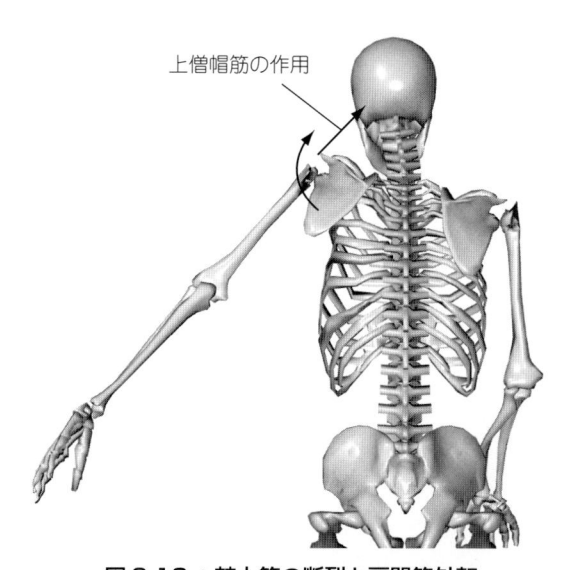

上僧帽筋の作用

図6-13：棘上筋の断裂と肩関節外転
棘上筋が断裂を起こしても、肩甲骨自体が外旋することで、
見かけ上、45度前後の肩関節外転ができるように見える

Ⅲ. 肩・上肢

棘上筋衝突テスト
(Supraspinatus impingement test)

| 目 的 | 肩峰下スペースにストレスを加えることで、棘上筋の過剰使用による損傷、炎症（棘上筋衝突症候群）の検査を行う。 |

| 患者のポジション | 座位。 |

| 方 法 | ①術者は、症状のある側の患者の肩を、90度屈曲、肘を直角に曲げて、肩関節をフル内旋させる。これで痛みが発生しなければ、水平内転を加える（写真6-13①）。
②術者は、症状のある側の患者の腕を、90度外転、肘を直角に曲げて、肩関節をフル内旋させる（写真6-13②）。 |

| 検査結果の評価 | 肩の痛みを訴えたら、陽性である。棘上筋の過剰使用による損傷、炎症（棘上筋衝突症候群）を疑う。 |

| 臨床メモ | 上腕骨の上部と、腱峰の下部の間のスペースは非常に狭い。ここで、組織が炎症、腫れ上がると、狭いスペースをますます狭くするため、痛みが発生する（図6-14）。
肩の外転＋外旋で痛みが生じるのが上腕二頭筋の腱鞘炎、外転＋内旋で痛みが生じるのが棘上筋の腱鞘炎、というのが簡単な鑑別法である。棘上筋衝突症候群の進行に関しては表6-3を参照のこと。 |

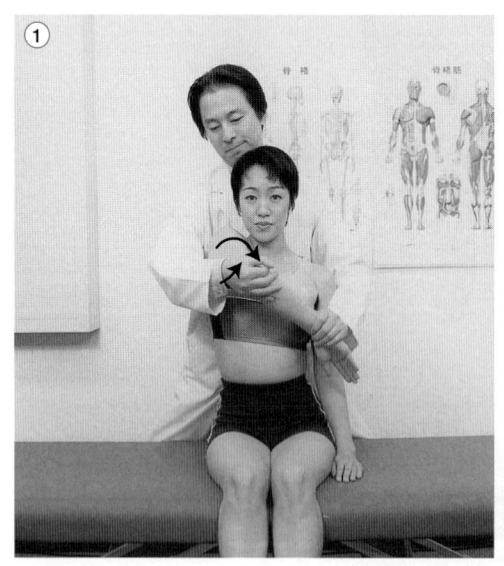

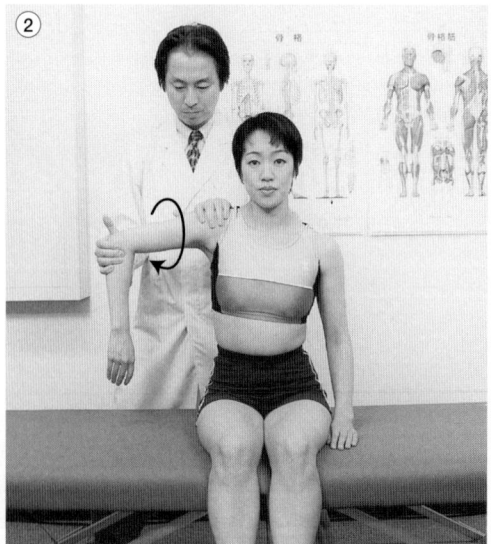

写真6-13：棘上筋衝突テスト

6. 肩

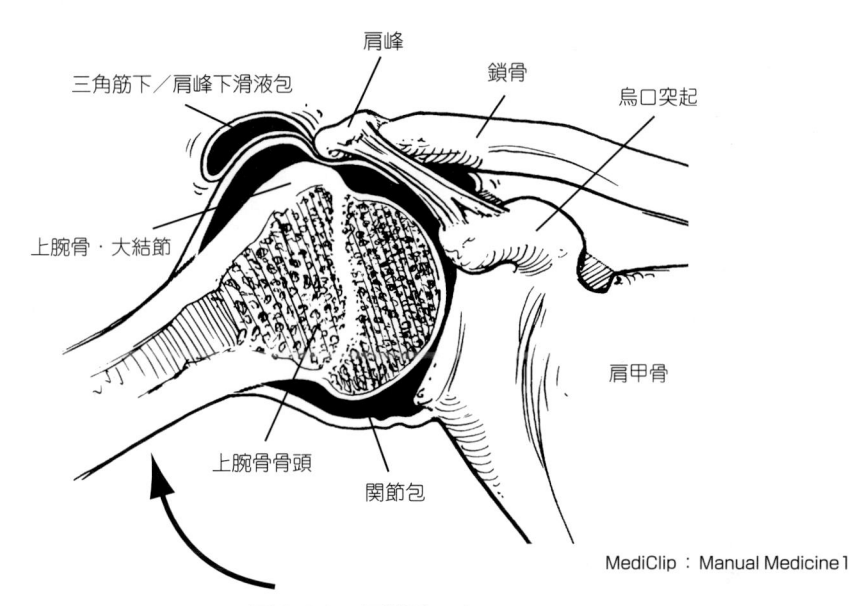

図6-14：肩峰下スペース

肩峰下のスペースは狭い。肩関節外転に伴って上腕骨頭は外旋、下方への滑りを起こし、運動のスペースを確保する。骨頭の外旋が妨げられ内旋位のままであったり、下方への滑りが起こらない場合には、大結節が肩峰と接触し、衝突症候群が発生する。回旋筋腱板／ローテーターカフ筋や三角筋下／肩峰下滑液包は圧迫され、腱鞘炎や滑膜炎をおこし、狭い肩峰下スペースをさらに狭める。棘上筋衝突テストでは、上腕骨を①屈曲＋内旋位、②外転＋内旋位において、肩峰下スペースの状態を検査する

ステージ	年齢	コース	サイン
1	〜25歳	可逆性	・上腕骨大結節の圧痛 ・肩峰の前面の圧痛 ・肩甲上腕関節60〜120度外転時の痛み（P183 図6-11） ・棘上筋衝突テストが陽性 ・肩峰下の腫れによる肩甲上腕関節可動域の減少
2	25〜40歳	不可逆性	ステージ1のサインに加えて： ・軟部組織の軋音、コツコツ音 ・肩甲上腕関節の内転時（約100度）に引っかかり ・自動・他動運動による肩甲上腕関節可動域の減少
3	40歳〜	不可逆性	ステージ1＆2のサインに加えて： ・顕著な肩甲上腕関節可動域の減少（自動＞他動） ・棘下筋の委縮 ・甲上腕関節外転と回旋の機能低下 ・上腕二頭筋長頭の腱への影響 ・肩鎖関節の圧痛

表6-3：棘上筋衝突症候群の進行
[Brotzman 1996から転用]

棘上筋テスト（Supraspinatus press test）

目　的	▶棘上筋を等尺性伸縮させることで、棘上筋の損傷／断裂の検査を行う。
患者のポジション	▶座位。
方　法	▶症状のある腕を90度外転、フルに内旋、さらに約30度ほど水平内転させる。親指が斜め下方に向いたポジションとなる。この位置で、術者は患者の腕に下方への力を加える（写真6-14）。患者はこれに抵抗する。反対側も検査する。
検査結果の評価	▶肩の痛み、筋の弱化が見られる場合には、棘上筋の損傷、同筋の腱炎を疑う。完全な断裂では、自動運動による90度外転は出来ない（P186　臨床メモ）。
臨床メモ	▶肩甲骨面は前額面から約30度前方に傾斜している。この面での運動は、矢状面（屈曲）や前額面（外転）の運動より、機能的にいって頻繁に用いられる。

6. 肩

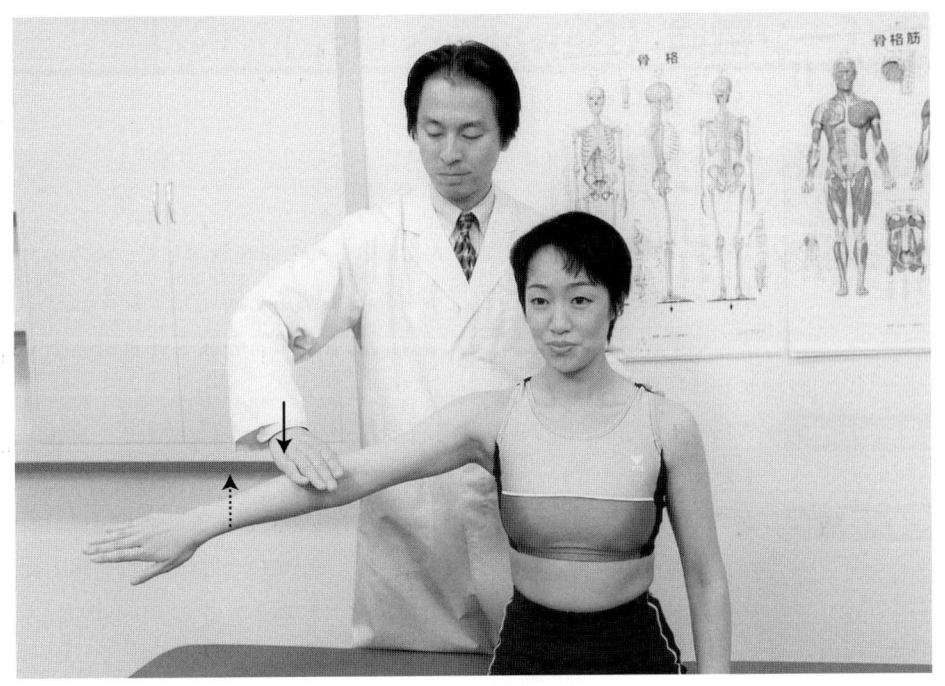

写真6-14：棘上筋テスト

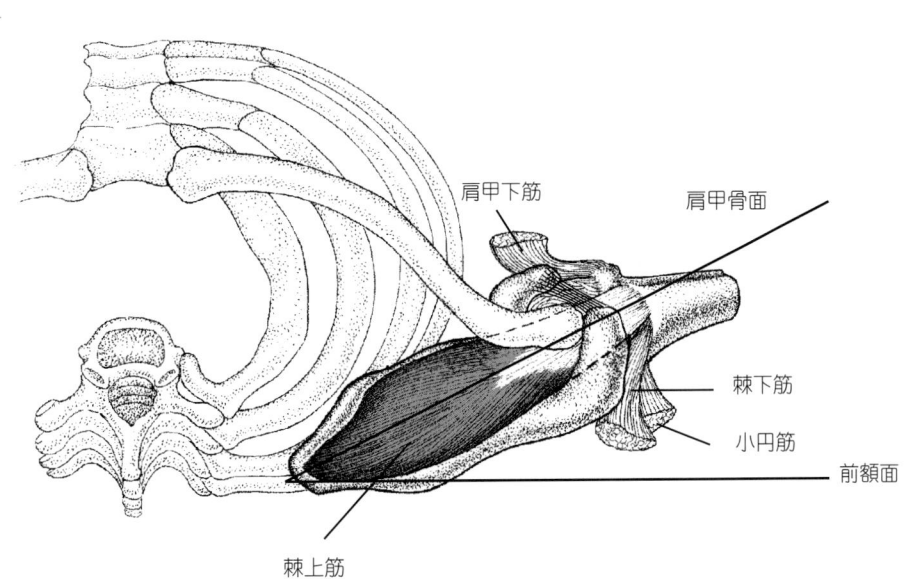

図6-15：肩甲骨面（右肩を上方よりみる）
MediClip：Manual Medicine 1

labels: 肩甲下筋、肩甲骨面、棘下筋、小円筋、前額面、棘上筋

ダウバーン徴候（Dawbarn's sign）

目　的	肩峰下滑膜炎のスクリーンを行う。
患者のポジション	座位。
方　法	①患側の腕を内旋位に置き、大結節と肩峰の間を触診して、痛みのあるポイントをさがす（写真6-15①）。患者に痛む場所を聞いてもよい。 ②このポイントに指を置いたまま、術者は患者の腕を90度近くまで外転させる（写真6-15②）。
検査結果の評価	外転にともない、痛みのあるポイントが消えれば陽性である。肩峰下滑膜炎を疑う。
臨床メモ	滑膜炎のふるい分けのための検査法。方法の時点で大結節と肩峰の間に痛みがある場合のみ有効。肩峰下滑液包は、腕が軽度外転時には肩峰の遠位に位置するが、腕の外転にともない肩峰下に移動するため（P189　図6-14）、触診できなくなる。正確な診断には画像検査が不可欠である。

6. 肩

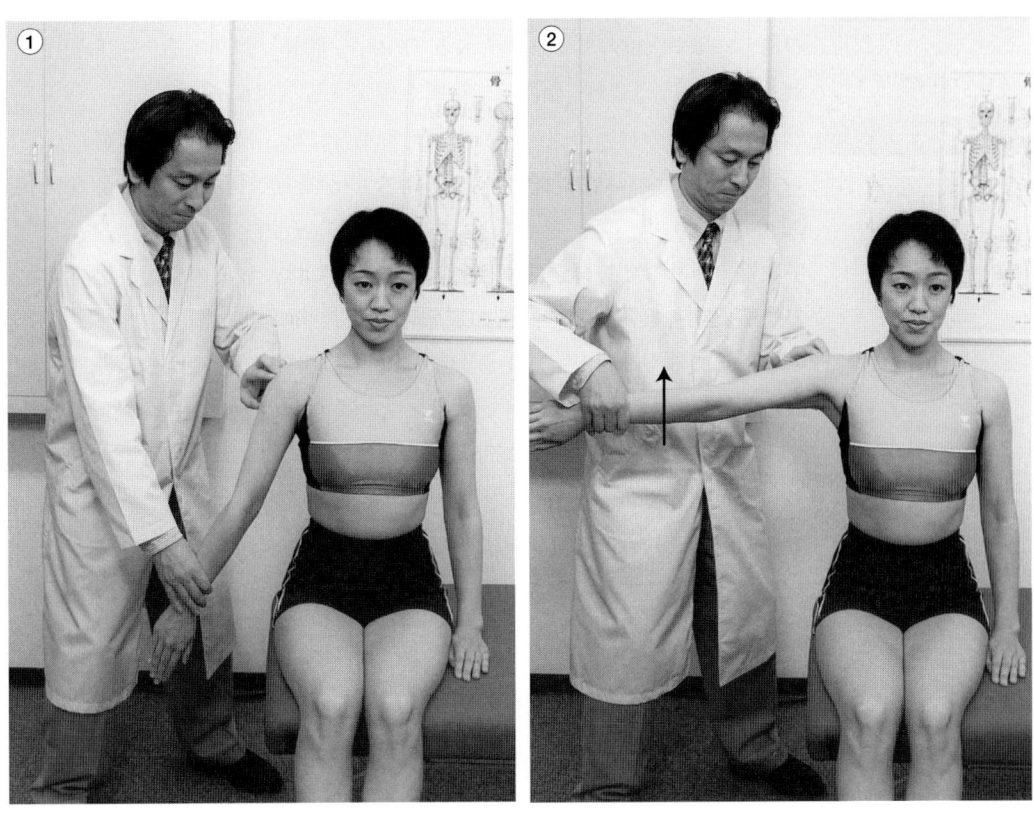

写真6-15：ダウバーン徴候

Ⅲ. 肩・上肢

EAST（Elevated arm stress test）

目 的	▶胸郭出口症候群（TOS= Thoracic outlet syndrome）の検査を行う。
患者のポジション	▶座位。
方 法	▶患者は、腕を90度外転、外旋、肘を90度屈曲させる。この位置で、3分間、拳を開いたり閉じたりする（写真6-16）。
検査結果の評価	▶3分の間に、神経的な症状が現れたら、陽性。胸郭出口症候群を疑う。陽性の場合には、次項のアドソンテスト（P196）、肋骨‐鎖骨圧迫テスト（P198）、ライトテスト（P200）を行って診断を確定する（図6-16）。
臨床メモ	▶患者が手や腕の神経障害／痺れを訴える場合には、検査を始める前に、アレンテストを行い、橈骨動脈の閉塞がないかを確かめる（アレンテスト、P220）。

手や腕の痺れなど神経学的障害を訴える場合には、痛みの原因を鑑別する必要がある。神経障害は、頚椎の異常（椎間版ヘルニア等、P123〜）による場合と、血管や神経が胸部から上肢に抜ける間に圧迫を受ける場合（胸郭出口症候群）、さらに上肢の中で圧迫を受ける場合（トンネル症候群、P214、216、228）の三つに大別できる。実際には、ダブルクラッシュ症候群（Double crash syndrome）と言って、頚椎で一個所、上肢で一個所と、複数の圧迫を受けた結果、症状が出るケースも少なくない。また糖尿病など、システム病理による障害も考えられる。問診や病歴から、正しい鑑別を行いたい。

6. 肩

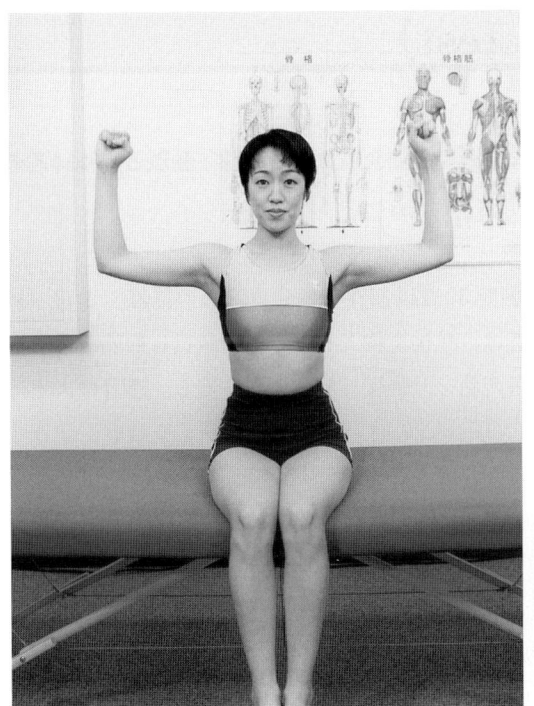

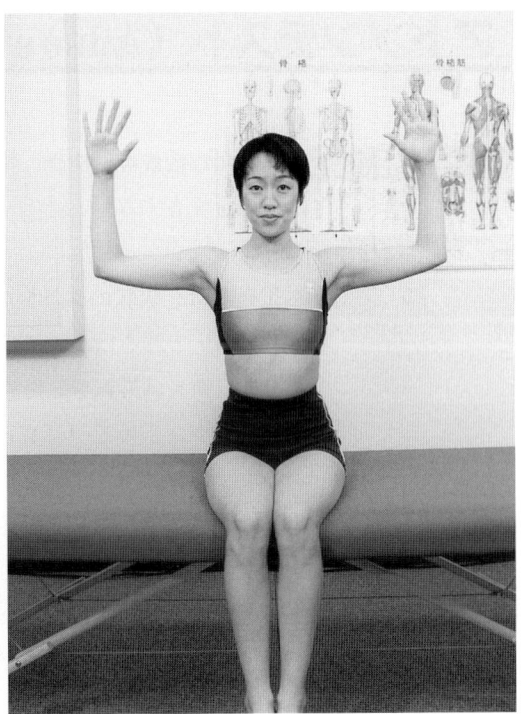

写真6-16：EAST

```
                    EAST
          ┌──────────┼──────────┐
     アドソンテスト   肋骨－鎖骨圧迫テスト   ライトテスト
          │          │          │
          ▼          ▼          ▼
     鎖骨下動脈と    鎖骨下静脈の圧迫    腋窩動脈の圧迫
     腕神経叢の圧迫
```

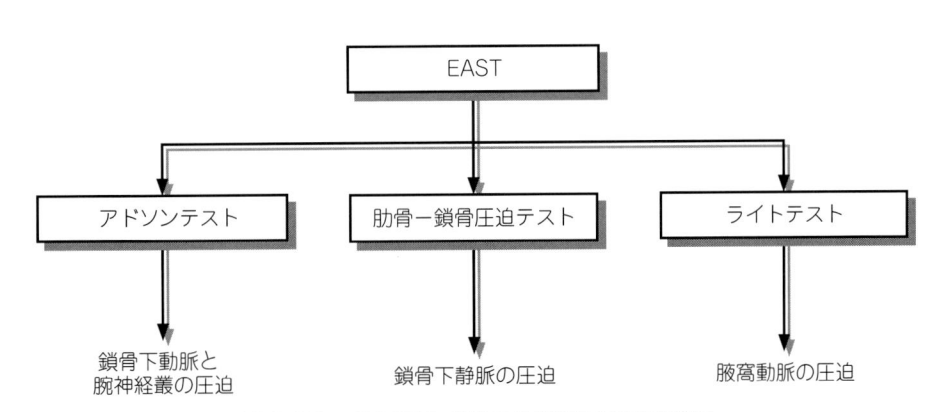

図6-16：EASTから他の胸郭出口症候群検査

Ⅲ. 肩・上肢

アドソンテスト（Adson's test）

| **目　的** | 胸郭出口症候群の検査、特に鎖骨や前斜角筋による鎖骨下動脈と腕神経叢の圧迫を検査する。 |

患者のポジション　座位。

方　法　①術者は、症状のある側の腕を30度ほど外転させる。この位置で手首（橈骨動脈）の脈をはかる。患者は、頸椎を検査している上肢側に回旋、伸展させる。術者は外転させた患者の腕を、軽度外旋、伸展させる。患者は大きく息を吸い、止める（写真6-17①）。この時の脈、患者の様子を観察、記録する。

②脈が感じられたままの場合、頸椎を反対側に回旋、伸展させて、同じ操作を繰り返す（写真6-17②）。

検査結果の評価　①と②で、脈が感じられなくなれば陽性である。鎖骨下動脈と腕神経叢の圧迫による胸郭出口症候群を疑う。圧迫のメカニズムとして斜角筋の緊張／短縮、頸肋等が考えられる（図6-17）。

別　名　②の操作を特に変形アドソンテスト（Modified adson's test）と呼ぶこともある。

6. 肩

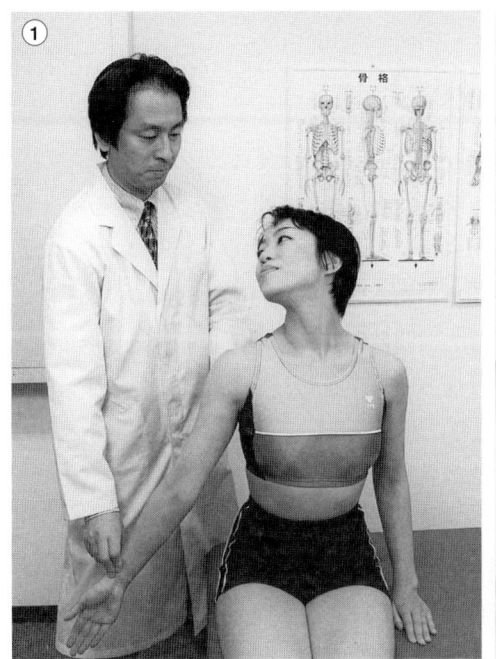

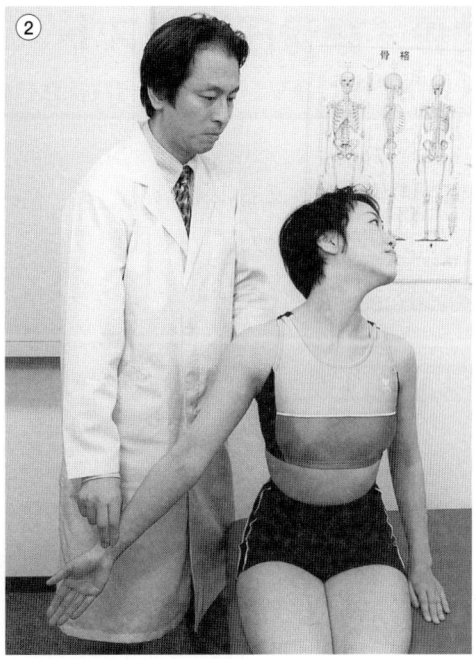

写真6-17：アドソンテスト（①）と変形アドソンテスト（②）

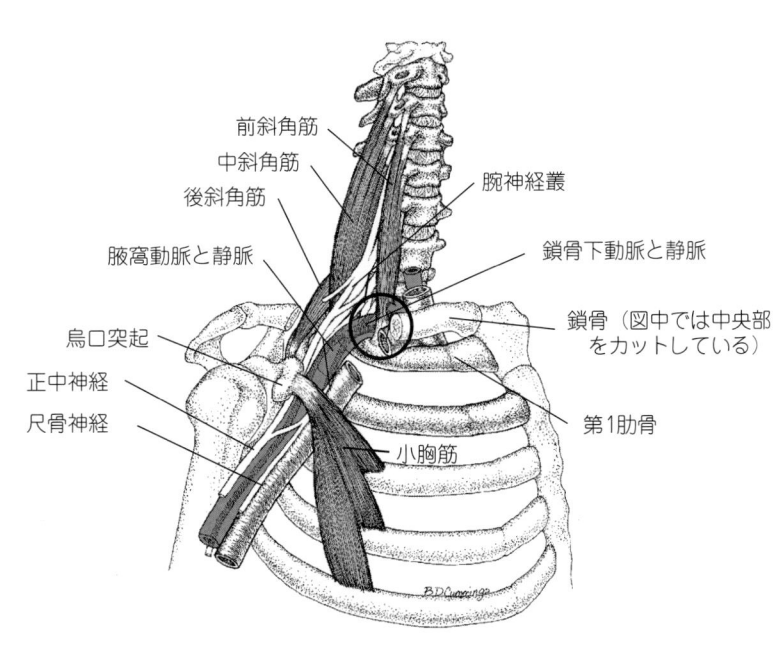

図6-17：胸郭出口の構造
鎖骨下動脈と腕神経叢が圧迫を受ける位置を太線丸で示した
MediClip：Manual Medicine 1

肋骨 – 鎖骨圧迫テスト
(Costoclavicular maneuver)

目　的	胸郭出口症候群、特に鎖骨と第1肋骨による鎖骨下静脈の圧迫を検査する。
患者のポジション	座位。
方　法	術者は患者の後方に立ち、症状のある側の手首（橈骨動脈）の脈を計る。次に、術者はその腕を伸展させ、同時に同側の肩を押し下げる（写真6-18左）。
検査結果の評価	脈が感じられなくなったり、痛みが再現されたら陽性。鎖骨下静脈の圧迫を疑う（図6-18）。原因は、鎖骨の奇形、骨折、脱臼、第一番肋骨の骨折によって形成された仮骨が、この静脈を圧迫することによる。
臨床メモ	肩甲上腕関節の過外転による圧迫と区別する（胸郭出口症候群では、過外転の場合と違って、肩の動きに左右されない）。肋骨 – 鎖骨間の圧迫による胸郭出口症候群の場合、患者はバックパックを背負ったり、重いコートを着たときに、症状を訴えることが多い。簡単な検査の方法として、患者が自動で肩を下方、後方に動かすエデンテスト（Eden's test）もある（写真6-18右）。このテストはバックパックテスト（Back-pack test）ともいう。

6. 肩

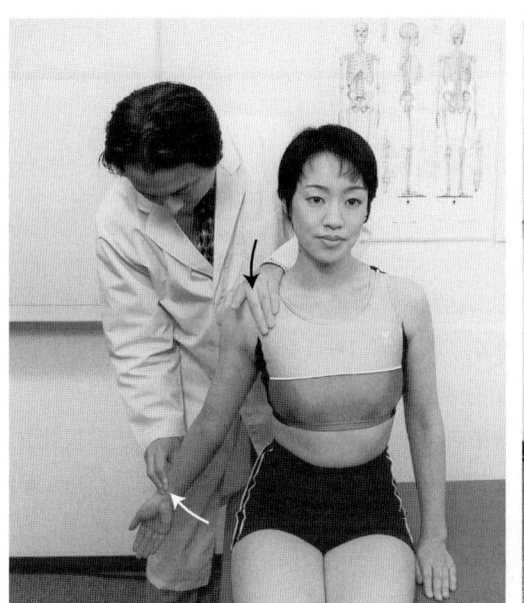

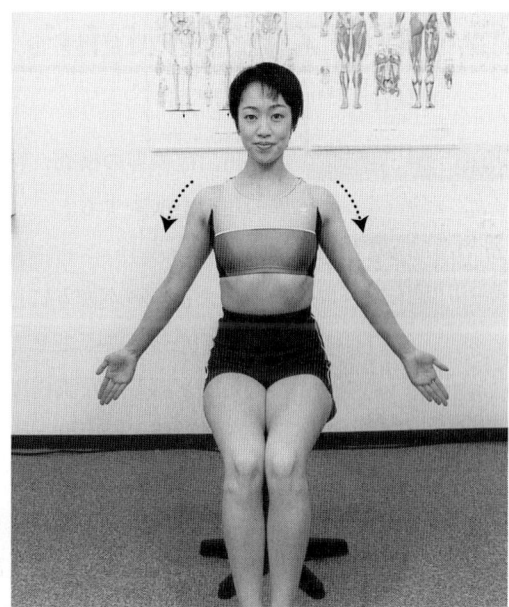

写真6-18：肋骨 - 鎖骨圧迫テスト（左）、エデンテスト（右）

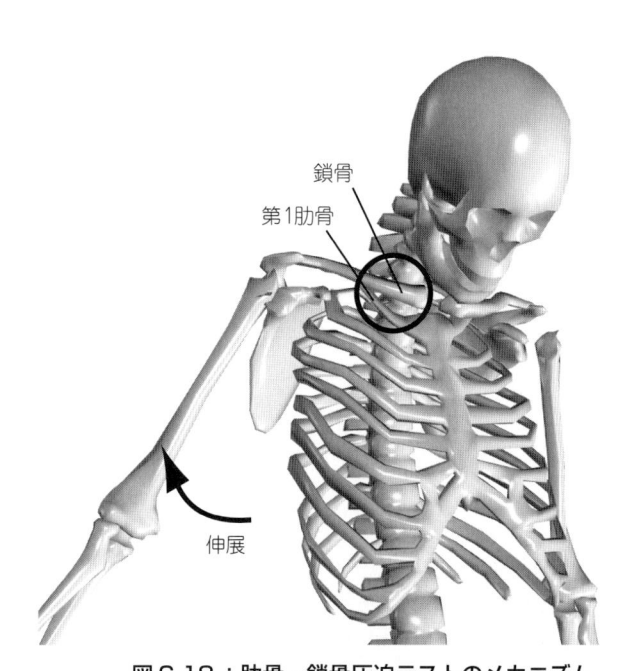

鎖骨
第1肋骨

伸展

図6-18：肋骨 - 鎖骨圧迫テストのメカニズム
鎖骨と第1肋骨による鎖骨下静脈の圧迫。この隙間を鎖骨下静脈が通過する際に圧迫を受けやすい

Ⅲ. 肩・上肢

ライトテスト（Wright's test）

目　的	▶胸郭出口症候群の検査、特に小胸筋や鎖骨下筋、肋骨鎖骨靭帯による腋窩動脈の圧迫を検査する。
患者のポジション	▶座位。
方　法	▶術者は患者の斜め後方に立ち、症状のある側の脈を計る。次に、術者はその腕をゆっくりと外転させていく。脈が感じられなくなったところで止め、外転の角度を測る（写真6-19）。症状のない側で検査を繰り返す。
検査結果の評価	▶症状のある側とない側との結果を比較する。過外転による胸郭出口症候群の場合、低い位置で脈が感じられなくなる。左右の結果がほとんど変らない場合には、この検査結果は無効となる。
臨床メモ	▶このタイプの胸郭出口症候群は、小胸筋や鎖骨下筋、肋骨鎖骨靭帯の緊張や収縮によって腋窩動脈が圧迫を受けて起こる（図6-19）。肩の180度外転と肘の屈曲が、圧迫がもっともひどくなる位置である。手を頭の上に上げて仕事をする機会の多い患者は、要注意。小胸筋の機能や緊張・短縮のスクリーンは『図解 姿勢検査法』〔医道の日本社刊〕P206〜207を参照。
別　名	▶Hyper-abduction maneuverとも言う。

6. 肩

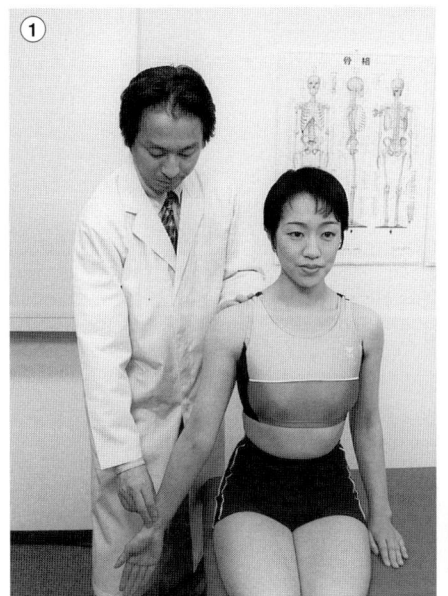

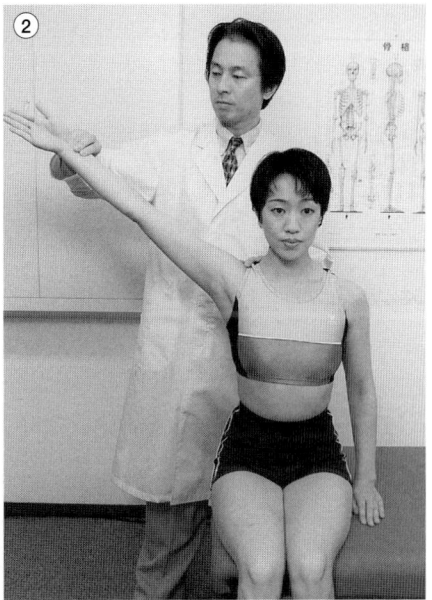

写真6-19：ライトテスト

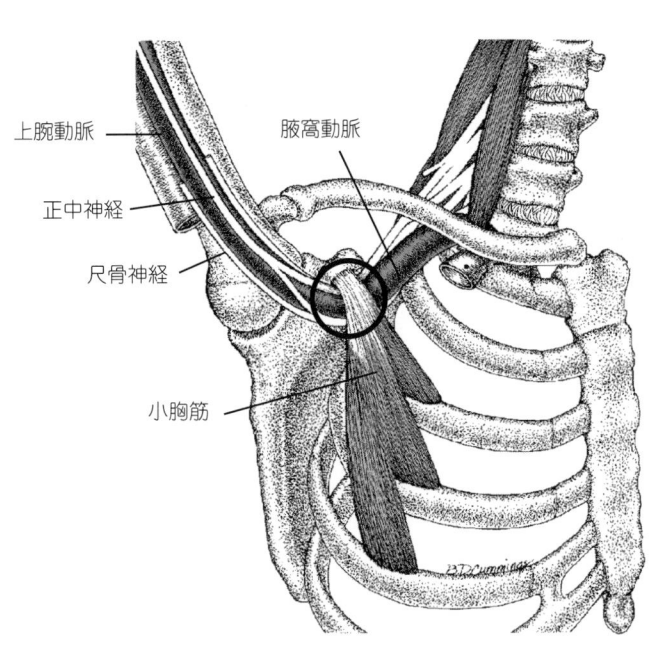

図6-19：ライトテストのメカニズム
腋窩動脈が圧迫を受ける位置を太線丸で示した
MediClip：Manual Medicine1

上腕動脈
腋窩動脈
正中神経
尺骨神経
小胸筋

7. 肘

主な鑑別／判定の目的	テスト名	ページ
腹側靭帯の損傷、断裂	●側副靭帯ストレステスト-肘	204
上腕骨内側上顆炎／上腕骨外側上顆炎	●上腕骨外側上顆炎のテスト	206
	●上腕骨内側上顆炎のテスト	210
絞扼神経症	●肘関節屈曲テスト	214
	●円回内筋症候群のテスト	216
胸郭出口症候群（TOS）	●肩関節の章を参照（→P159）	
頚椎の異常：椎間板の異常、椎間孔の狭窄による神経根の圧迫	●頚椎の章を参照（→P123）	

III. 肩・上肢

側副靭帯ストレステスト‐肘
(Collateral ligament stress test-elbow)

目　的 ▶肘関節に回外／内外のストレスをかけて、外側／内側側副靭帯を検査する。

患者のポジション ▶座位。

方　法 ▶一側の手で検査側の肘を下方から支えるように掴み、他側の手で手首をしっかりと掴む。肘を軽い屈曲位に置く。
①外転ストレス：肘を支えたまま、手首の手で上腕を外転方向に力を加える（写真7-1①）。
②内転ストレス：肘を支えたまま、手首の手で上腕を内転方向に力を加える（写真7-1②）。

検査結果の評価 ▶痛みが激しくなれば、陽性。
①の場合、内側側副靭帯の捻挫を疑う。
②の場合、外側側副靭帯の捻挫を疑う。

臨床メモ ▶側副靭帯は、肘関節の外転内転方向のストレスだけでなく、前腕の過伸展を防ぐ役目も果たしている（表7-1、図7-1）。前腕が過伸展すると、側副靭帯前部の繊維が損傷、断裂を起こす。

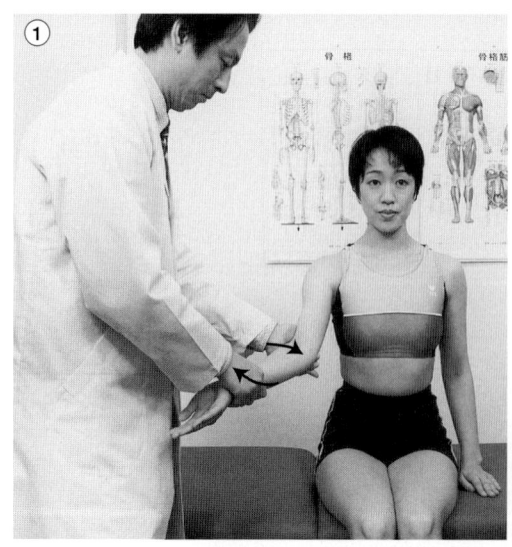

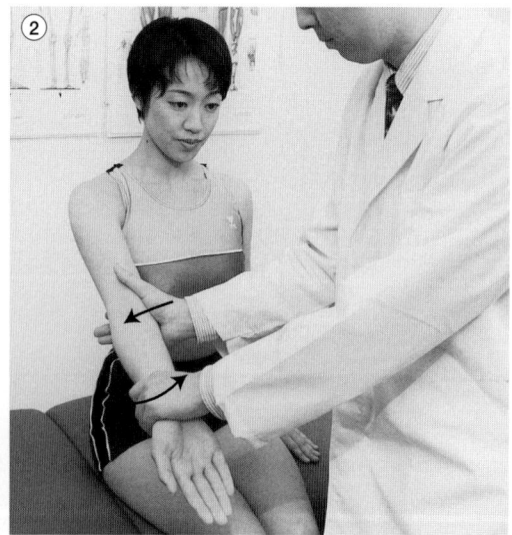

写真7-1：内側側副靭帯（①）と外側側副靭帯（②）のテスト

7. 肘

名称	起始	停止
外側側副靭帯	上腕骨外側上顆	橈骨輪状靭帯
内側側副靭帯	前／後部繊維：上腕骨内側上顆	前部繊維：鈎状突起 後部繊維：肘頭

表 7-1：側副靭帯

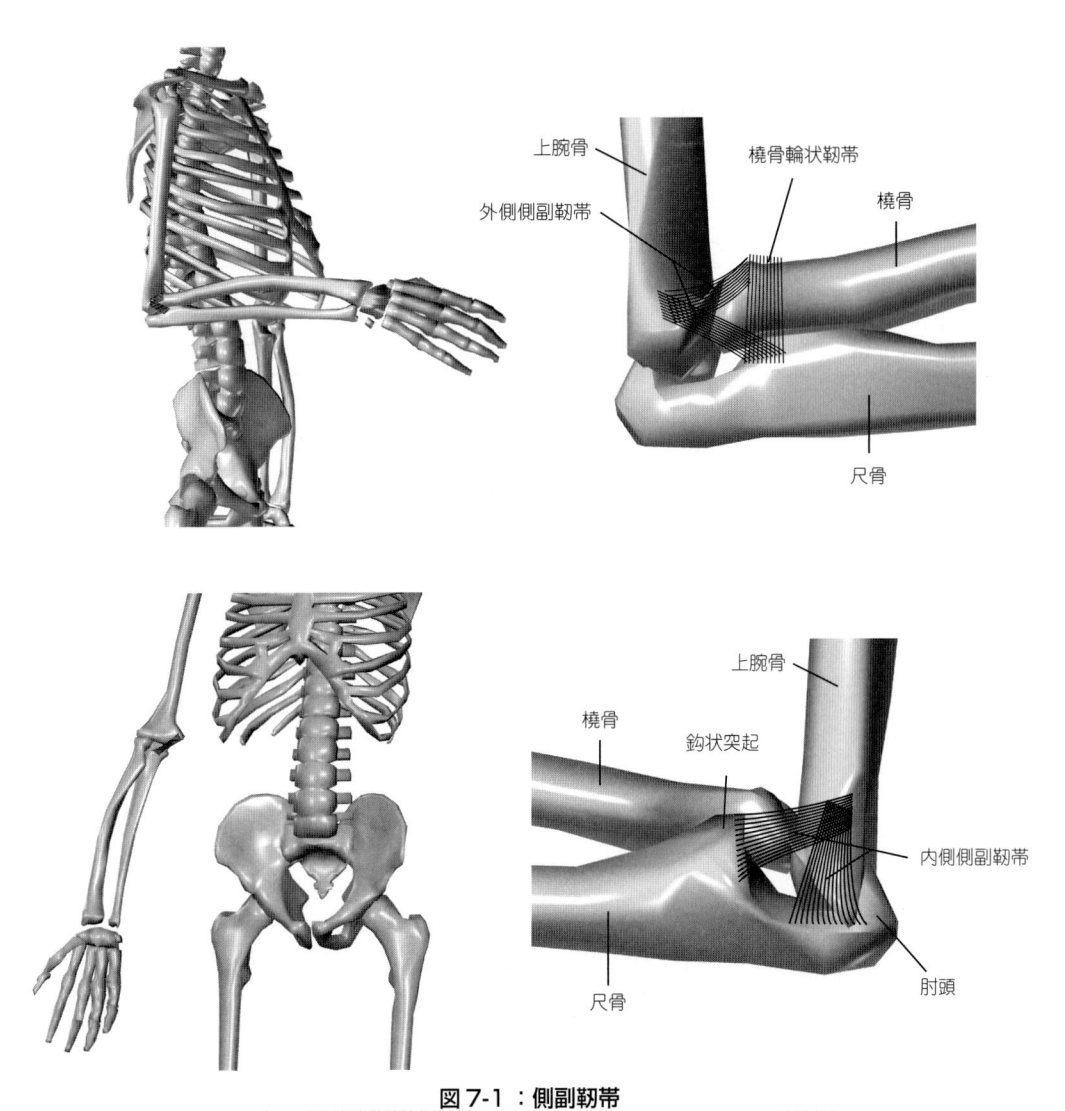

図 7-1：側副靭帯
外側側副靭帯（上）と内側側副靭帯（下）、関節包や他の靭帯は省略

205

Ⅲ. 肩・上肢

上腕骨外側上顆炎のテスト
（Test for lateral epicondylitis）

目 的 ▶上腕骨外側上顆炎を検査する。

患者のポジション ▶座位または立位。

方 法 ▶A．他動テスト／ミルテスト（Passive/Mill's test）
①一側の手を検査側の肘に当て、他側の手で手首を持つ。
②術者は患者の手首関節を最大に屈曲させ、
③さらに指関節もすべて最大に屈曲させる。
④そして肘関節を屈曲させる。
⑤⑥…④のポジションから、上腕をゆっくりと伸展、回内させていき、患者の反応を観察する。手首関節と指関節は屈曲位に置いたままにすること。
B．自動テスト／コズンテスト（Active/Cozen's test）
検査側の上腕を軽度屈曲位、最大回内位に置く。患者に拳をつくるように指示し、手首を最大に背屈させる。一側の手で肘を支え、他側の手で患者の手首を掌屈方向に圧迫する。患者は、これに対して抵抗する（写真7-3）。

検査結果の評価 ▶上腕骨外側上顆に刺すような痛みが出れば陽性。上腕骨外側上顆ならびに橈腕関節滑液包の炎症が考えられる。

臨床メモ ▶外側上顆炎は、一般にテニス肘と呼ばれる症状である。上腕骨外側上顆に付随する手関節伸筋群（図7-2、表7-2）の腱の部分的な断裂が原因とされているが、正確な原因を見つけだすことは困難である。考えられる原因としては、外側上顆周囲の骨膜炎、輪状靱帯の変性／退位、橈腕関節炎、橈腕関節滑液包炎があげられる。自動テスト／コズンテストは、C6神経根の神経学検査（筋力）としても使用できる。

写真 7-2：上腕骨外側上顆炎のテスト A．他動テスト／ミルテスト

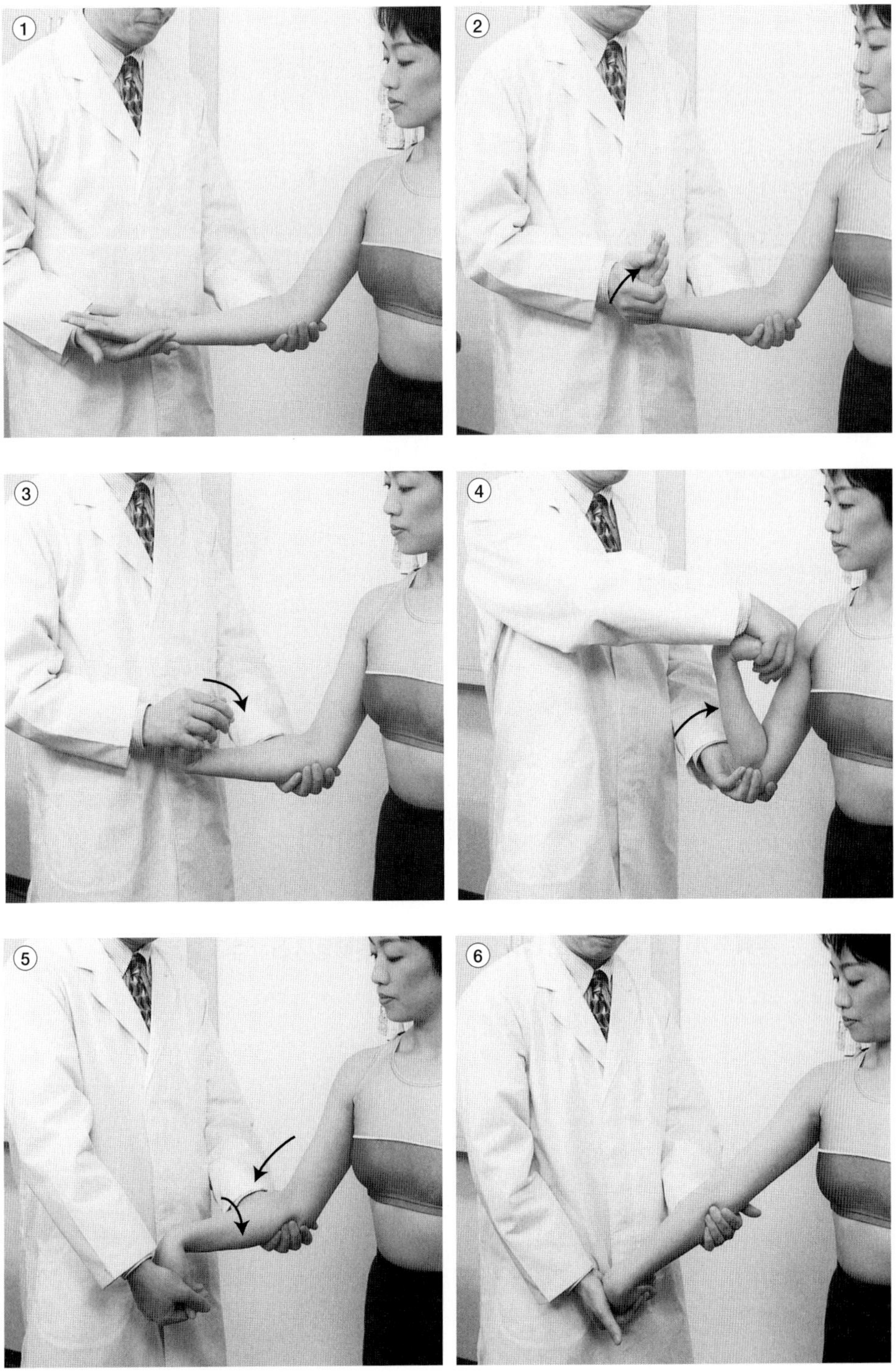

Ⅲ. 肩・上肢

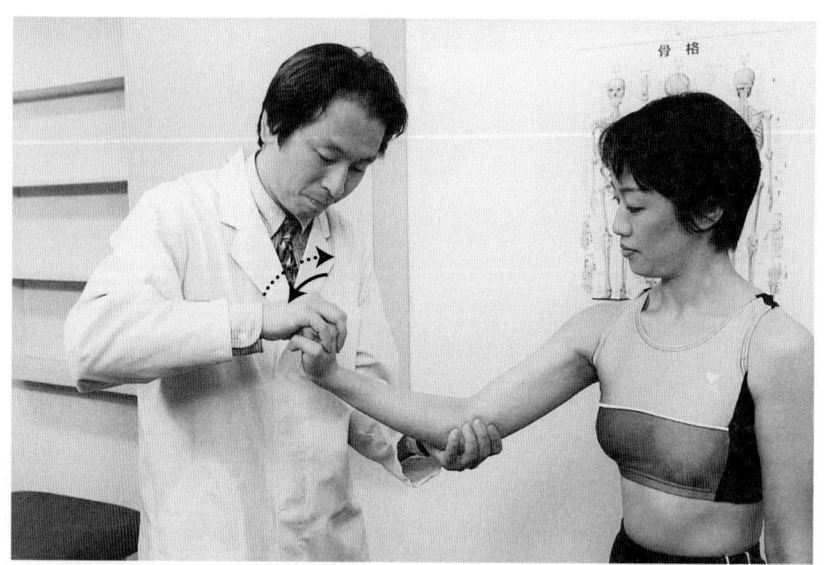

写真7-3：上腕骨外側上顆炎のテストB．自動テスト／コズンテスト

7. 肘

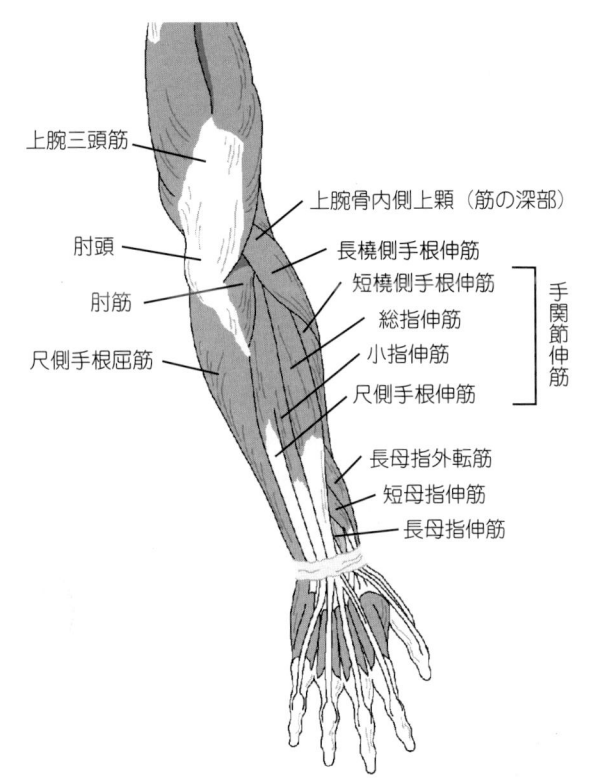

図7-2：上腕後部を走る手関節伸筋群
LifeArt：Super Anatomy 1

筋の名称	起始	停止／付着	主な機能
短橈側手根伸筋	上腕骨外側上顆（共同伸筋腱）、外側側副靭帯	第3中手骨底	手関節伸展／背屈、橈屈
総指伸筋	上腕骨外側上顆（共同伸筋腱）	第2～5指の中節骨と末節骨	第2～5中手指節関節と指間関節の伸展
小指伸筋	上腕骨外側上顆（共同伸筋腱）	第5指の基節骨	手関節伸展／背屈、第5中手指節関節と指間関節の伸展
尺側手根伸筋	上腕骨外側上顆（共同伸筋腱）、尺骨背側縁	第5中手骨底	手関節伸展／背屈、尺屈

表7-2：手関節伸筋
いずれも橈骨神経によって支配される

上腕骨内側上顆炎のテスト
（Test for medial condylitis）

目 的	肘と手首を伸展させて手関節屈筋を伸張し、上腕骨内側上顆炎を検査する。
患者のポジション	座位または立位。
方 法	肘関節を軽い屈曲位に置く。一側の手で患者の肘を支え、他側の手で上腕を回外させる。ゆっくりと肘関節を伸展させながら、同時に手首を背屈させていく。手首に橈屈を加えてもよい（写真7-4①～③）。
検査結果の評価	上腕骨内側上顆に痛みが出れば陽性。上腕骨内側上顆の炎症が考えられる。
臨床メモ	術者の力に対し患者が抵抗する方法もある。上腕骨内側上顆炎は一般にはゴルフ肘として知られる。過剰使用に加えて、上腕二頭筋／手根屈筋（図7-3、表7-3）の短縮、肘関節／手関節の機能異常が原因であることが多い。 手関節屈筋の短縮／機能亢進を検査するには、患者の肩を90度屈曲させ、肘を伸展位、前腕を回外位に置く。術者は母指と示指を尺骨の鉤状突起の周囲に下方からあて、肘を支える（写真7-5）。
別 名	ゴルフ肘のテスト（Golfer's elbow test）ともいう

7. 肘

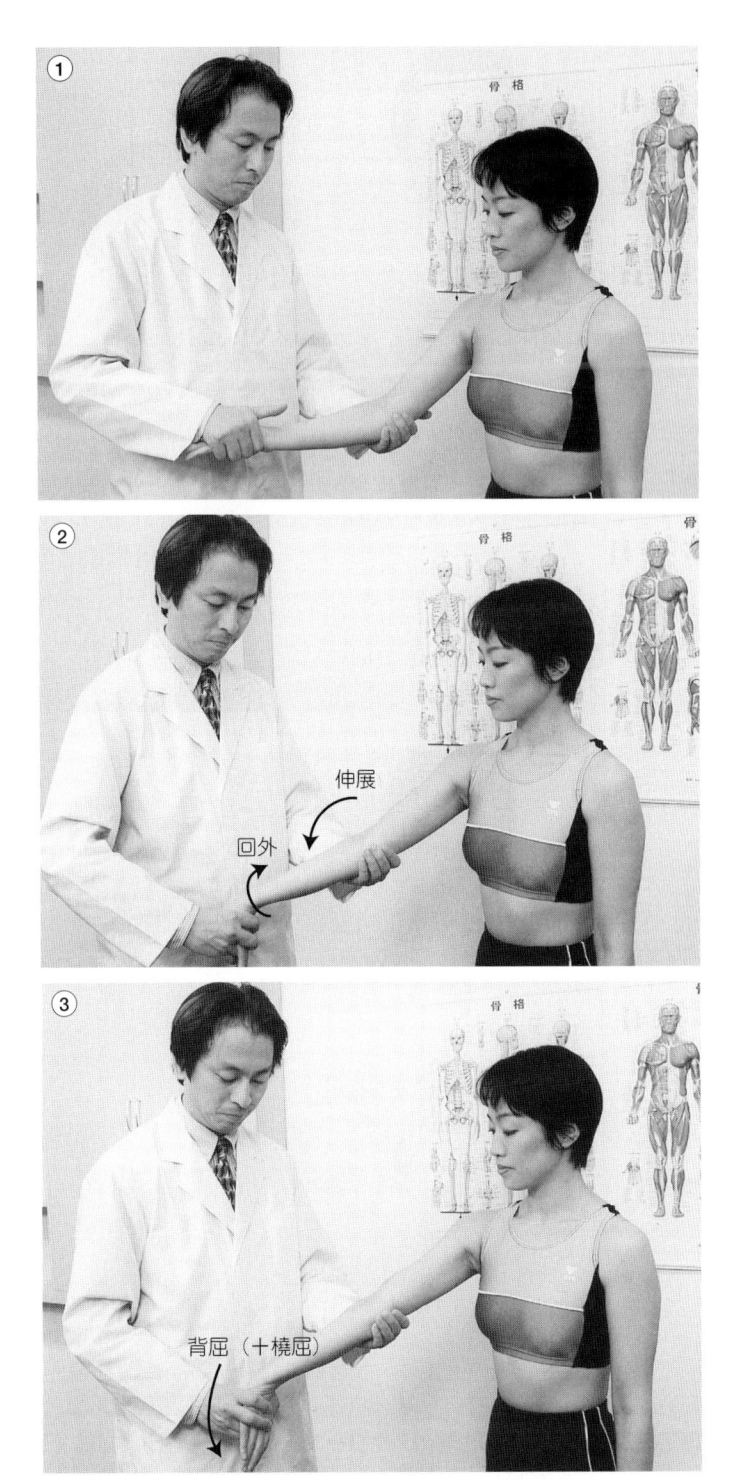

①

② 伸展　回外

③ 背屈（＋橈屈）

写真7-4：上腕骨内側上顆炎のテスト

Ⅲ. 肩・上肢

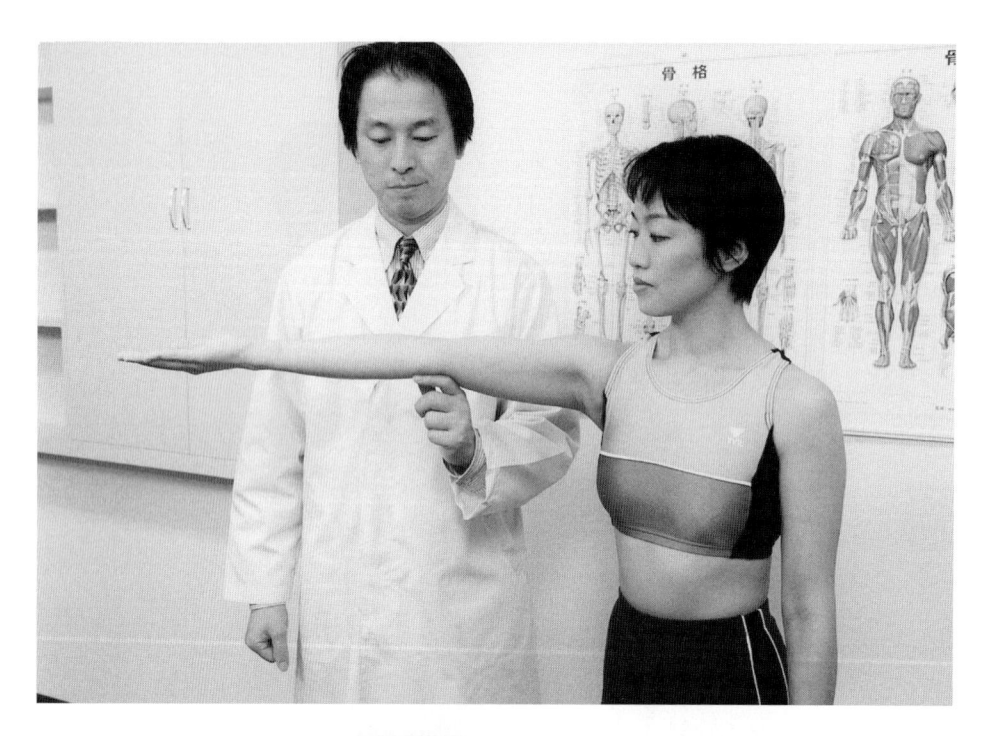

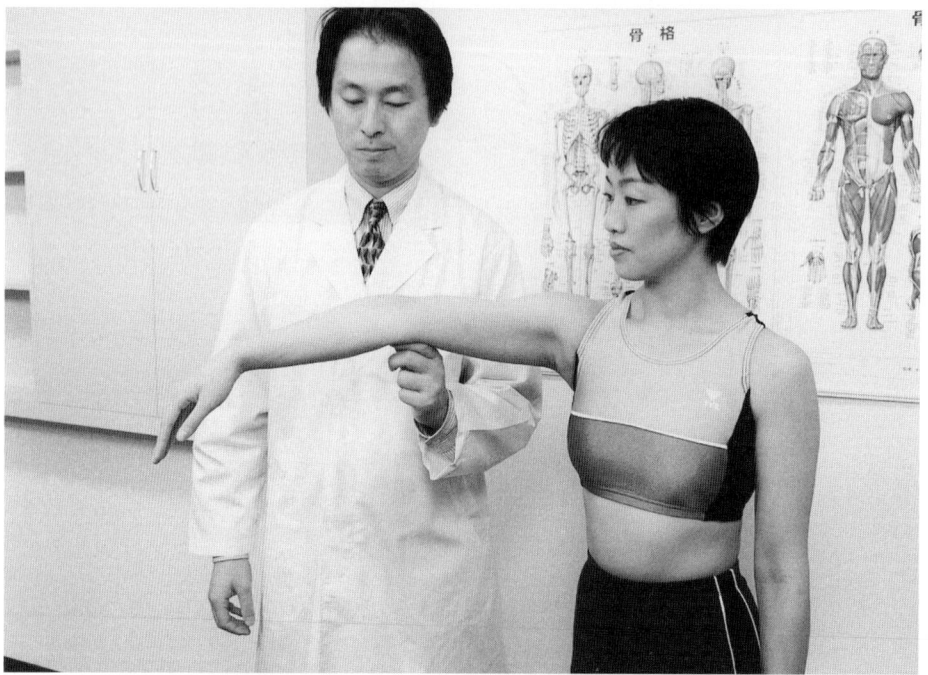

写真7-5:手関節屈筋の短縮のスクリーニング　正常(上)、短縮(下)
この位置で前腕が回外したままなら正常。回内してしまうようであれば、手関節屈筋の短縮を疑う

7. 肘

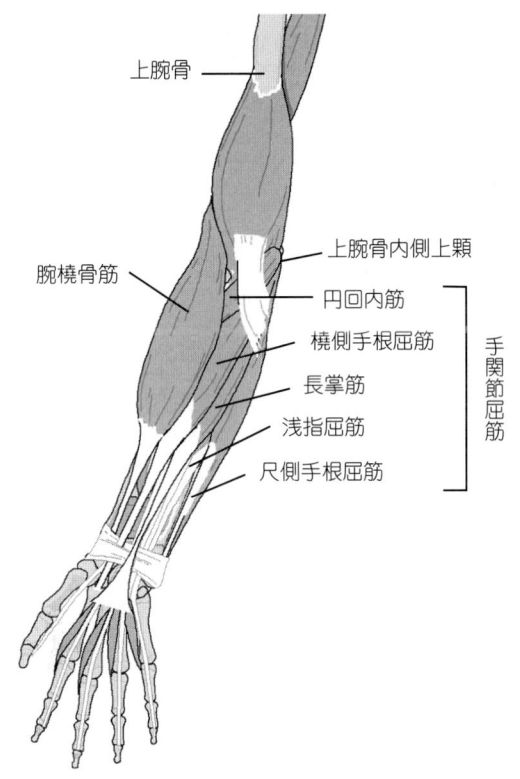

図7-3：上腕前部を走る手関節屈筋
LifeArt：Super Anatomy1

筋の名称	起始	停止／付着	主な機能
円回内筋	上腕頭：上腕骨内側上顆（屈筋共同起始腱）、遠位顆上縁 尺骨頭：尺骨鉤状突起	橈骨中央外側面	前腕回内
橈側手根屈筋	上腕骨内側上顆（屈筋共同起始腱）、前腕筋膜、筋間中隔	第2、3中手骨底	手関節屈曲、橈屈
長掌筋	内側上顆（屈筋共同起始腱）、筋間中隔	屈曲支帯、手掌筋膜	手掌筋膜を緊張、手関節屈曲（弱い）
浅指屈筋	上腕尺骨頭：上腕骨内側上顆（屈筋共同起始腱）、内側側副靭帯、筋間中隔 橈骨頭：橈骨前面	第2〜5指	第2〜5指近位指節関節の屈曲 第2〜5指近中手指節関節の屈曲 手関節の屈曲
尺側手根屈筋	上腕尺骨頭：上腕骨内側上顆（屈筋共同起始腱） 尺骨頭：尺骨肘頭、内側隆起、筋間中隔	豆状骨、有鈎骨の鈎、第5中手骨	手関節屈曲、尺屈

表7-3：手関節屈筋
尺側手根屈筋（尺骨神経による支配）を除いて、すべて正中神経の支配

肘関節屈曲テスト（Elbow flexion test）

目　的	上腕を最大屈曲位に置いて、肘管症候群の検査を行う。
患者のポジション	座位または立位。
方　法	患者は検査側の上腕を最大屈曲位に置き、30秒間から5分間ほど、その位置を、保つこと（写真7-6）。尺骨の神経支配域（図7-5）の感覚の変化を観察する。
検査結果の評価	尺骨神経の神経支配域に、ちくちくする感覚や、感覚麻痺が生じたら、陽性。肘管症候群（Cubital tunnel syndrome）を疑う。
臨床メモ	尺骨神経は、上腕神経叢から枝分かれした後、上腕骨に沿って走り、上腕骨内側上顆と肘頭の間を通って前腕に抜ける。肘管は、上腕骨内側上顆のすぐ遠位部の、尺側手根屈筋（P213　図7-3、表7-3）の上腕骨頭と尺骨頭の間の狭いスペースを指す（図7-4）。尺骨神経は前腕に抜ける直前にこの肘管を通っている。肘管症候群は、ワナ式神経症（絞扼神経症）の中でも手根管症候群（P224、臨床メモ）に続いて二番目に多いといわれる。肘関節の屈曲位で神経が最も強く絞扼される。尺骨神経は前腕と手の尺側の筋を支配する（表7-4）。これらの筋の弱化／機能低下が観察される以前に、肘や前腕尺側の痛みとしびれ感、手の感覚支配域（図7-5）のしびれ感などの神経学的症状が現れるのが普通である。

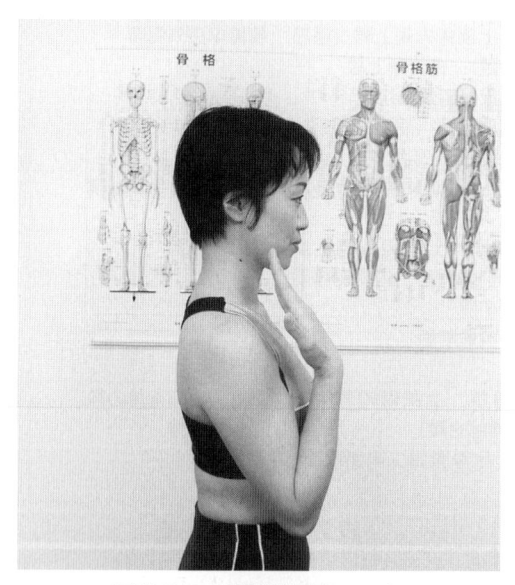

写真7-6：肘関節屈曲テスト

7. 肘

図7-4：肘管と尺骨神経の位置関係（図は左肘90度屈曲位）

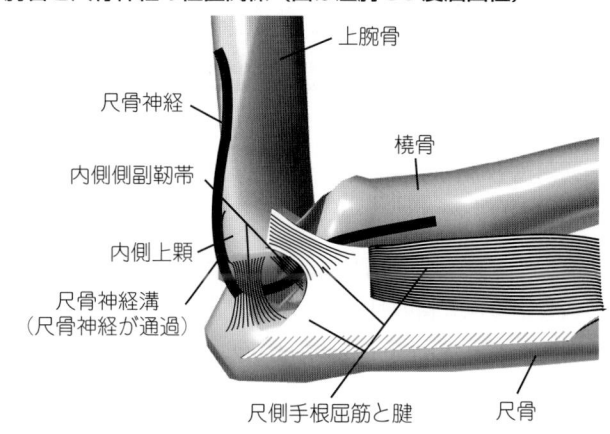

（ラベル：上腕骨、尺骨神経、橈骨、内側側副靭帯、内側上顆、尺骨神経溝（尺骨神経が通過）、尺側手根屈筋と腱、尺骨）

図7-5：尺骨神経の支配域
ここにしびれ感が現れたら、肘管での絞扼を疑う

（ラベル：尺骨神経の表在感覚支配域）

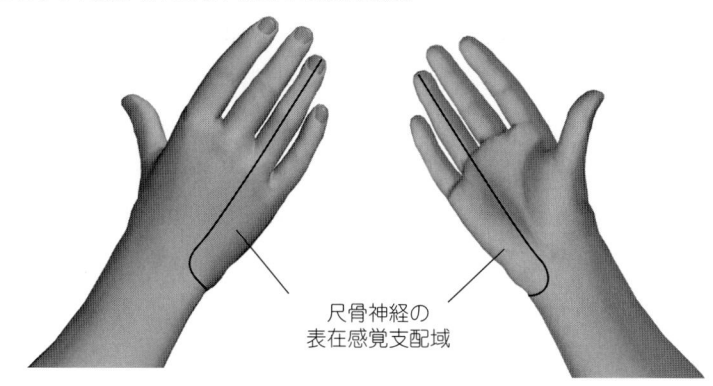

表7-4：尺骨神経によって支配される筋 （すべてC8-T1の支配）

筋の名称	観察される主な機能低下
母指内転筋 小指外転筋 小指対立筋 短小指屈筋 深指屈筋（第4、5指） 虫様筋（第3、4） 尺側手根屈筋 短掌筋 背側骨間筋 掌側骨間筋 短母指屈筋（深頭）	手関節の弱化 手関節尺屈の消失 小指遠位趾節間関節の屈曲の消失 指関節の外内転の消失 第4、5指（環指と小指）の指節間関節伸展の消失 母指内転の消失

円回内筋症候群のテスト
(Test for pronator teres syndrome)

目 的	円回内筋を等尺性収縮させて、円回内筋による正中神経の圧迫を検査する。
患者のポジション	座位または立位。
方 法	患者の肘を20～30度屈曲位、前腕を回内位、手首を背屈位におく。術者は一側の手で検査側の肘を掴んで固定し、他側の手でやはり検査側の手を背側からつかむ（写真7-7）。術者は手関節の掌屈と前腕の回外方向へ関節を圧迫し、患者はこれに対し抵抗する。
検査結果の評価	母指並びに示指に知覚異常が現れたり、痛みが再現されたら陽性。
臨床メモ	正中神経は、円回内筋（表7-5）の上腕骨頭（表在頭）と尺骨頭（深部頭）の間を通過して前腕に至る（図7-6）。正中神経は前腕の橈側手根屈筋、円回内筋、長掌筋、浅指屈筋を支配する。同神経は前腕に沿って伸び、手根管を通って手に到達し、短母指外転筋、母指対立筋、短母指屈筋（浅頭）を支配する。 円回内筋を通過する際に、正中神経から前骨間神経が枝分かれする。この神経は、橈骨と尺骨の間を走り、長母指屈筋、深指屈筋（第2、3指）、方形回内筋を支配する（図7-7）。前腕には感覚支配域を持たないが、手関節の一部に感覚枝を送る［Gross et all 1996］。同神経の圧迫は長母指屈筋、深指屈筋（第2、3指）、方形回内筋の機能低下／消失と疼痛を招く。こうした神経症状を称して前骨間神経症候群（Anterior interosseous nerve syndrome）またはキロ＝ネビン症候群（Kiloh-Nevin syndrome）と呼ぶ。長母指屈筋と深指屈筋（第2、3指）が働かないため、示指の遠位指節間関節と母指の指節間関節が伸展し、OKサインが円ではなくなる。指先同士を合わせることが出来ず、指腹と指腹が重なり合う（図7-8）。

7. 肘

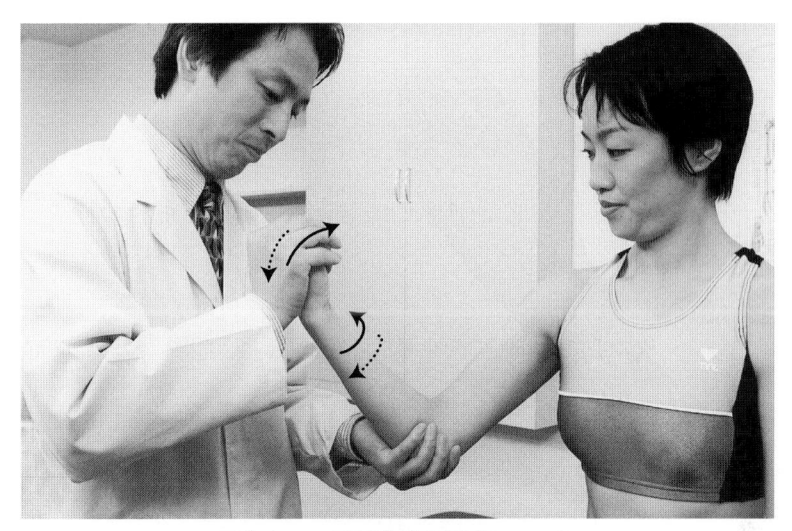

写真7-7：円回内筋症候群のテスト

筋の名称	起始	停止／付着
円回内筋：上腕骨頭	上腕骨の顆上部骨縁、内側上顆	橈骨の骨幹、中部外側面
円回内筋：尺骨頭	尺骨の鈎状突起	橈骨の骨幹、中部外側面

表7-5：円回内筋　　神経支配は正中神経（C6-7）

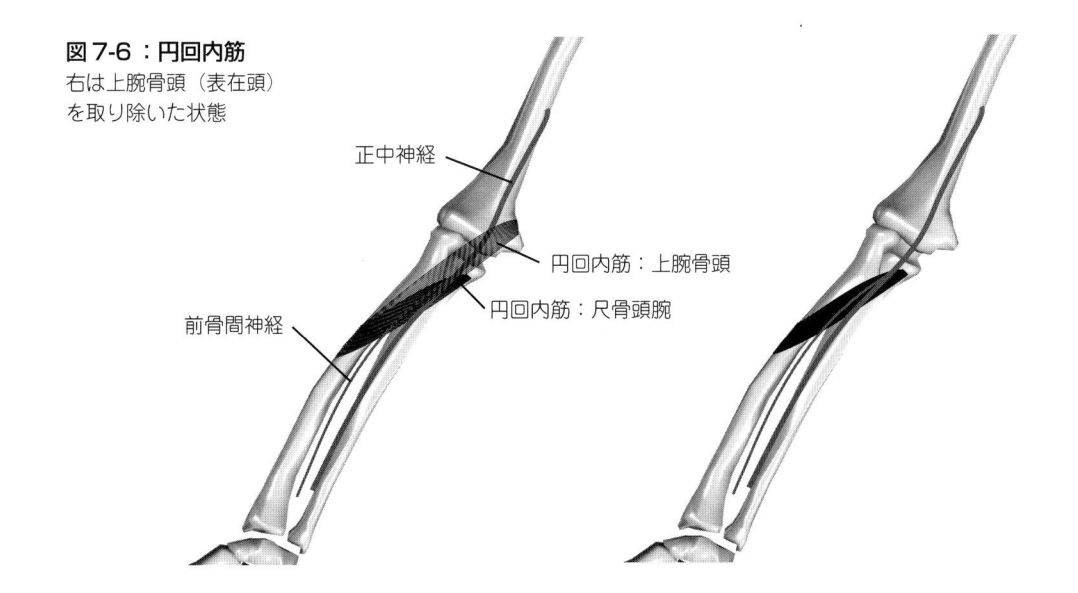

図7-6：円回内筋
右は上腕骨頭（表在頭）を取り除いた状態

正中神経
円回内筋：上腕骨頭
円回内筋：尺骨頭腕
前骨間神経

Ⅲ. 肩・上肢

図7-7：正中神経によって支配される表在感覚域 ─正中神経の表在感覚域─

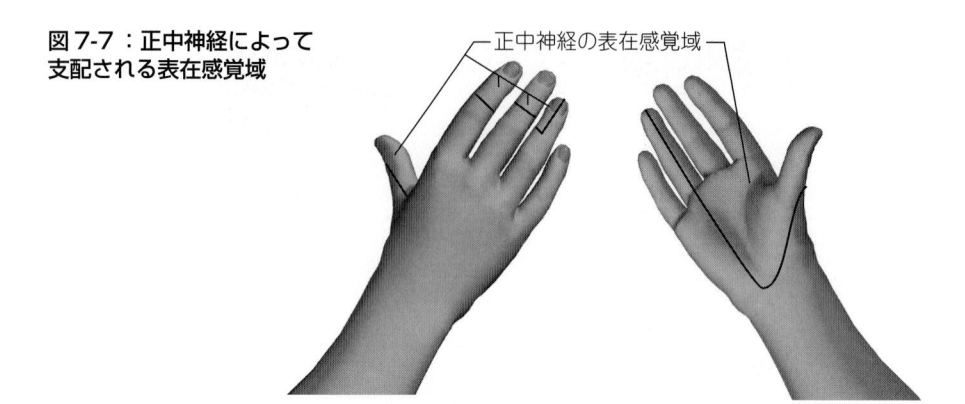

表7-6：正中神経によって支配される筋

神経枝と筋の名称	観察される主な機能低下
正中神経：前腕での筋枝 　橈側手根屈筋 　円回内筋 　長掌筋 　浅指屈筋 正中神経：手の筋枝 　短母指外転筋 　母指対立筋 　短母指屈筋（浅頭） 正中神経：第1,2総掌側指神経 　虫様筋（第1、2）	手関節の掌屈と外転（撓屈）の弱化／消失 前腕の回内の弱化 肘関節の屈曲と外転の弱化 母指対立の弱化 母指外転の弱化 握力の低下
前骨間神経 　長母指屈筋 　深指屈筋（第2、3指） 　方形回内筋	前腕の回内の弱化 母指の対立運動と屈曲の弱化 指の屈曲の弱化 指で物を挟む力の低下

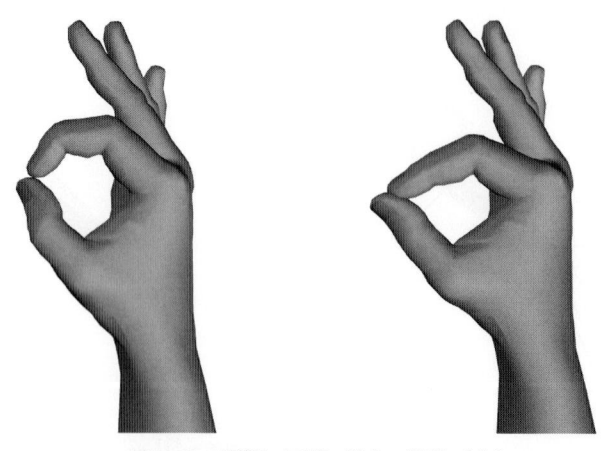

図7-8：評価：正常（左）、陽性（右）

8. 手／指

主な鑑別／判定の目的	テスト名	ページ
動脈の閉塞	●アレンテスト	220
手根管症候群	●ファレンテスト	224
	●ティネル徴候-手根管	228
可動性制限	●バネルリトラーテスト	232
	●支靱帯テスト-遠位指節間関節	234

Ⅲ. 肩・上肢

アレンテスト（Allen's test）

目的 ▶ 手への血流を一次的に止め、手根での橈骨／尺骨動脈の血行に異常がないかを検査する。

患者のポジション ▶ 座位または立位。

方法 ▶ ①患者は手のひらを上にし（前腕を回外させ）、できるだけきつく拳を握る。このままで一分間ほど待つ（〜④まで写真8-1参照）。
②術者は左右の指を使って橈骨動脈と尺骨動脈に圧力をかけて、血液が手に流れ込むのを阻止する。患者は拳を広げる。血液を止めているために、手の平は血の気がなく真っ白に見える。一側の母指を中指を使って圧迫してもよい。
③術者は、尺骨動脈側の指を放す。橈骨側の圧力は緩めないこと。指を放すとほぼ同時に、手の平に血の気が戻ってくるのを確認する。
④ ①〜②をくり返した後、術者は、橈骨動脈側の指を放す。尺骨側の圧力は緩めないこと。指を放すとほぼ同時に、手の平に血の気が戻ってくるのを確認する。

検査結果の評価 ▶ 手の平が白く血の気が戻らない、あるいは5秒以上かかる場合は、陽性。
③では、尺骨動脈の閉塞を疑う。
④では、橈骨動脈の閉塞を疑う。

臨床メモ ▶ 胸郭出口症候群の検査の前には、必ずこのアレンテストで動脈の異常のスクリーニングを行うこと（P194）。

8. 手／指

写真8-1：アレンテスト

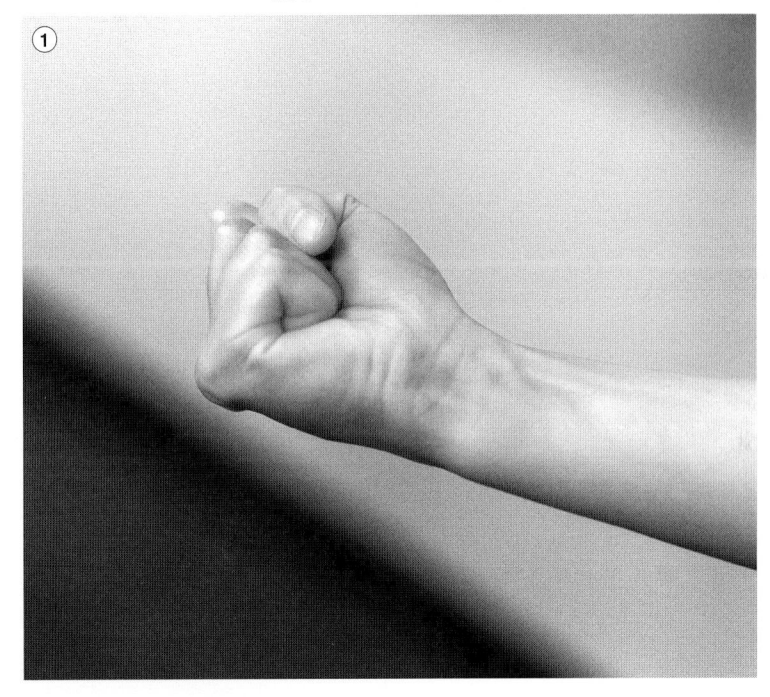

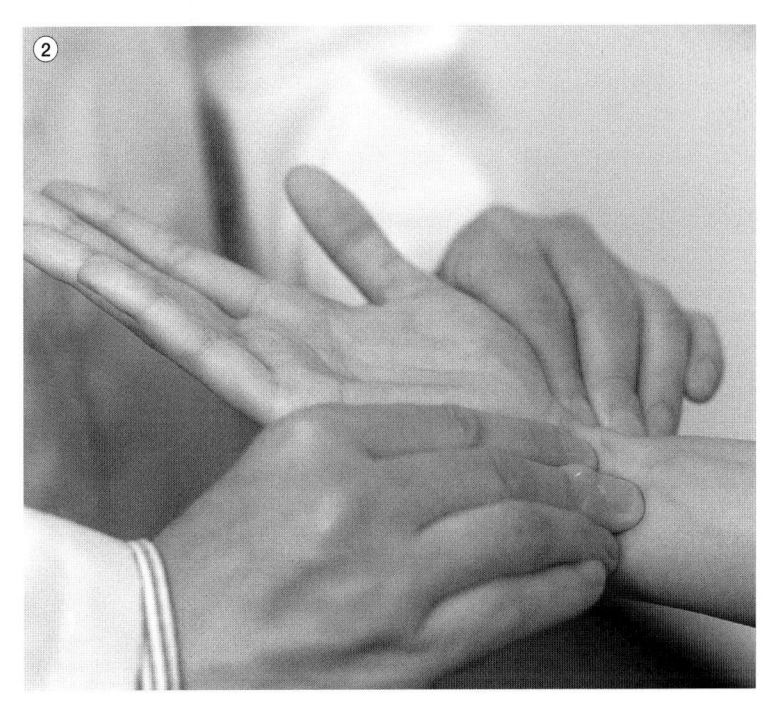

①

②

Ⅲ．肩・上肢

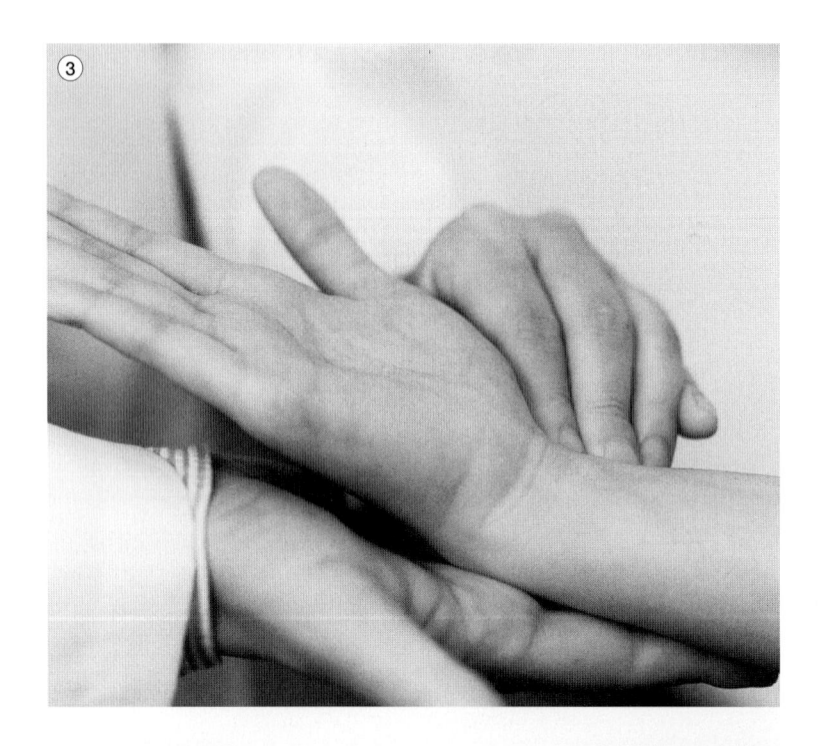

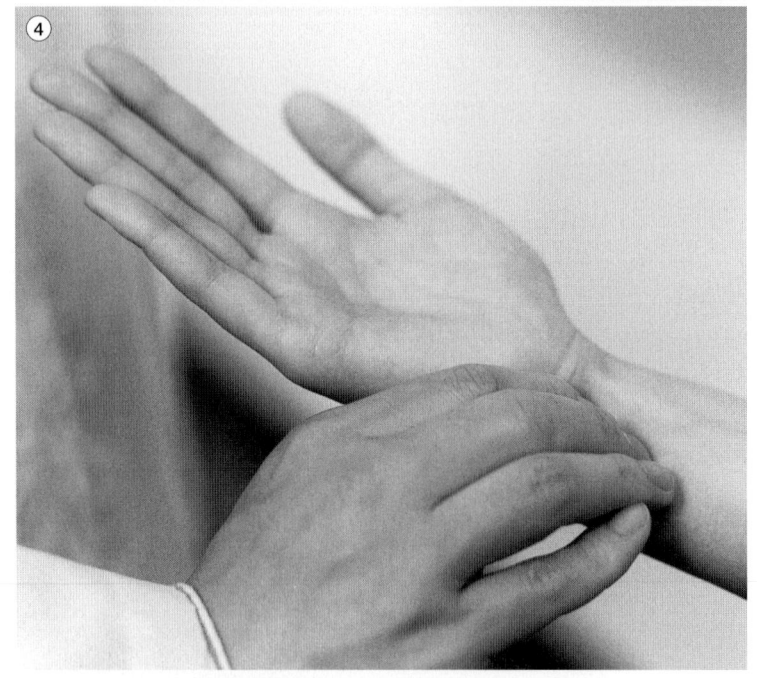

8. 手／指

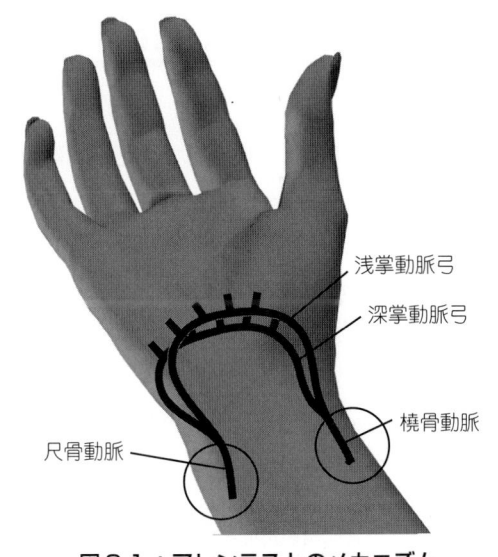

図8-1：アレンテストのメカニズム
丸で囲んだ部分を圧迫して遠位への血行を一時的に止める

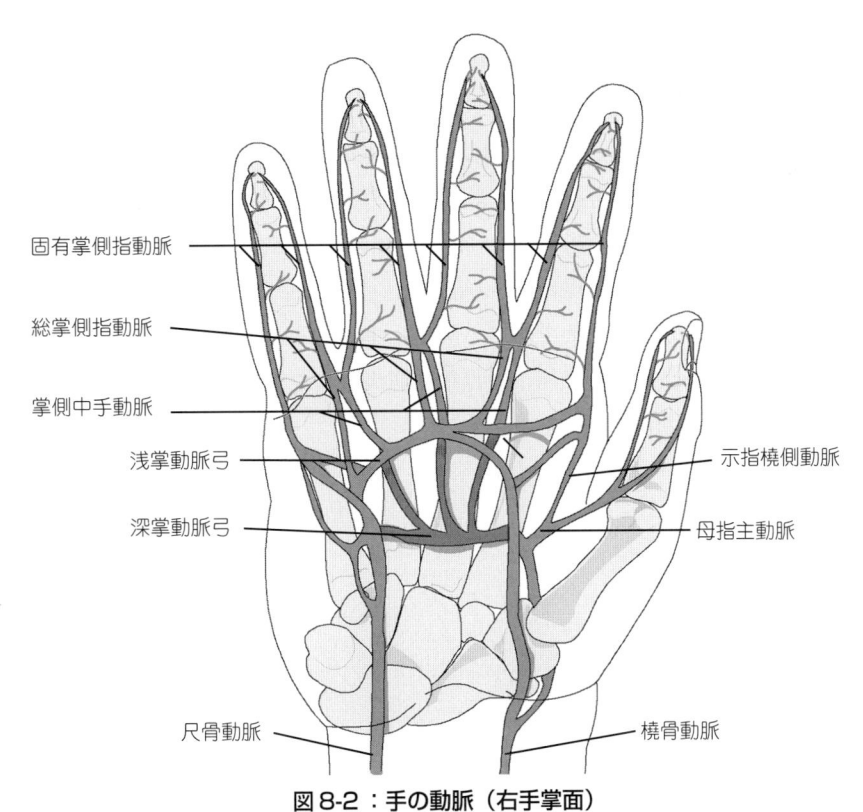

図8-2：手の動脈（右手掌面）
LifeArt：Super Anatomy2

ファレンテスト（Phalen's test）

目 的	正中神経を伸張させて、手根管内での正中神経の刺激、圧迫を検査する。
患者のポジション	座位または立位。
方 法	①患者は両手を最大に掌屈させ、甲と甲を合わせる。この位置を1分間保ち、感覚の変化を観察する（写真8-2）。 ②次に、両手を最大に背屈させ、平と平を合わせる。一分間の検査を行う（写真8-3）。
検査結果の評価	正中神経の支配域（図8-5）に感覚麻痺が起きれば陽性。手根管症候群を疑う。
臨床メモ	掌屈位では正中神経の乏血により神経症状が見られる。背屈位では、正中神経がストレッチされることで神経症状が見られる。 ワナ式神経症／紋扼神経症で最も多いのがこの手根管症候群である。手根管は、外側に舟状骨粗面と大菱形骨結節、内側に有鈎骨の鈎と豆状骨で仕切られたスペースである。天井には屈筋支帯がこのスペースを覆う。深・浅指屈筋（各4本）、長母指屈筋、橈側手根屈筋の腱や、正中神経が管内を通過する（図8-4）。 管内の紋扼／圧迫は、月状骨の脱臼や骨折、屈筋群の腱鞘炎、ガングリオン、関節炎や結合組織の異常などが原因となって起こる。症状は、母指の掌側背側、示指・中指・環指（外側）でのしびれ感、感覚異常や疼痛である。手掌に神経症状が現れないのは、正中神経の手掌枝が手根管を通過する以前に枝分かれするためである（図8-4、図8-5）。慢性では、母指球の筋（短母指外転筋、母指対立筋、短母指屈筋浅頭）や第1、2虫様筋の機能低下や委縮が観察される。
別 名	Prayer signともいう。

8. 手/指

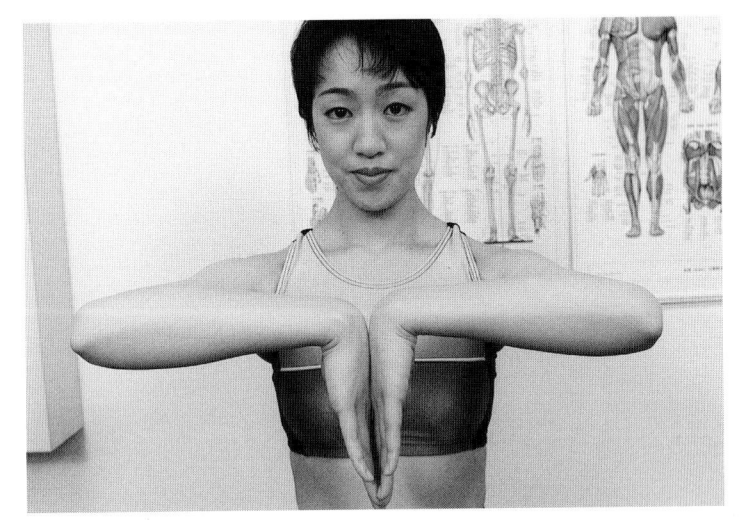

写真8-2：ファレンテスト①掌屈

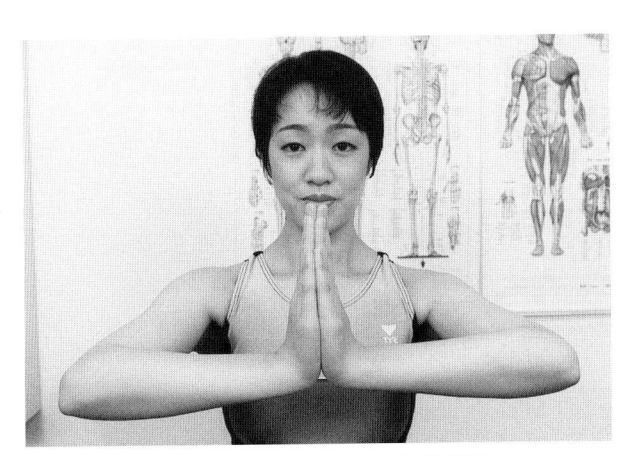

写真8-3：ファレンテスト②背屈

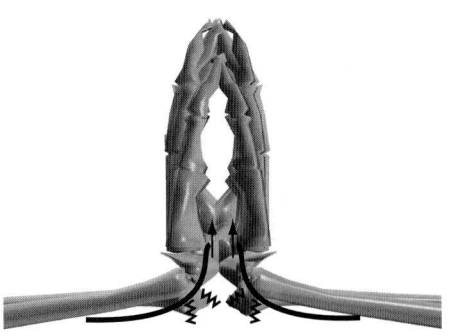

図8-3：ファレンテスト②背屈のメカニズム

Ⅲ．肩・上肢

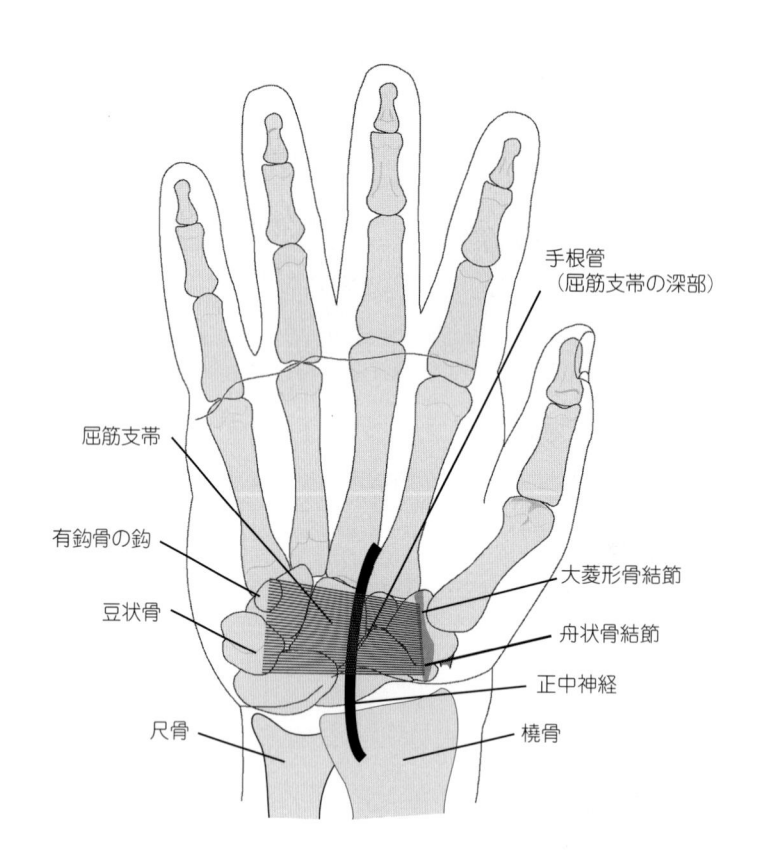

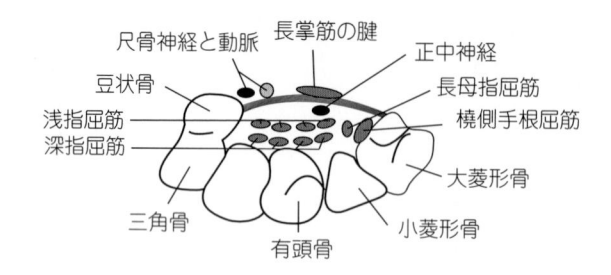

図8-4：手根管（上）、断面図（下）
LifeArt：Super Anatomy2

8. 手／指

神経症状の
現れる領域

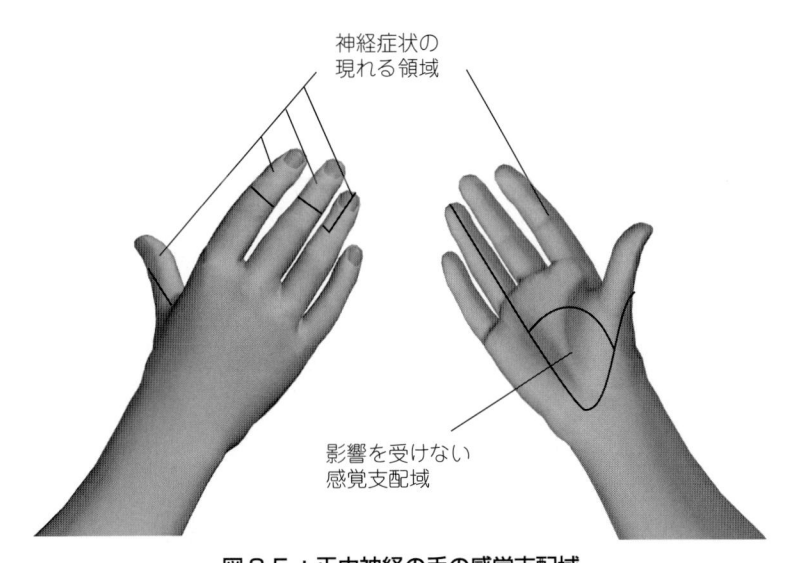

影響を受けない
感覚支配域

図8-5：正中神経の手の感覚支配域
手根管症候群によって神経症状の現れる部分と、現れない部分がある

ティネル徴候 - 手根管（Tinel's sign-wrist）

目的　手根管とギヨン管を打診して、正中神経の手根管での圧迫と、尺骨神経のギヨン管での圧迫を検査する。

患者のポジション　座位。

方法　①検査側の手根管の上を軽く打診する（写真8-4①）。
②検査側のギヨン管の上を軽く打診する（写真8-4②）。ギヨン管の位置は（図8-6）を参照すること。

検査結果の評価　①段打の位置より近位部／遠位部の正中神経支配域に感覚障害が現れれば、陽性。正中神経の変性、退位を疑う。原因として、手根管症候群が考えられる。
②段打の位置より近位部／遠位部の尺骨神経支配域に感覚障害が現れれば、陽性。尺骨神経の変性、退位を疑う。

臨床メモ　神経線維の再生を調べる検査としても使用できる。損傷した神経が再生を始めると、その支配域の遠位部から感覚が戻ってくる。正中神経では手根管の上を段打することで、遠位部にぴりぴりした感じが感じられる。再生が進むにつれて、徐々に近位部でも感じられるようになり、再生が完了するともとの感覚が戻ってくる。再生の進行をモニターするのに使用できる。
手根管症候群に関しては、アレンテスト（P220）を参照。
ギヨン管は、有鉤骨と豆状骨の間のスペースのことで、床が豆状有鉤靭帯、天井が屈曲支帯で構成される（図8-6）。ここで神経が圧迫を受けると、尺骨神経支配域のうち、指の感覚が影響を受ける。このトンネルを通過する前に、掌側と背側の神経枝が分岐するため、手掌・手背の感覚は影響を受けない（図8-6、図8-7）。尺骨神経が損傷すると、「ビショップの手変形（Bishop's hand）」が起こる。これはまたは「誓いの手変形（Benediction hand deformity）」とも呼ばれる（図8-8）。

別名　Formication sign、Hoffman-tinnel signともいう。

8. 手／指

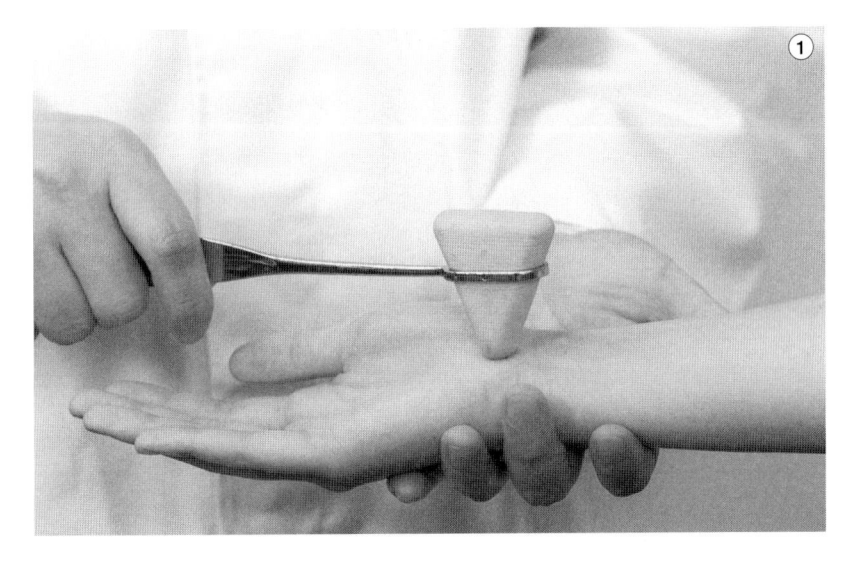

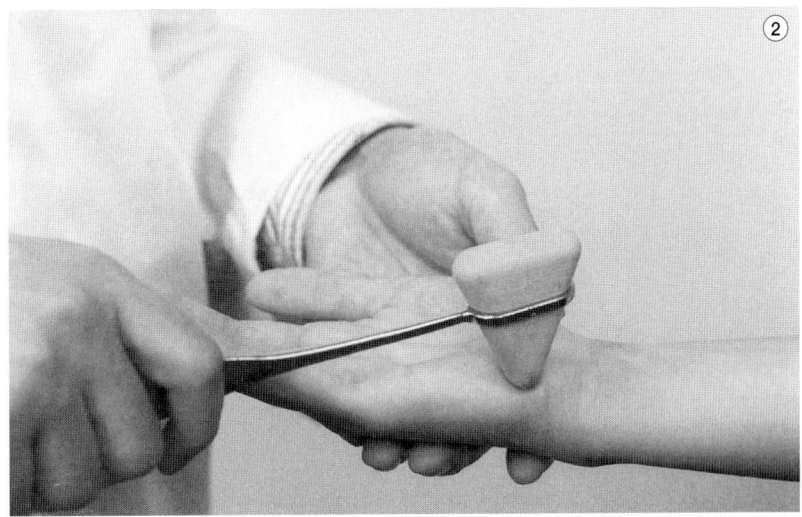

写真8-4：ティネルテスト

Ⅲ. 肩・上肢

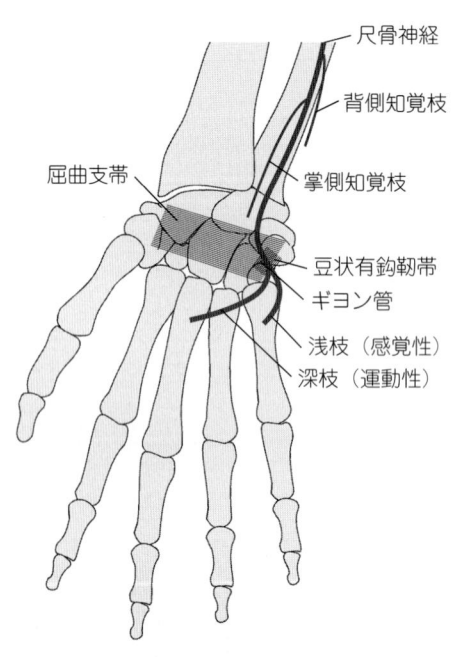

図8-6：ギヨン管と尺骨神経の位置関係
LifeArt：Super Anatomy1

図8-7：尺骨神経の掌側知覚枝と背側知覚枝
手掌と手背の感覚を支配する掌側知覚枝と背側知覚枝は、手首の近位で分枝するため（図8-6）、ギヨン管での圧迫損傷に影響を受けない

8. 手／指

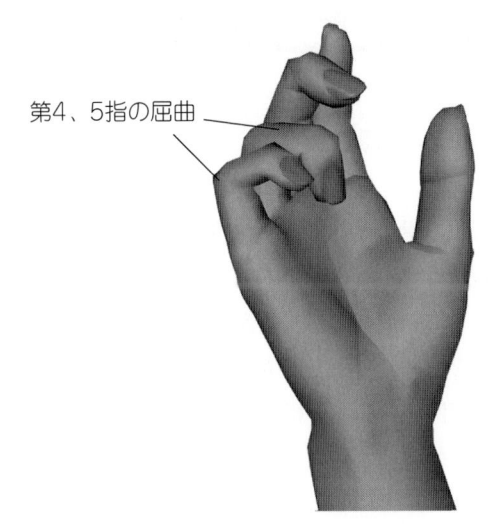

図8-8：「ビショップの手変形（Bishop's hand）」
第4、5指の屈曲

バネルリトラーテスト（Bunnel-littler test）

目 的	指節間関節の触診を行って、近位指節間関節の可動制限の原因を判定する。
患者のポジション	座位。
方 法	患者は手の甲を上にする（前腕を屈曲、回内させる）。 ①一側の手で手首をつかみ固定し、他側の手で中手指節関節を軽度伸展させ、同時に近位指節間関節（基節中節関節）を屈曲させる。母指と中指で中手指節関節を、示指で近位指節間関節を操作するとよい（写真8-5、図8-9）。近位指節間関節の屈曲が出来ない場合は、②に進む。 ②中手指節関節を軽度屈曲させ、近位指節間関節が屈曲できるかどうかを見る（写真8-6、図8-10）。
検査結果の評価	①近位指節間関節に屈曲制限が見られた場合には陽性。伸筋の拘縮あるいは近位指節間関節の関節包の収縮を疑う。②で判定を行う。 ②この位置でも屈曲が出来ない場合は、近位指節間関節の関節包の収縮を疑う。原因として、変形関節症／骨関節症や慢性関節リウマチ／リウマチ様関節炎が考えられる。
臨床メモ	検査はすべて受動的に行うこと。患者は完全に手の力を抜く。 同様の検査法として、次項に、遠位指節間関節を対象とした支靱帯テストがある。指の構造は、P235の図8-11を参照すること。

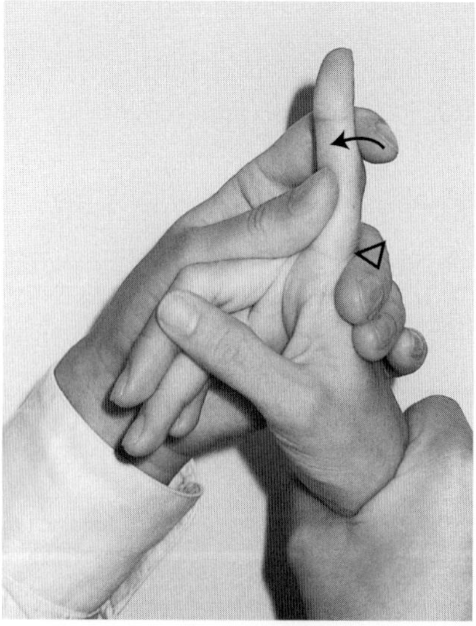

写真8-5：バネルリトラーテスト①

8. 手/指

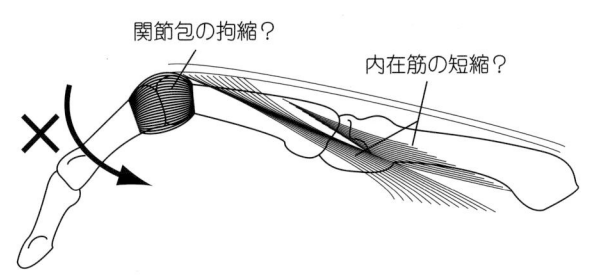

図8-9：バネルリトラーテスト①のメカニズム
屈曲が制限されてる場合には、②に進んで判定を行う

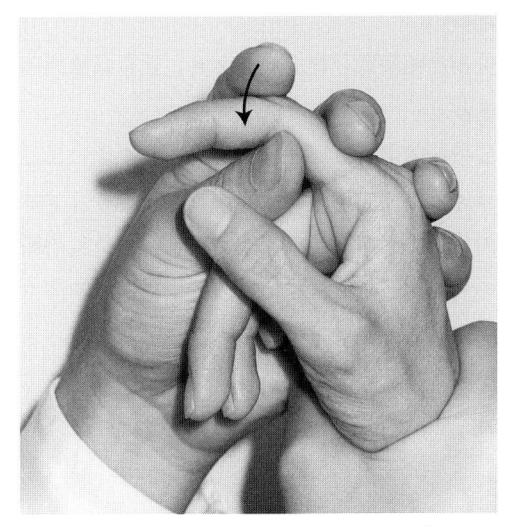

写真8-6：バネルリトラーテスト②

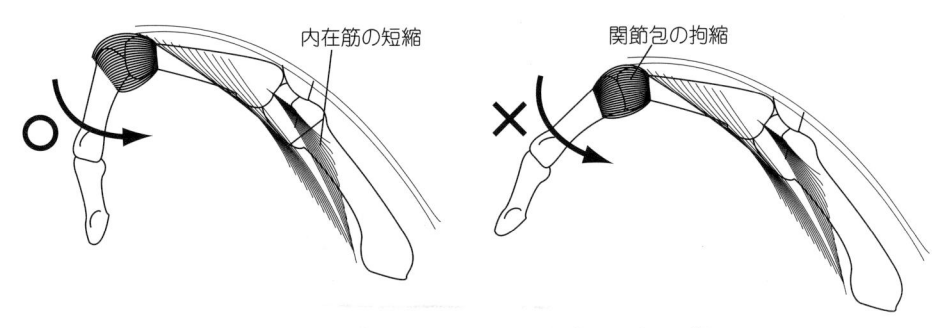

図8-10：バネルリトラーテスト②のメカニズム
バネルリトラーテストのメカニズム。中手指節関節を屈曲させて内在筋を弛緩させる。この状態で近位指節間関節が屈曲可能であれば、可動制限の原因を内在筋の短縮と判定する（左）。関節の屈曲が制限されたままであれば関節包の拘縮と判定する（右）。

Ⅲ. 肩・上肢

支靱帯テスト - 遠位指節間関節
(Retinacular test - DIP)

目 的	指節間関節の触診を行って、遠位指節間関節の可動制限の原因を判定する。
患者のポジション	座位。
方 法	患者は手の甲を上にする（前腕を屈曲、回内させる）。

①一側の手で検査側の手をつかみ、近位指節間関節を中間位に置く。他側の指で遠位指節間関節を屈曲させる。遠位指節間関節の屈曲が出来ない場合は、②に進む。

②近位指節間関節を軽度屈曲させ、遠位指節間関節が屈曲できるかどうかを検査する。

検査結果の評価	①遠位指節間関節に屈曲制限が見られた場合には陽性。側副靱帯の硬縮、あるいは遠位指節間関節関節包の拘縮を疑う。②で鑑別を行う。

②この位置でも屈曲が出来ない場合、遠位指節間関節関節包の拘縮を疑う。

臨床メモ	同様の検査法として、前項に、近位指節間関節を対象としたバネルリトラーテストがある。支靱帯テストのメカニズムはバネルリトラーテストを参照。

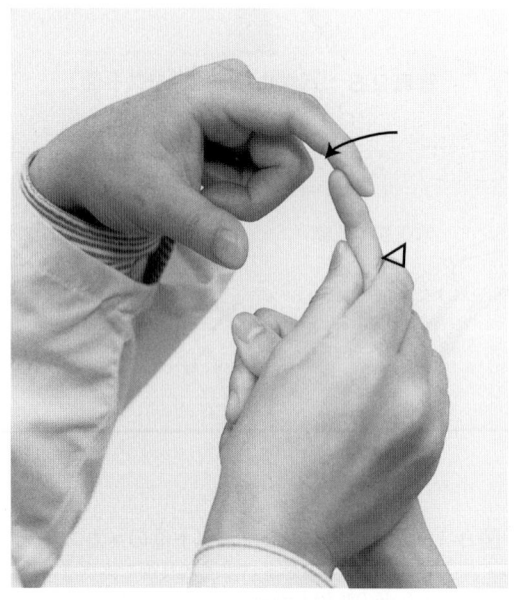

写真8-7：支靱帯テスト①
近位指節間関節を伸展位において、遠位指節間関節を屈曲方向に押す。可動性が制限されていれば②に進む

8. 手／指

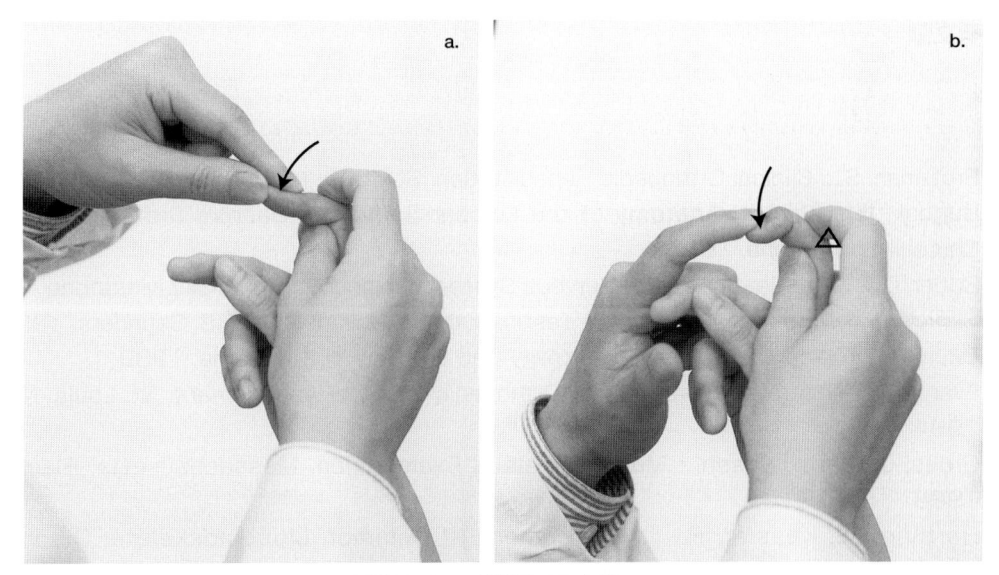

写真 8-8：支靱帯テスト②
近位指節間関節を軽度屈曲させ、遠位指節間関節を屈曲方向に押す。a.ではそれでも遠位指節間関節の可動性が制限されている、b.では可動性制限が消失したことを示す。

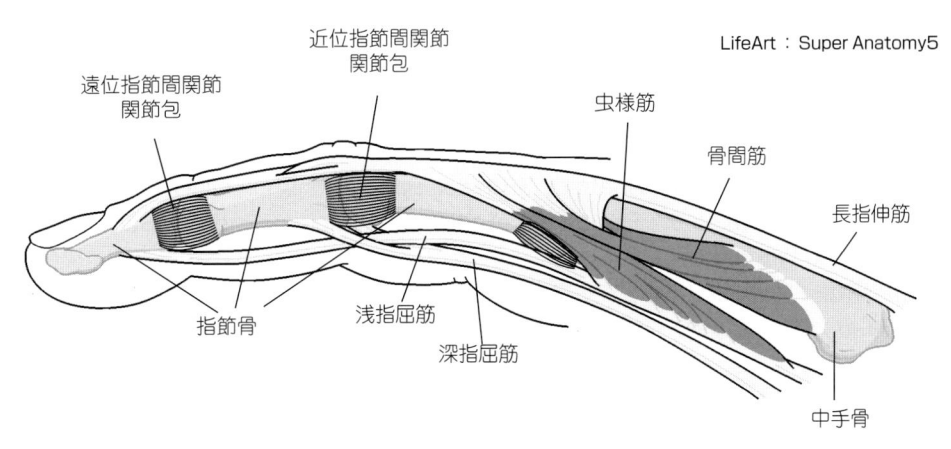

図 8-11：指の伸筋と屈筋

参考文献

- Brotzman, S., : Clinical Orthopedic Rehabilitation, St. Louis, Mosby 1996
- Bugduk, N., : Clinical Anatomy of the Lumbar Spine and Sacrum 3rd ed., New York, Churchill Livingstone, 1997
- Butler, D.A, : Mobilisation of the Nervous System. Melbourne, Churchill Livingstone, 1991
- Daniels and Worthingham's Muscle Testing 6th ed., Philadelphia, F.B. Saunders, 1995
- Duus, P., : Topical Diagnosis in Neurology 2nd ed., New York, Thieme, 1989
- Evans, R., : Illustrated Essentials in Orthopedic Physical Assessment, St. Louis, Nosby, 1994
- Gross, J., Fetto, Rosen, : Musculoskeletal Examination, Massachausetts, Blackwell, 1996
- Hertling, D., Kessler, R., : Management of Common Musculoskeletal Disorders, Philadelphia, J.B. Lippincott, 1990
- Magee, D., : Orthopaedic Physical Assessment,, Philadelphia, Saunders, 1997
- Muller, W : The Knee : Form, Function, and Ligament Reconstruction. New York, Springer-Verlag, 1983
- Norkin, C., Levangie, P., : Joint Structure and Function-A Comprehensive Analysis 2ne ed., Philadelphia, F.A. Davis company, 1992
- Rivett, D et all : Effect of Premanipulative Tets of vertebral artery and Internal Corotid Artery Blood Flow ; A Pilot Study, J Mani Physio Ther 1999:22:368-75
- Strobel, M. : Diagnostic evaluation of the Knee. Berlin, Springer-Verlag, 1990
- Tazaki, Y., Saito, S. : Physical Examination of the Nervous System, Tokyo, Nanzando,1999
- Williams, T.A. et al : Gray's Anatomy 38th ed., Edinburgh, Churchill Livingstone, 1995
- Yochum, T.R. Rowe, L. J. : Essentials of Skeletal Radiology 2nd ed., Baltimore, Lippincot Williams and Wilkinson, 1995
- 市川宣恭編集：スポーツリハビリテーションプログラム、東京、文光堂、1998
- 博田節夫編：関節運動学的アプローチAKA、東京、医歯薬出版、1990
- Bates, B., : A Guide to Physical Examination and History Taking 6th ed., Philadelphia J. B. Lippincott, 1991
- O'Brien SJ, Pagnani MJ, Fealy S, McGlynn SR, Wilson JB : The active compression test-a new and effective test for diagnosing labral tears and acromioclavicular joint abnormality, Am J Sports Med 26:5, 610-3, Sep-Oct, 1998

インデックス1：症状別

病変／障害／症状／診断名から、その診断に必要なテストを引くというのは、一見、おかしな事のように思えるだろう。ところが、学生などにとっては、診断に必要なテストを勉強するという意味で役に立つのではないかと思った。臨床家においても、鑑別診断の際に、必要と思われるテストだけを拾い出すという用途にも使用できるだろう。

	病変／障害／症状／診断名	主な検査法と徴候	ページ
う゛ぁれんべるぐしょうこうぐん	ヴァレンベルグ症候群	→神経障害 - 脳	—
えんかいないきんしょうこうぐん	円回内筋症候群	円回内筋症候群のテスト	216
かしのけっせんじょうみゃくえん	下肢の血栓静脈炎	→下肢の血栓静脈炎 - 下肢	—
かしのけつえきじゅんかんしょうがい	下肢の血液循環障害	→血液循環障害 - 下肢	—
かた（けんこうじょうわんかんせつ）かんせつのしょうがい	肩（肩甲上腕関節）関節の障害	アプレイの引っ掻きテスト	180
かた（けんこうじょうわんかんせつ）のふあんていせい／だっきゅう	肩（肩甲上腕関節）の不安定性／脱臼	→不安定性／脱臼 - 肩	—
かたのりうまちせいかんせつえん	肩のリウマチ性関節炎	→リウマチ性関節炎 - 肩	—
かつまくえん - けんぽうか	滑膜炎 - 肩峰下	ダウバーン徴候 肩関節外転テスト	192 182
かつまくえん - ひざ	滑膜炎 - 膝	ワイプテスト 膝蓋骨ボロットメントテスト	82 84
かんせつしょうがい - かた	関節障害 - 肩（肩甲上腕関節）	アプレイの引っ掻きテスト	180
かんせつしょうがい - けいつい	関節障害 - 頚椎	頚椎圧迫テスト 頚椎の最大圧縮テスト 頚椎引き離しテスト ホウタンテスト	124 128 130 154
かんせつしょうがい - けんさかんせつ	関節障害 - 肩鎖関節	肩関節外転テスト	182
かんせつしょうがい - こかんせつ	関節障害 - 股関節	パトリックテスト - Fabere トレンデレンバーグテスト	46 48
かんせつしょうがい - しつがいこつ	関節障害 - 膝蓋骨	膝蓋骨アプレヘンションテスト クラーク徴候	80 86
かんせつしょうがい - せんちょうかんせつ	関節障害 - 仙腸関節	ヨーマン股関節伸展テスト ヒブテスト 腸骨圧迫テスト パトリックテスト - Fabere トレンデレンバーグテスト アダムポジション サポーテッドアダムポジション	40 42 44 46 48 114 116
かんせつしょうがい - ちゅうしゅしせつかんせつ・しせつかんかんせつ	関節障害 - 中手指節関節・指節間関節	バネルリトラーテスト 支架帯テスト	232 234
かんせつしょうがい - ひじ	関節障害 - 肘	アプレイの引っ掻きテスト 肩関節外転テスト	180 182
かんせつしょうがい - ようつい	関節障害 - 腰椎	ダブルレッグレイズテスト ケンプテスト 腰椎過伸展テスト アダム／サポーテッドアダムポジション	32 34 36 114、116

かんせつはんげつのそんしょう／だんれつ - ひざ	関節半月の損傷、断裂 - 膝	アプレイテスト1：圧迫 マックマレーテスト バウンスホームテスト チルドレス・ダックワドル・テスト	52 54 56 58
かんせつほうのこうしゅく - ゆび	関節包の硬縮 - 指	バネルリトラーテスト 支靱帯テスト	232 234
かんせつほうのそんしょう - ひざ	関節包の損傷 - 膝	側副靱帯ストレステスト - 膝1＆2：外反／内反	60、64
がいそくじょうかえん - じょうわんこつ	外側上顆炎 - 上腕骨	上腕骨内側上顆炎のテスト ミルテスト コズンテスト	210 206 206
きょうかくでぐちしょうこうぐん	胸郭出口症候群	EAST: Elevated arm stress test アドソンテスト 肋骨 - 鎖骨圧迫テスト エデンテスト ライトテスト	194 196 198 198 200
きょうついぜんわんこうしん	胸椎前弯亢進	胸郭拡張テスト	120
きょくじょうきんのけんしょうえん	棘上筋の腱鞘炎	→腱鞘炎 - 棘上筋	—
きょくじょうきんのだんれつ	棘上筋の断裂	肩関節外転テスト 腕の落下テスト 棘上筋テスト	182 186 190
きんのしょうがい - ちゅうでんきん	筋の障害 - 中殿筋	トレンデレンバーグテスト	48
きんのそんしょう／だんれつ - じょうわんにとうきん	筋の損傷／断裂 - 上腕二頭筋	スピードテスト ヤーガソンテスト	176 178
きんのそんしょう／だんれつ - ローテーターカフきん	筋の損傷／断裂 - ローテーターカフ筋	肩関節外転テスト 腕の落下テスト	182 186
きんのたんしゅく - しゅかんせつくっきん	筋の短縮 - 手関節屈筋	手関節屈筋の短縮のスクリーニングテスト	210
けいついのかんせつしょうがい	頚椎の関節障害	→関節障害 - 頚椎	—
けいついのしんけいこんのあっぱく	頚椎の神経根の圧迫	→神経根の圧迫 - 頚椎	—
けいついのしんけいこんのゆちゃく	頚椎の神経根の癒着	→神経根の癒着 - 頚椎	—
けいついのついかんこうのきょうさく	頚椎の椎間孔の狭窄	→神経根の圧迫 - 頚椎	—
けっかんへいそく - しゃつこつどうみゃく	血管閉塞 - 尺骨動脈	アレンテスト	220
けっせんじょうみゃくえん - かし	血栓静脈炎 - 下肢	ホーマン徴候	104
けつえきじゅんかんしょうがい - かし	血液循環障害 - 下肢	バージャー徴候 クラウディケーションテスト	106 108
けつえきじゅんかんしょうがい - て	血液循環障害 - 手	アレンテスト	220
けんさかんせつのしょうがい	肩鎖関節の障害	肩関節外転テスト	182
けんしょうえん - きょくじょうきん	腱鞘炎 - 棘上筋	アプレイの引っ掻きテスト 肩関節外転テスト	180 182
けんしょうえん - じょうわんにとうきんちょうとう	腱鞘炎 - 上腕二頭筋長頭	スピードテスト ヤーガソンテスト	176 178
けんのだっきゅう - じょうわんにとうきんちょうとう	腱の脱臼 - 上腕二頭筋長頭	アボットサンダーテスト スピードテスト ヤーガソンテスト	172 176 178

けんぽうかかつまくえん	肩峰下滑膜炎	→滑膜炎 - 肩峰下	—
こうきょひじんたいのそんしょう／だんれつ	後距腓靭帯の損傷／断裂	→靭帯の損傷／断裂 - 後距腓靭帯	—
こうじゅうじじんたいのそんしょう／だんれつ	後十字靭帯の損傷、断裂	→靭帯の損傷／断裂 - 後十字靭帯	—
こうまくのゆちゃく	硬膜の癒着	肩の圧迫テスト	132
こうまにぴゅれーしょんしょうこうぐん	後マニピュレーション症候群	→神経障害 - 脳	—
こうやくしんけいしょう-じょうわん	絞扼神経症 - 上腕	→神経圧迫 - 上腕	—
こかんせつのしょうがい	股関節の障害	→関節障害 - 股関節	—
こっせつ - きょうこつ	骨折 - 胸骨	肋骨・胸骨圧迫テスト	118
こっせつ - こつばん	骨折 - 骨盤	腸骨圧迫テスト	44
こっせつ - しつがいこつ	骨折 - 膝蓋骨	ドレイヤー徴候	88
こっせつ - せきつい	骨折 - 脊椎	棘突起殴打テスト	114
こつかんせつしょう - ゆび	骨関節症 - 指	バネルリトラーテスト	232
ごうちょくせいせきついえん	強直性脊椎炎	胸郭拡張テスト	120
ごるふひじ	ゴルフ肘	→上腕骨内側上顆炎	—
ざこつしんけいしょう	坐骨神経症	→椎間板ヘルニア	—
しつがいこつかんせつめんなんかしょう	膝蓋骨関節面軟化症	膝蓋骨バロットメントテスト クラーク徴候	84 86
しつがいだいたいとらっきんぐしょうこうぐん	膝蓋大腿トラッキング症候群	クラーク徴候 膝蓋骨バロットメントテスト ワイプテスト	86 84 82
しゃっこつしんけいのあっぱく	尺骨神経の圧迫	→神経圧迫 - 尺骨神経	—
しゃっこつどうみゃくのへいそく	尺骨動脈の閉塞	→血管閉塞 - 尺骨動脈	—
しゅかんせつくっきんのたんしゅく	手関節屈筋の短縮	→筋の短縮 - 手関節屈筋	—
しゅこんかんしょうこうぐん	手根管症候群	ファレンテスト ティネル徴候 - 手根管	224 228
しょうとつしょうこうぐん - かた	衝突症候群 - 肩	アプレイの引っ掻きテスト 腕の落下テスト 棘上筋衝突テスト 棘上筋テスト	180 186 188 190
しょうひじんたいのそんしょう／だんれつ	踵腓靭帯の損傷／断裂	→靭帯の損傷／断裂 - 踵腓靭帯	—
しんけいあっぱく - しゃっこつしんけい	神経圧迫 - 尺骨神経	上肢神経伸張テスト3 - 尺骨神経 腕神経叢伸張テスト	142 144
しんけいあっぱく - じょうわん	神経圧迫 - 上腕	肘関節屈曲テスト 円回内筋症候群のテスト	214 216
しんけいあっぱく - せいちゅうしんけい	神経圧迫 - 正中神経	腕神経叢伸張テスト 上肢神経伸張テスト1 - 正中神経	144 136
しんけいあっぱく - だいたいひしんけい	神経圧迫 - 大腿皮神経	大腿神経伸長テスト：変形FNSⅠ	24
しんけいあっぱく - とうこつしんけい	神経圧迫 - 橈骨神経	上肢神経伸張テスト2 - 橈骨神経 腕神経叢伸張テスト	140 144
しんけいあっぱく - わんしんけいそうならびにじょうしのまっしょうしんけい	神経圧迫 - 腕神経叢ならびに上肢の末梢神経	肩の圧迫テスト 上肢神経伸張テスト1〜3：正中／橈骨／尺骨神経 腕神経叢伸張テスト	132 136〜 144

しんけいこんのあっぱく - けいつい	神経根の圧迫 - 頚椎	頚椎圧迫テスト 頚椎の最大圧縮テスト 頚椎引き離しテスト 肩の圧迫テスト バカディ徴候 腕神経叢伸張テスト	124 128 130 132 134 144
しんけいこんのあっぱく - ようつい	神経根の圧迫 - 腰椎	ナフジガーテスト 下肢挙上テスト（SLR） 変形 SLR クラムテスト ウエルレッグレイズテスト 座位での SLR バチェットルーテスト スランプ - 8 大腿神経伸長テスト 腹臥位膝関節屈曲テスト ミルグラムテスト ケムプテスト ソトホールテスト＆ブルジンスキー徴候	4 6 12 14 16 18 20 22 24 28 30 34 148
しんけいこんのゆちゃく - けいつい	神経根の癒着 - 頚椎	肩の圧迫テスト	132
しんけいしゅ - あし	神経腫 - 足	モートンテスト	98
しんけいしょうがい - のう	神経障害 - 脳	椎骨動脈スクリーンテスト ホウタンテスト	150 154
しんけいのそんしょう - せんひこつしんけい	神経の損傷 - 浅腓骨神経	ドッシェネー徴候	102
しんぶじょうみゃくけっせんしょう - かし	深部静脈血栓症 - 下肢	ホーマン徴候	104
じょうかえん	上顆炎	→上腕骨外側上顆炎のテスト →上腕骨内側上顆炎のテスト	― ―
じょうわんこつがいそくじょうかえん	上腕骨外側上顆炎	上腕骨外側上顆炎のテスト	206
じょうわんこつないそくじょうかえん	上腕骨内側上顆炎	上腕骨内側上顆炎のテスト	210
じょうわんにとうきんちょうとうのけんしょうえん	上腕二頭筋長頭の腱鞘炎	→腱鞘炎 - 上腕二頭筋長頭	―
じょうわんにとうきんちょうとうのけんのだっきゅう	上腕二頭筋長頭の腱の脱臼	→腱の脱臼 - 上腕二頭筋長頭	―
じょうわんにとうきんのそんしょう／だんれつ	上腕二頭筋の損傷／断裂	→筋の損傷／断裂 - 上腕二頭筋	―
じょうわんのしんけいあっぱく	上腕の神経圧迫	→神経圧迫 - 上腕	―
じんたいのそんしょう／だんれつ - こうきょひじんたい	靭帯の損傷／断裂 - 後距腓靭帯	引き出しテスト - 足関節：前／後方	94
じんたいのそんしょう／だんれつ - こうじゅうじじんたい	靭帯の損傷／断裂 - 後十字靭帯	引き出しテスト - 膝 1、2	68、70
じんたいのそんしょう／だんれつ - しょうひじんたい	靭帯の損傷／断裂 - 踵腓靭帯	内反ストレステスト - 足関節	94
じんたいのそんしょう／だんれつ - ぜんきょひじんたい	靭帯の損傷／断裂 - 前距腓靭帯	引き出しテスト - 足関節：前／後方 内反ストレステスト - 足関節	94
じんたいのそんしょう／だんれつ - ぜんじゅうじじんたい	靭帯の損傷／断裂 - 前十字靭帯	引き出しテスト - 膝 1：前方 ラックマンテスト ピボットシフトテスト	68 72 74

じんたいのそんしょう／だんれつ - ぜんせんちょうじんたい	靭帯の損傷／断裂 - 前仙腸靭帯	ヨーマン股関節伸展テスト アダム／サポーテッドアダムポジション	40 114、116
じんたいのそんしょう／だんれつ - そくふくじんたい	靭帯の損傷／断裂 - 側副靭帯	→靭帯の損傷／断裂 - 肘側副靭帯 →靭帯の損傷／断裂 - 膝側副靭帯	― ―
じんたいのそんしょう／だんれつ - ひざそくふくじんたい	靭帯の損傷／断裂 - 膝側副靭帯	側副靭帯ストレステスト - 膝1＆2 アプレイテスト2：離開	60、64 66
じんたいのそんしょう／だんれつ - ひじそくふくじんたい	靭帯の損傷／断裂 - 肘側副靭帯	側副靭帯ストレステスト - 肘	204
ずいまくえん	髄膜炎	ソトホールテスト＆ブルジンスキー徴候	148
ずいまくしゅ	髄膜腫	ナフジガーテスト	4
せいちゅうしんけいのあっぱく	正中神経の圧迫	→神経圧迫 - 正中神経	―
せきずいのびょうへん	脊髄の病変	レルミッテ徴候 ソトホールテスト＆ブルジンスキー徴候	146 148
せきついのこっせつ	脊椎の骨折	→骨折 - 脊椎	―
せんちょうかんせつのしょうがい	仙腸関節の障害	→関節障害 - 仙腸関節	―
せんひこつしんけいのそんしょう	浅腓骨神経の損傷	→神経の損傷 - 浅腓骨神経	―
ぜんきょひじんたいのそんしょう／だんれつ	前距腓靭帯の損傷／断裂	→靭帯の損傷／断裂 - 前距腓靭帯	―
ぜんこっかんしょうこうぐん	前骨間症候群	円回内筋症候群のテスト	216
ぜんじゅうじじんたいのそんしょう／だんれつ	前十字靭帯の損傷／断裂	→靭帯の損傷／断裂 - 前十字靭帯	―
ぜんせんちょうかんせつじんたいのそんしょう／だんれつ	前仙腸関節靭帯の損傷／断裂	→靭帯の損傷／断裂 - 前仙腸関節靭帯	―
そくふくじんたいのそんしょう／だんれつ	側副靭帯の損傷／断裂	→靭帯の損傷／断裂 - 肘側副靭帯 →靭帯の損傷／断裂 - 膝側副靭帯	― ―
そくわんしょう	側弯症	アダムポジション サポーテッドアダムポジション	114 116
そっこんかんしょうこうぐん	足根管症候群	ティネル徴候 - 足根管	100
たはつせいこうかしょう	多発性硬化症	レルミッテ徴候	146
だいたいひしんけいのしんけいあっぱく	大腿皮神経の神経圧迫	→神経圧迫 - 大腿皮神経	―
だいのうえんずいせきずいぶんりしょうこうぐん	大脳延髄脊髄分離症候群	→神経障害 - 脳	―
だぶるくらっしゅしょうこうぐん	ダブルクラッシュ症候群	→胸郭出口症候群 →神経圧迫 →神経根の圧迫	―
ちゅうしゅしせつかんせつ・しせつかんかんせつのしょうがい	中手指節関節・指節間関節の障害	→関節障害 - 中手指節関節・指節間関節	―
ちゅうでんきんのしょうがい	中殿筋の障害	→筋の障害 - 中殿筋	―
ちょうけいじんたいふりくしょんしょうこうぐん	腸脛靭帯フリクション症候群	ノブル・コンプレッションテスト	78
ついかんこうのきょうさく - けいつい	椎間孔の狭窄 - 頚椎	→神経根の圧迫 - 頚椎	―
ついかんこうのきょうさく - ようつい	椎間孔の狭窄 - 腰椎	→神経根の圧迫 - 腰椎	―

ついかんばんへるにあ	椎間板ヘルニア	→神経根の圧迫 - 腰椎	—
ついこつどうみゃくのすくりーん	椎骨動脈のスクリーン	椎骨動脈スクリーンテスト ホウタンテスト	150 154
てにすひじ	テニス肘	→上腕骨外側上顆炎	—
とうこつしんけいのあっぱく	橈骨神経の圧迫	→神経圧迫 - 橈骨神経	—
とうこつどうみゃくのへいそく	橈骨動脈の閉塞	アレンテスト	220
とじこめしょうこうぐん	閉じ込め症候群	→神経障害 - 脳	—
とんねるしょうこうぐん	トンネル症候群	→手根管症候群 →足根管症候群 →肘管症候群 →円回内筋症候群のテスト	— — — —
ないそくじょうかえん	内側上顆炎	上腕骨内側上顆炎のテスト	210
のうのしんけいしょうがい	脳の神経障害	→神経障害 - 脳	—
ひざかんせつはんげつのそんしょう／だんれつ	膝関節半月の損傷、断裂	→関節半月の損傷、断裂 - 膝	—
ひざそくふくじんたいのそんしょう／だんれつ	膝側副靭帯の損傷／断裂	→靭帯の損傷／断裂 - 膝側副靭帯	—
ひじかんせつのしょうがい	肘関節の障害	→関節障害 - 肘	—
ひじかんしょうこうぐん	肘管症候群	肘関節屈曲テスト	214
ひじそくふくじんたいのそんしょう／だんれつ	肘側副靭帯の損傷／断裂	→靭帯の損傷／断裂 - 腹側靭帯（肘）	—
ふあんていせい／だっきゅう - かた	不安定性／脱臼 - 肩	不安定性テスト - 肩：前方圧迫 ロード＆シフトテスト ロックウッドテスト デューガス徴候	160 166 168 170
ぷらいか - ひざ	プライカ - 膝	Hoghston's plica test Mediopatellar plica test	54
ぶんりしょう	分離症	片足立ち腰椎伸展テスト	38
へんけいせいかんせつしょう - ゆび	変形性関節症 - 指	バネルリトラーテスト	232
ほるねるしょうこうぐん	ホルネル症候群	→神経障害 - 脳	—
ゆちゃく - こうまく	癒着 - 硬膜	肩の圧迫テスト	132
ゆちゃく - わんしんけいそう	癒着 - 腕神経叢	肩の圧迫テスト	132
ゆちゃくせいほうえん - かた	癒着性包炎 - 肩	アプレイの引っ掻きテスト 肩関節外転テスト	180 182
ゆびのりうまちせいかんせつえん／こつかんせつえん	指のリウマチ性関節炎／骨関節炎	バネルリトラーテスト	232
ようついのかんせつしょうがい	腰椎の関節障害	→関節障害 - 腰椎	—
ようついのしんけいこんのあっぱく	腰椎の神経根の圧迫	→神経根の圧迫 - 腰椎	—
ようついのついかんこうのきょうさく	腰椎の椎間孔の狭窄	→神経根の圧迫 - 腰椎	—
ようついぶんりしょう	腰椎分離症	片足立ち腰椎伸展テスト	38
よこじょうわんじんたいのだんれつ	横上腕靭帯の断裂	アボットサンダーテスト	172
りうまちせいかんせつえん - かた	リウマチ性関節炎 - 肩	肩関節外転テスト	182
りうまちせいかんせつえん - ゆび	リウマチ性関節炎 - 指	バネルリトラーテスト	232
りだんせいこつなんこつしょう	離断性骨軟骨炎	ウィルソンテスト	90

ろーてーたーかふきんのだんれつ	ローテーターカフ筋の断裂	→筋の損傷／断裂 - ローテーターカフ筋	—
ろーてーたーかふしょうこうぐん	ローテーターカフ症候群	アプレイの引っ掻きテスト 肩関節外転テスト 腕の落下テスト 棘上筋衝突テスト 棘上筋テスト	180 182 186 188 190
ろっこつのこっせつ	肋骨の骨折	肋骨・胸骨圧迫テスト	118
わんしんけいそうのあっぱく	腕神経叢の圧迫	→神経圧迫 - 腕神経叢	—
わんしんけいそうのゆちゃく	腕神経叢の癒着	→癒着 - 腕神経叢	—

インデックス２：テスト名別

本書で紹介したテスト・徴候名をアイウエオ順に並べた。大見出しに出て来るものだけでなく、別名や本文中で登場するテスト・徴候も含めてある。テスト・徴候名の後には、それらによって検査またはふるい分けの出来る主な病変／障害／症状／診断名もつけた。本書をリファレンスとして辞書がわりに使用する時に、便利であろう。

	主な検査法と徴候	ページ	主な病変／障害／症状／診断名
EAST	EAST: Elevated arm stress test	194	胸郭出口症候群
SLR	SLR	6	→下肢挙上テスト（SLR）
SLR：ざい	SLR：座位	18	椎間板ヘルニア 神経根の圧迫・腰椎 →バチェットルーテスト
あだむ／さぽーてっどあだむぽじしょん	アダム／サポーテッドアダムポジション	114、116	関節障害・腰椎 前仙腸靭帯 側弯症
あどそんてすと	アドソンテスト	196	胸郭出口症候群
あぷれいてすと１：あっぱく	アプレイテスト１：圧迫	52	膝の関節半月の損傷、断裂
あぷれいてすと２：りかい	アプレイテスト２：離開	66	膝の側副靭帯の損傷、断裂
あぷれいのひっかきてすと	アプレイの引っ掻きテスト	180	肩の関節障害 肘の関節障害 棘上筋の腱鞘炎 肩の衝突症候群 肩の癒着性包炎
あぼっとさんだーてすと	アボットサンダーテスト	172	上腕二頭筋長頭の腱の脱臼 横上腕靭帯の断裂
あれんてすと	アレンテスト	220	橈骨動脈の閉塞 尺骨動脈の閉塞
うぃるそんてすと	ウィルソンテスト	90	離断性骨軟骨炎
うぇるれっぐれいずてすと	ウエルレッグレイズテスト	16	椎間板ヘルニア 神経根の圧迫・腰椎
うでのらっかてすと	腕の落下テスト	186	肩の衝突症候群 棘上筋の断裂 ローテーターカフ筋の断裂
えきかあっぱくちょうこう	腋窩圧迫徴候	14	→クラムテスト
えでんてすと	エデンテスト	198	胸郭出口症候群
えんかいないきんしょうこうぐんのてすと	円回内筋症候群のテスト	216	円回内筋症候群 上腕の絞扼神経症
おばーてすと	オバーテスト	78	→ノブル・コンプレッションテスト
かしきょじょうてすと（SLR）	下肢挙上テスト（SLR）	6	椎間板ヘルニア 腰椎の神経根の圧迫
かたあしだちようついしんてんてすと	片足立ち腰椎伸展テスト	38	分離症・腰椎
かたかんせつがいてんてすと	肩関節外転テスト	182	肩の障害 肩峰下滑膜炎 棘上筋の腱鞘炎、損傷／断裂 ローテーターカフ筋の損傷／断裂 肩の癒着性包炎 肩鎖関節の障害

			肩のリウマチ性関節炎 ≠肩外転テスト（p134）
かたがいてんてすと	肩外転テスト	134	→バカディ徴候 ≠肩関節外転テスト（p182）
かたのあっぱくてすと	肩の圧迫テスト	132	頚椎の硬膜の癒着 頚椎の椎間孔の狭窄 頚椎の神経根の癒着 腕神経叢の癒着 腕神経叢ならびに上肢の末梢神経の圧迫
がいほうぷるてすと	外方プルテスト	81	膝蓋大腿トラッキング症候群
きょうかくかくちょうてすと	胸郭拡張テスト	120	強直性脊椎炎 胸椎前弯亢進
きょくじょうきんしょうとつてすと	棘上筋衝突テスト	188	ローテーターカフ症候群 衝突症候群／徴候・肩
きょくじょうきんてすと	棘上筋テスト	190	肩の衝突症候群 棘上筋の断裂 ローテーターカフ筋の断裂
きょくとっきおうだてすと	棘突起殴打テスト	114	脊椎の骨折
くぉどらんとてすと	クォドラントテスト	34	→ケンプテスト
くらーくちょうこう	クラーク徴候	86	関節障害・膝蓋大腿関節 膝蓋骨関節面軟化症
くらうでぃけーしょんてすと	クラウディケーションテスト	108	下肢の血液循環障害
くらむてすと	クラムテスト	14	椎間板ヘルニア 腰椎の神経根の圧迫
けいついあっぱくてすと	頚椎圧迫テスト	124	頚椎の関節障害 頚椎の神経根の圧迫 頚椎の椎間孔の狭窄
けいついのさいだいあっしゅくてすと	頚椎の最大圧縮テスト	128	↑同上
けいついひきはなしてすと	頚椎引き離しテスト	130	↑同上
けんぷてすと	ケンプテスト	34	腰椎の関節障害 腰椎の神経根の圧迫 腰椎の椎間孔の狭窄
こずんてすと	コズンテスト	206	上腕骨外側上顆炎
ごるふひじのてすと	ゴルフ肘のテスト	210	→上腕骨内側上顆炎のテスト
しかーるちょうこう	シカール徴候	11、12	→SLR
しじんたいてすと	支靱帯テスト	234	中手指節関節・指節間関節の関節障害 指の関節包の拘縮
しつがいこつあぷれへんしょんてすと	膝蓋骨アプレヘンションテスト	80	膝蓋骨の関節障害
しつがいこつぼろっとめんとてすと	膝蓋骨バロットメントテスト	84	膝の滑膜炎 膝蓋骨関節面軟化症
しゃっこつしんけいしんちょうてすと	尺骨神経伸張テスト	142	→上肢神経伸張テスト3・尺骨神経
しゅかんせつくっきんのたんしょくのすくりーにんぐてすと	手関節屈筋の短縮のスクリーニングテスト	210/212	手関節屈筋の過緊張・短縮

じょうししんけいしんちょうてすと3：しゃっこつしんけい	上肢神経伸張テスト3 - 尺骨神経	142	尺骨神経の圧迫 腕神経叢ならびに上肢の末梢神経の圧迫
じょうししんけいしんちょうてすと1：せいちゅうしんけい	上肢神経伸張テスト1 - 正中神経	136	正中神経の圧迫 腕神経叢ならびに上肢の末梢神経の圧迫
じょうししんけいしんちょうてすと2：とうこつしんけい	上肢神経伸張テスト2 - 橈骨神経	140	橈骨神経の圧迫 腕神経叢ならびに上肢の末梢神経の圧迫
じょうわんこつがいそくじょうかえんのてすと	上腕骨外側上顆炎のテスト	206	上腕骨外側上顆炎
じょうわんこつないそくじょうかえんのてすと	上腕骨内側上顆炎のテスト	210	ゴルフ肘 上腕骨内側上顆炎
すぱーりんぐてすと	スパーリングテスト	124	→頚椎圧迫テスト
すぴーどてすと	スピードテスト	176	上腕二頭筋長頭の腱鞘炎 上腕二頭筋長頭の腱の脱臼 上腕二頭筋の断裂
すらんぷ-8	スランプ-8	22	椎間板ヘルニア 腰椎の神経根の圧迫
せいちゅうしんけいしんちょうてすと	正中神経伸張テスト	136	→上肢神経伸張テスト1 - 正中神経
ぜんこっかんしんけいしょうこうぐんのすくりーん	前骨間神経症候群のスクリーン	216	前骨間神経症候群
そくふくじんたいすとれすてすと-ひざ1、2	側副靭帯ストレステスト - 膝1、2	60、64	膝の関節包の損傷 膝の内外側副靭帯の損傷、断裂
そくふくじんたいすとれすてすと-ひじ	側副靭帯ストレステスト - 肘	204	肘の側副靭帯の捻挫／断裂
そとほーる&ぶるじんすきーちょうこう	ソトホールテスト&ブルジンスキー徴候	148	髄膜炎 脊髄の病変 椎間板ヘルニア 腰椎の神経根の圧迫
だぶるれっぐれいずてすと	ダブルレッグレイズテスト	32	関節障害 - 腰椎
だいたいしんけいしんちょうてすと	大腿神経伸長テスト	24	椎間板ヘルニア 腰椎の神経根の圧迫 大腿皮神経の圧迫
だうばーんちょうこう	ダウバーン徴候	192	滑膜炎 - 肩
ちゅうそくこっつうのてすと	中足骨痛のテスト	98	中足骨痛
ちょうこつあっぱくてすと	腸骨圧迫テスト	44	仙腸関節の関節障害 骨盤の骨折
ちるどれす・だっくわどる・てすと	チルドレス・ダックワドル・テスト	58	膝の関節半月の損傷、断裂
ついこつどうみゃくすくりーんてすと	椎骨動脈スクリーンテスト	150	椎骨動脈
てぃねるちょうこう-そっこんかん	ティネル徴候 - 足根管	100	足根管症候群
てぃねるてすと-しゅこんかん	ティネル徴候 - 手根管	228	手根管症候群
でゅーがすちょうこう	デューガス徴候	170	肩（肩甲上腕関節）の不安定性／脱臼
とうこつしんけいしんちょうてすと	橈骨神経伸張テスト	140	→上肢神経伸張テスト2 - 橈骨神経

とれんでれんばーぐてすと	トレンデレンバーグテスト	48	股関節の関節障害 仙腸関節の関節障害 中殿筋の筋障害
どっしぇねーちょうこう	ドッシェネー徴候	102	浅腓骨神経の損傷
どれいやーちょうこう	ドレイヤー徴候	88	膝蓋骨の骨折
ないはんすとれすてすと-そくかんせつ	内反ストレステスト-足関節	94	前距腓靱帯の損傷 踵腓靱帯の断裂
なふじがーてすと	ナフジガーテスト	4	髄膜腫 腰椎の神経根の圧迫
のぶる・こんぷれっしょんてすと	ノブル・コンプレッションテスト	78	腸脛靱帯フリクション症候群
ばーじゃーちょうこう	バージャー徴候	106	下肢の血液循環障害
ばうんすほーむてすと	バウンスホームテスト	56	膝の関節半月の損傷、断裂
ばちぇっとるーてすと	バチェットルーテスト	20	椎間板ヘルニア
ばねるりとらーてすと	バネルリトラーテスト	232	中手指節関節・指節間関節の関節障害 指の関節包の拘縮 指の骨関節症 リウマチ性関節炎 変形性関節症
ばるじてすと	バルジテスト	82	膝蓋骨関節面軟化症
ばがでぃちょうこう	バカディ徴候	134	頚椎の神経根の圧迫 椎間孔の狭窄
ぱとりっくてすと	パトリックテスト-Fabere	46	股関節の関節障害 仙腸関節の関節障害
ひきだしてすと-そくかんせつ	引き出しテスト-足関節	94	前距腓靱帯 後距腓靱帯
ひきだしてすと-ひざ1:ぜんぽう	引き出しテスト-膝1:前方	68	前十字靱帯の損傷、断裂-膝
ひきだしてすと-ひざ2:こうほう	引き出しテスト-膝2:後方	70	後十字靱帯の損傷、断裂-膝
ひじかんせつくっきょくてすと	肘関節屈曲テスト	214	肘管症候群
ひぶてすと	ヒブテスト	42	関節障害-仙腸関節
ぴぼっとしふとてすと	ピボットシフトテスト	74	膝の前十字靱帯の損傷、断裂
ふぁれんてすと	ファレンテスト	224	手根管症候群
ふあんていせいてすと-かた:ぜんぽう/こうほうあっぱく	不安定性テスト-肩:前方/後方圧迫	160/164	肩の不安定性/脱臼
ふくがいひざかんせつくっきょくてすと	腹臥位膝関節屈曲テスト	28	椎間板ヘルニア 腰椎の神経根の圧迫
ぶらがーどちょうこう	ブラガード徴候	11、12	→SLR
へんけいあどそんてすと	変形アドソンテスト	196	→アドソンテスト
ほーまんちょうこう	ホーマン徴候	104	下肢の血栓静脈炎 深部静脈血栓症
ぼうすとりんぐちょうこう	ボウストリング徴候	14	→クラムテスト
ほうたんてすと	ホウタンテスト	154	頚椎の関節障害 椎骨動脈のスクリーニング
ぼんねーちょうこう	ボンネー徴候	11、12	→SLR
まっくまれーてすと	マックマレーテスト	54	膝の関節半月の損傷、断裂

みぞちょうこう（ひざ）	溝徴候‐膝	71	膝の後十字靭帯の損傷、断裂
みるぐらむてすと	ミルグラムテスト	30	椎間板ヘルニア 腰椎の神経根の圧迫
みるてすと	ミルテスト	206	上腕骨外側上顆炎
もーとんてすと	モートンテスト	98	足の神経腫
やーがそんてすと	ヤーガソンテスト	178	上腕二頭筋長頭の腱鞘炎 上腕二頭筋長頭の腱の脱臼 上腕二頭筋の断裂
よーまんこかんせつしんてんてすと	ヨーマン股関節伸展テスト	40	仙腸関節の関節障害 前仙腸関節靭帯
ようついかしんてんてすと	腰椎過伸展テスト	36	関節障害‐腰椎
らいとてすと	ライトテスト	200	胸郭出口症候群
らせーぐてすと	ラセーグテスト	18	→SLR：座位
らっくまんてすと	ラックマンテスト	72	膝の前十字靭帯の損傷、断裂
れるみってちょうこう	レルミッテ徴候	146	脊髄の病変 多発性硬化症
ろーど&しふとてすと	ロード&シフトテスト	166	肩の不安定性／脱臼
ろっくうっどてすと	ロックウッドテスト	168	肩の不安定性／脱臼
ろっこつ・きょうこつあっぱくてすと	肋骨・胸骨圧迫テスト	118	胸骨、肋骨の骨折
ろっこつ・さこつあっぱくてすと	肋骨‐鎖骨圧迫テスト	198	胸郭出口症候群
わいぷてすと	ワイプテスト	82	膝の滑膜炎 膝蓋大腿トラッキング症候群
わんしんけいそうしんちょうてすと	腕神経叢伸張テスト	144	頸椎の神経根の圧迫 橈骨神経の圧迫 正中神経の圧迫 尺骨神経の圧迫 腕神経叢ならびに上肢の末梢神経の圧迫

注：表では肩甲上腕関節のことを肩と表記している。

インデックス3：オリジナル名別

本書で紹介したテスト・徴候名を、英語の文献の中で使用されているオリジナル名でABC順に並べた。別名として紹介し、無理に日本語でカタカナ表記しなかったテスト名も含めてある。大見出しに出て来るものだけでなく、本文中で登場するテストや徴候も掲載した。インデックス1同様、本書をリファレンスとして辞書がわりに使用する時に、便利であろう。

	テスト名（オリジナル）	ページ	テスト名（日本）
A	Abbot-Saunder's test	172	アボットサンダーテスト
	Adam's position	114	アダムポジション
	Adson's test	196	アドソンテスト
	Allen's test	220	アレンテスト
	Anterior Interosseous Nerve Syndrome, test for	216	→円回内筋症候群のテスト
	Apley's scratch test	180	アプレイの引っ掻きテスト
	Apley's test: compression	52	アプレイテスト1：圧迫
	Apley's test: distraction	66	アプレイテスト2：離開
	Apprehension test - patella	80	→膝蓋骨アプレヘンションテスト
	Apprehension test - shoulder: anterior /posterior instability	160、164	肩の不安定性テスト - 前方／後方圧迫
B	Back-pack test	198	→エデンテスト
	Bakody's sign	134	バカディ徴候
	Bechterew's test	20	バチェトルーテスト
	Belt test	116	→サポーテッドアダムポジション
	Bounce-home maneuver	56	バウンスホームテスト
	Brachial plexus tension test	144	腕神経叢伸張テスト
	Brudzinski's sign	148	→ソトホールテスト＆ブルジンスキー徴候
	Brush test	82	→ワイプテスト
	Buerger's sign	106	バージャー徴候
	Bulge test	82	→ワイプテスト
	Bunnel-littler test	232	バネルリトラーテスト
C	Cervical compression test	124	頚椎圧迫テスト
	Cervical distraction test	130	頚椎引き離しテスト
	Chest expansion test	120	胸郭拡張テスト
	Childress's duc wadddle test	58	チルドレス・ダックワドル・テスト
	Clarke's sign	86	クラーク徴候
	Claudication test	108	跛行／クラウディケーションテスト
	Codman's sign	186	→腕の落下テスト
	Collateral ligament stress test - elbow	204	側副靭帯ストレステスト - 肘
	Collateral ligament stress test - knee: valgus/varum	60、64	側副靭帯ストレステスト - 膝1、2：外反／内反
	Costoclavicular maneuver	198	肋骨 - 鎖骨圧迫テスト
	Cram's test	14	クラムテスト
D	Dawbarn's sign	192	ダウバーン徴候
	DeKleyn's test	150	→椎骨動脈スクリーンテスト

	Double leg-raise test	32	ダブルレッグレイズテスト
	Drawer test - ankle: AP/PA	94	引き出しテスト - 足関節：前／後方
	Drawer test - knee: AP/PA	68、70	引き出しテスト - 膝 1、2
	Dreyer's sign	88	ドレイヤー徴候
	Drop-arm test	186	腕の落下テスト
	Duchenne's sign	102	ドッシェネー徴候
	Dugas' sign	170	デューガス徴候
E	EAST = Elevated arm stress test	194	胸郭出口症候群
	Elbow flexion test	214	肘関節屈曲テスト
	Elevated arm stress test	194	→ EAST
F	FNS = Femoral nerve stretch test	24	大腿神経伸長テスト
	Fairbank's test	80	→膝蓋骨アプリヘンションテスト
	Femoral nerve stretch test	24	大腿神経伸長テスト
	Figure 4 test	46	→パトリックテスト - Fabere
	Formication sign	228	→ティネル徴候 - 手根管
G	Gerber and Ganz, test of	164	→不安定性テスト - 肩：後方圧迫
	Golfer's elbow, test for	210	→上腕骨内側上顆炎のテスト
H	Hallpike test	150	→椎骨動脈スクリーンテスト
	Hautant's test	154	ホウタンテスト
	Hibb's test	42	ヒブテスト
	Hoffman-Tinel sign	228	→ティネル徴候
	Homan's sign	104	ホーマン徴候
	Hughston's plica test	54	→マックマレーテスト
	Hyper-abduction maneuver	200	→ライトテスト
I	Iliac Compression Test	44	腸骨圧迫テスト
	Inversion stress stability test - ankle	94	内反ストレステスト - 足関節
J	Jackson compression test	124	→頚椎圧迫テスト
	Jansen's test	46	→パトリックテスト - Fabere
K	Kemp's test	34	ケンプテスト
L	L'hermitte's sign	146	レルミッテ徴候
	Lachman's test	72	ラックマンテスト
	Lateral pivot test	74	ピボットシフトテスト
	Lateral epicondylitis, test for	206	上腕骨外側上顆炎のテスト
	Load & shift test	166	ロード＆シフトテスト
	Lumbar spine hyper-extension test	36	腰椎過伸展テスト
M	Maximum cervical compression test	128	頚椎の最大圧縮テスト
	MacIntosh, test of	74	→ピボットシフトテスト
	McMurray's test	54	マックマレーテスト
	Medial condylitis, test for	210	上腕骨内側上顆炎のテスト
	Median nerve tension test	136	→上肢神経伸張テスト 1 - 正中神経
	Mediopatellor plica test	54	→マックマレーテスト
	Metatarsal tap	98	中足骨痛のテスト
	Milgram's test	30	ミルグラムテスト

	Mill's test	206	ミルテスト
	Modified adson's test	196	→アドソンテスト
	Modified SLR	12	変形SLR
	Moton's squeeze test	98	モートンテスト
N	Naffziger's test	4	ナフジンガーテスト
	Noble's compression test	78	ノブル・コンプレッションテスト
O	Ober's test	78、79	→ノブル・コンプレッションテスト
	One-leg standing lumbar extension test	38	片足立ち腰椎伸展テスト
P	Patella glinding test	86	→クラーク徴候
	Patella apprehension test	80	膝蓋骨アプレヘンションテスト
	Patellar ballottement	84	膝蓋骨バロットメントテスト
	Patrick's test - Fabere	46	パトリックテスト - Fabere
	Phalen's test	224	ファレンテスト
	Pheasant's test	28	→腹臥位膝関節屈曲テスト
	Prayer sign	224	→ファレンテスト
	Pronator terrs syndrome, test for	216	円回内筋症候群のテスト
	Prone knee bending test	24	→大腿神経伸張テスト
	Prone knee flexion provocation test	28	腹臥位膝関節屈曲テスト
Q	Quadrant test	34	→ケンプテスト
R	Radial nerve tension test	140	→上肢神経伸張テスト2 - 橈骨神経
	Retinacular test - DIP	234	支靱帯テスト - 遠位指節間関節
	Rib/Sternal compression test	118	肋骨・胸骨圧迫テスト
	Rockwood's test	168	ロックウッドテスト
S	SLR=straight leg raise	6	下肢挙上テスト（SLR）
	SLR: seated	12	座位でのSLR →バチェットルーテスト
	Seated SLR	12	座位でのSLR →バチェットルーテスト
	Shoudler abduction test	182	肩関節外転テスト
	Shoulder apprehension test	160、164	→不安定テスト - 肩：前方/後方圧迫
	Shoulder depression test	132	肩の圧迫テスト
	Slump 8	22	スランプ8
	Soto-Hall test	148	→ソトホールテスト＆ブルジンスキー徴候
	Speed's test	176	スピードテスト
	Spurling's test	124	→頚椎圧迫テスト
	Straight leg raise	6、12	下肢挙上テスト（SLR）
	Stroke test	82	→ワイプテスト
	Supported Adam's position	116	サポーテッドアダムポジション
	Supraspinatus impingement test	188	棘上筋衝突テスト
	Supraspinatus press test	190	棘上筋テスト
T	Trendelenburg sign／test	48	トレンデレンバーグテスト
	Tinel's sign - tarsal tunnel	100	ティネル徴候 - 足根管
	Tinel's sign - wrist	228	ティネル徴候 - 手根管

U	Ulnar nerve tension test	142	→上肢神経伸張テスト3・尺骨神経
	Upper limb tension test	136〜	上肢神経伸張テスト1〜3：正中／橈骨／尺骨神経
V	VAS=Vertebral artery screen	150	椎骨動脈スクリーンテスト
W	Wallenberg's syndrome	154	→ホウタンテスト
	Well leg raise test	16	ウエルレッグレイズテスト
	Wilson's test	90	ウィルソンテスト
	Wipe's test	82	ワイプテスト
	Wright's test	200	ライトテスト
Y	Yeoman's hip extension test	40	ヨーマン股関節伸展テスト
	Yergason's test	178	ヤーガソンテスト

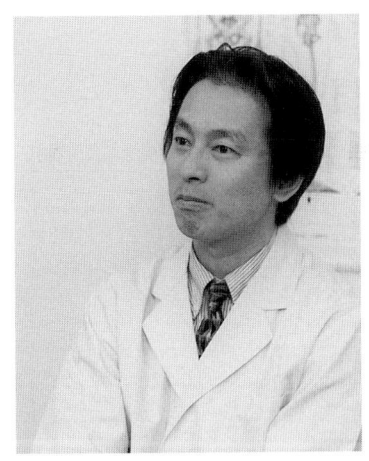

●著者略歴

新関真人（にいぜき まさと―Masato Niizeki）

1991年3月	英国リッチモンド大学 Pre-medical過程を修了。
1995年4月	米国ナショナルカイロプラクティック大学卒業、B. Sc.（理学士）とD. C.（Doctor of Chiropractic）の学位を取得。
1995年5月	カナダのカイロプラクティック国家試験に合格。
1995年7月	アメリカ・イリノイ州の開業免許取得。
1995年9月	カナダ・オンタリオ州の開業免許取得。
1996年3月	オーストラリア・ビクトリア州の開業免許取得。
1997年1月	Five star Medical Centre勤務開始。
1997年6月～	Complete Health Medical Centre勤務。
2000年7月～	Carnegie Chiropractic＆Rehabilitationをオープン。現在もオーストラリア在住。日本では主に講演、執筆活動等。著書に『図解 姿勢検査法』（医道の日本社刊）。

不定期ですが、本書の訂正や内容のアップデートをホームページwww.drmasato.comに掲載していきます。Eメールによるお知らせも行っています。詳しくはホームページをご覧下さい。

臨床で毎日使える 図解 整形外科学検査法

2000年11月10日　初版第1刷
2017年3月10日　初版第14刷

著　者　新関真人
発行者　戸部慎一郎
発行所　株式会社 医道の日本社
　　　　〒237-0068　神奈川県横須賀市追浜本町1-105
　　　　電話（046）865-2161
　　　　FAX（046）865-2707

2000 ⓒIdo-no-Nippon-sha, Inc.
印刷　横山印刷株式会社
ISBN978-4-7529-3058-7 C3047